脳がみるみる若返る

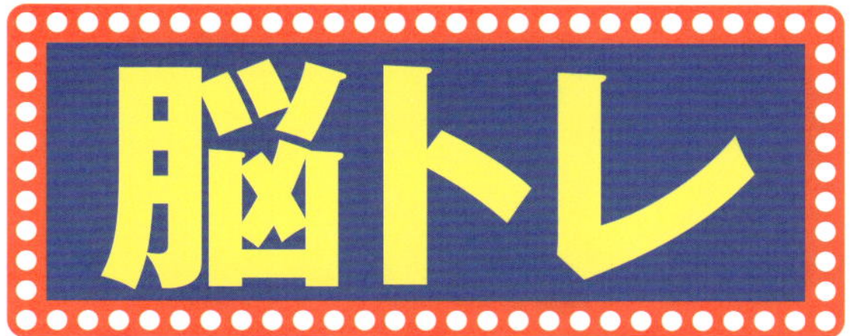

思い出しクイズ

諏訪東京理科大学教授
篠原菊紀
監修

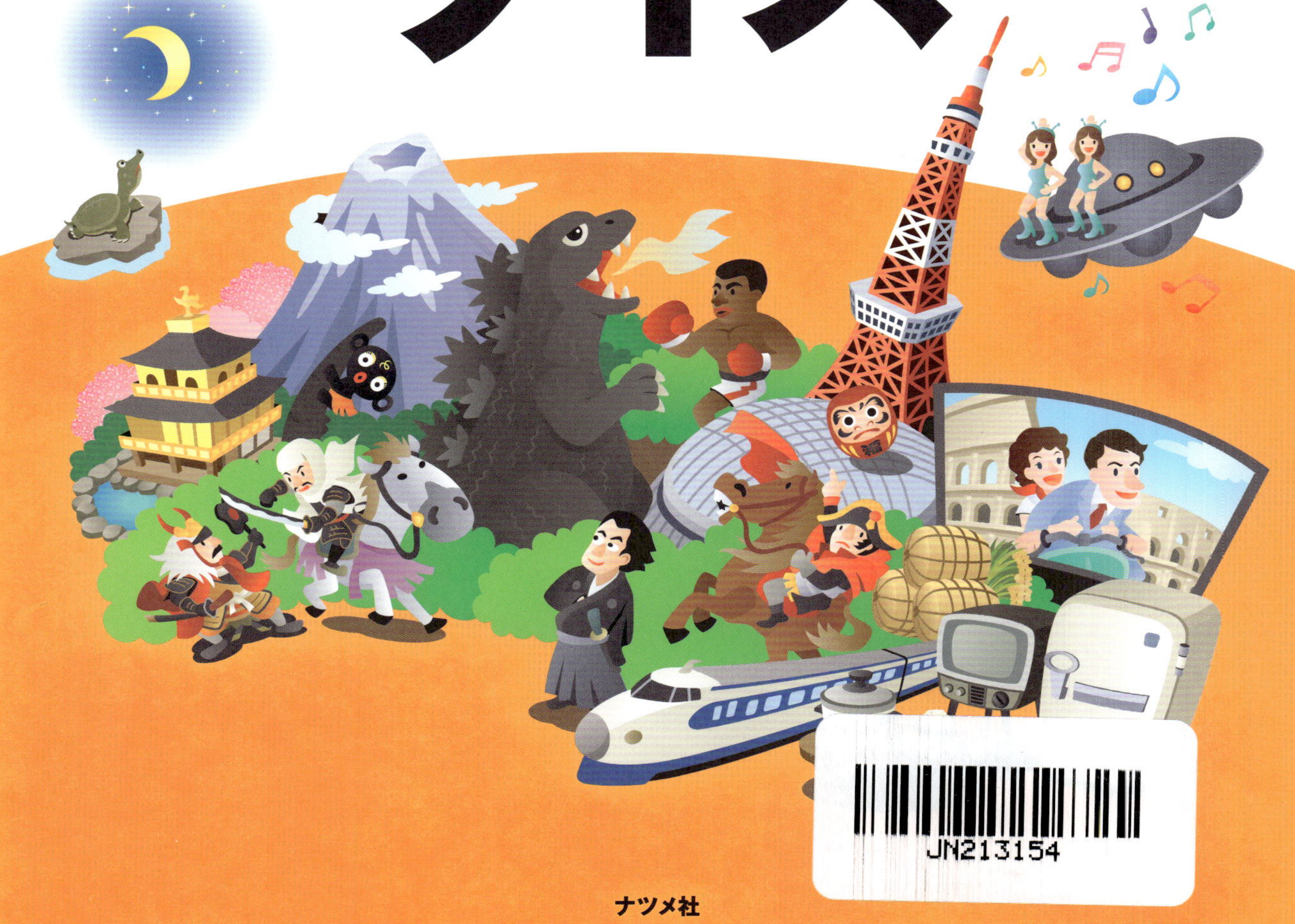

ナツメ社

Q 1

解いた日 ／

東日本の名勝

写真は国指定の名勝です。当てはまる地名や名称をリストから選んで書きましょう。

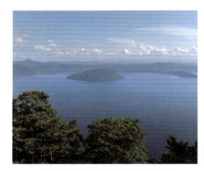

❶ □□□□

奥入瀬渓流とともに指定されている、渓流の源になる湖。（青森県・秋田県）

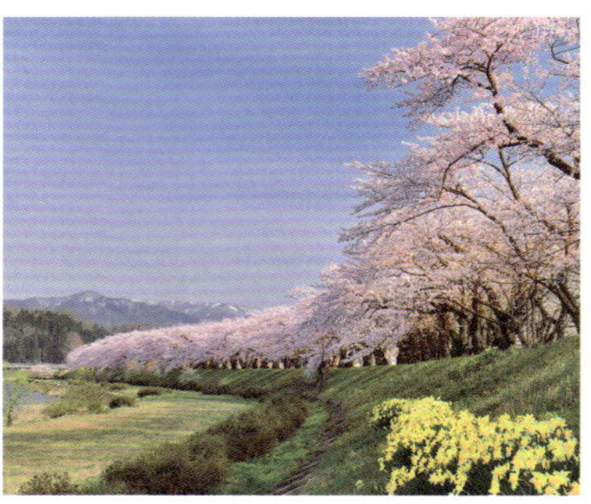

❷ □□□□□

角館の桜の名所。昭和9年に植栽された延長1850mもの並木。（秋田県）

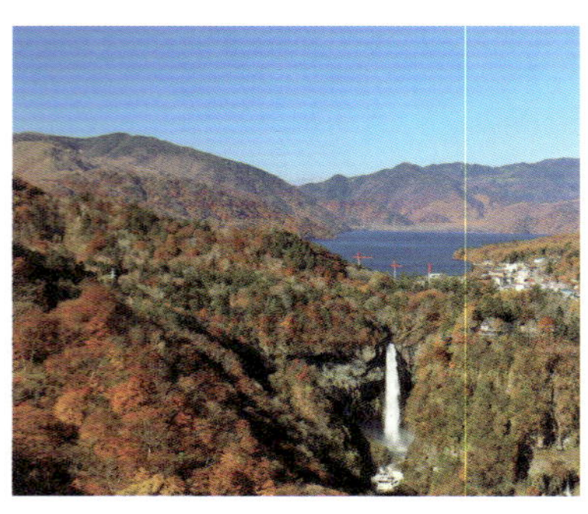

❸ □□□□

ともに指定されている中禅寺湖の水が高さ97mを落下。（栃木県）

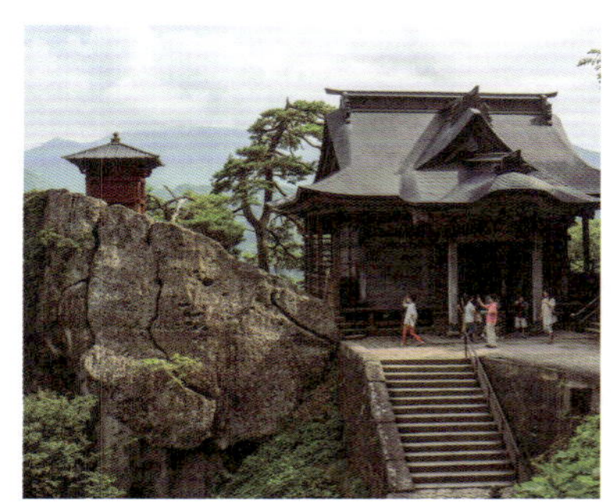

❹ □□

芭蕉の句「閑かさや岩にしみ入る蝉の声」の舞台。（山形県）

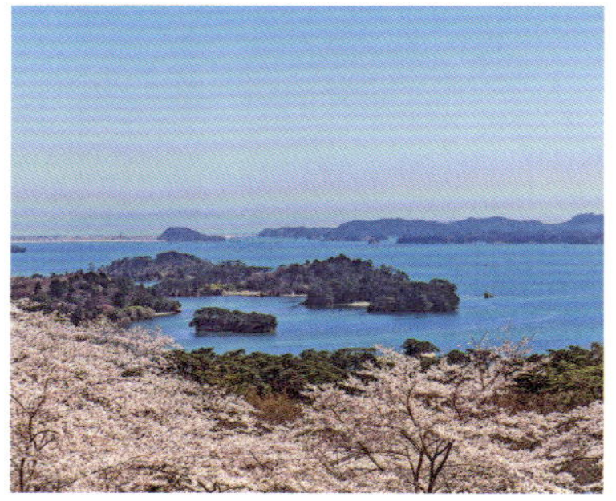

❺ □□

日本三景のひとつ。（宮城）

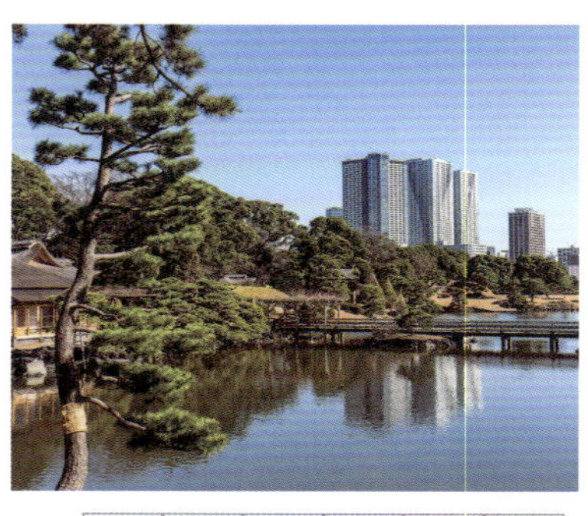

❻ □□□□□□

海水を引いた潮入の池がある江戸時代の大名庭園。（東京都）

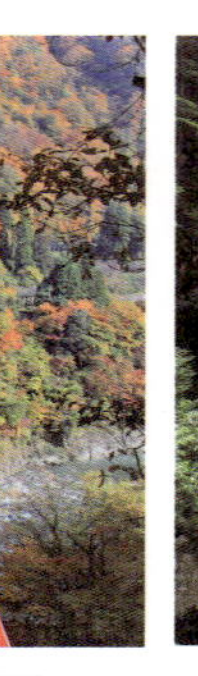

❼ □□□□

ダム建築のためのトロッコが観光列車となった。（富山県）

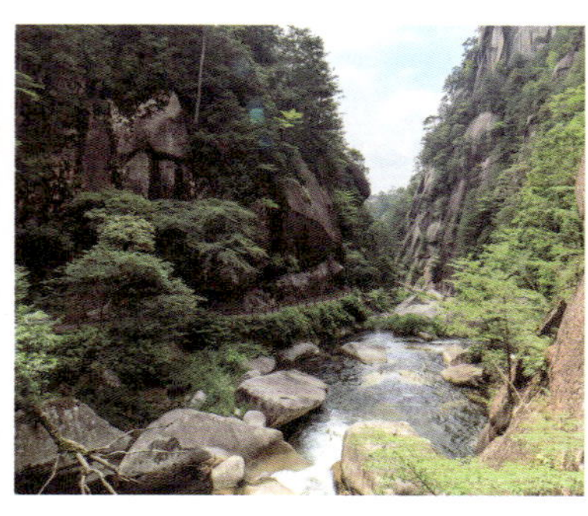

❽ □□□

宝石の産地としても有名。（山梨県）

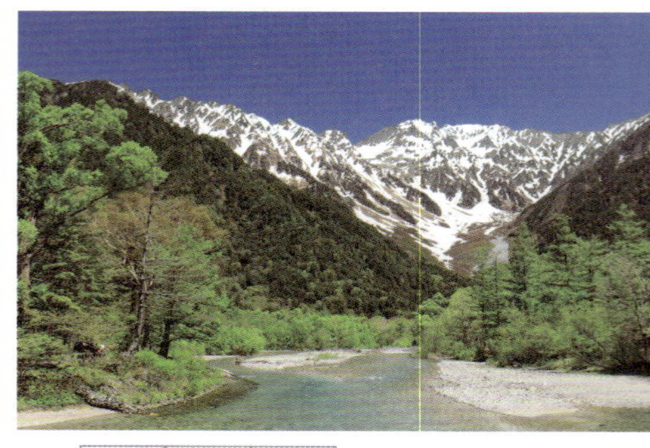

❾ □□□

アルプスの懐にある標高1500mの山岳景勝地。（長野県）

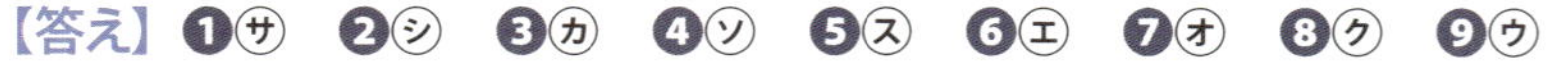

【答え】 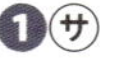  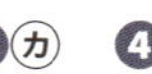 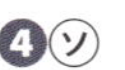 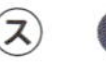 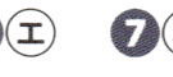  

❶㋚ ❷㋛ ❸㋕ ❹㋞ ❺㋜ ❻㋓ ❼㋔ ❽㋗ ❾㋒

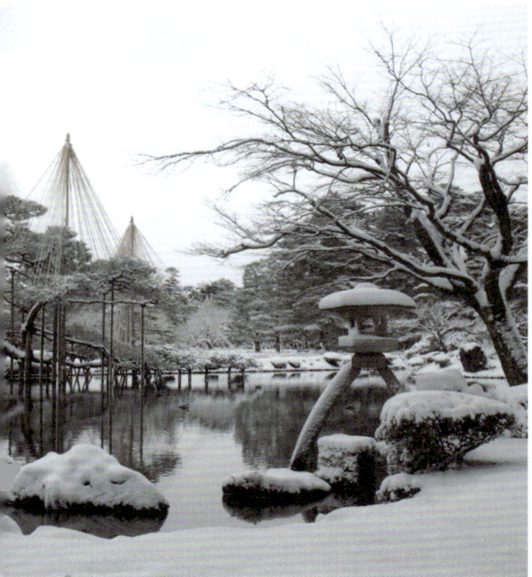

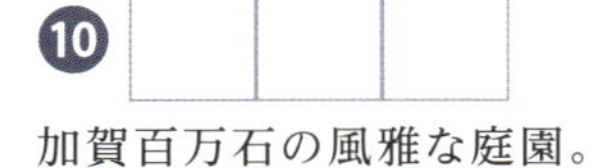

⑩

加賀百万石の風雅な庭園。
（石川県）

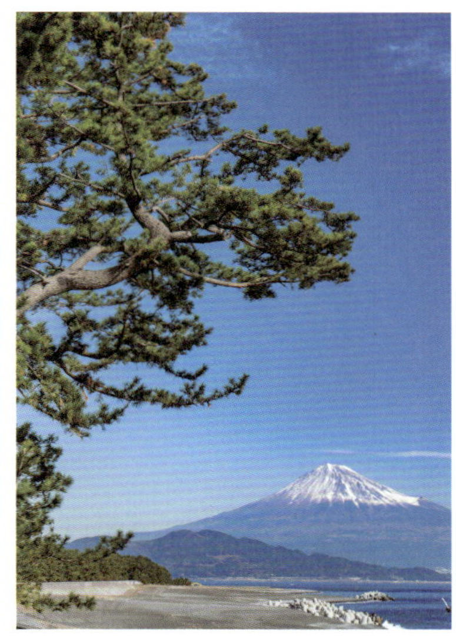

⑪

世界遺産の1つにもなった万葉の
昔からの景観の地。（静岡県）

リスト

- ㋐一乗谷朝倉氏庭園（いちじょうだにあさくらしていえん）
- ㋑姨捨（おばすて）
- ㋒上高地（かみこうち）
- ㋓旧浜離宮庭園（きゅうはまりきゅうていえん）
- ㋔黒部峡谷（くろべきょうこく）
- ㋕華厳の滝（けごんのたき）
- ㋖兼六園（けんろくえん）
- ㋗昇仙峡（しょうせんきょう）
- ㋘白米の千枚田（しろよねのせんまいだ）
- ㋙東尋坊（とうじんぼう）
- ㋚十和田湖（とわだこ）
- ㋛桧木内川堤（ひのきないかわづつみ）
- ㋜松島（まつしま）
- ㋝三保の松原（みほのまつばら）
- ㋞山寺（やまでら）

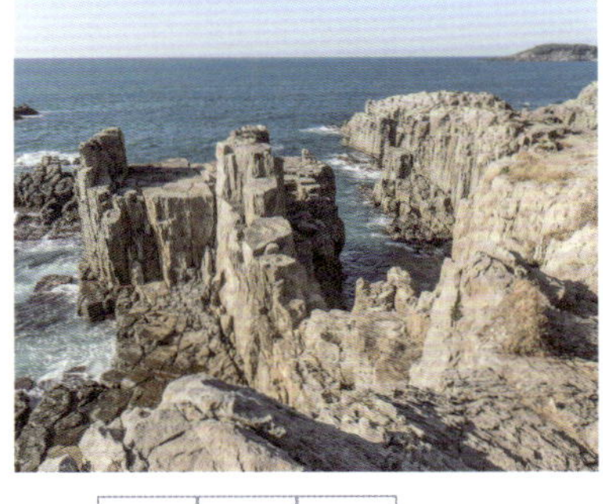

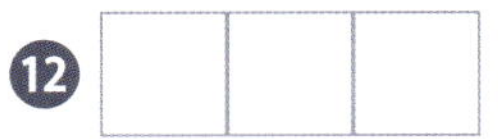

⑫

天然記念物でもある断崖絶壁。
（福井県）

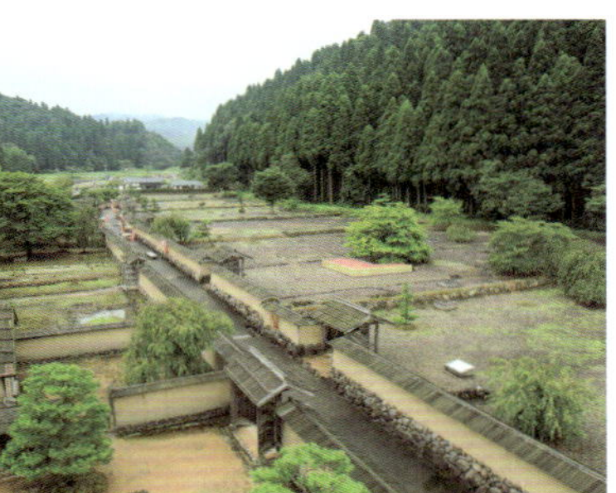

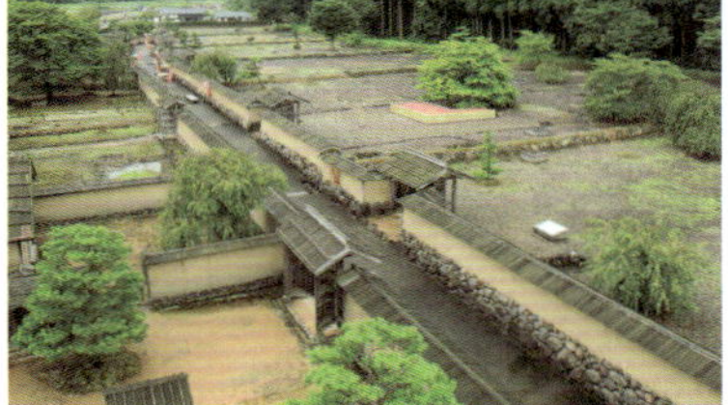

⑬

戦国時代の城下町跡で、遺跡
全体は特別史跡に指定されて
いる。（福井県）

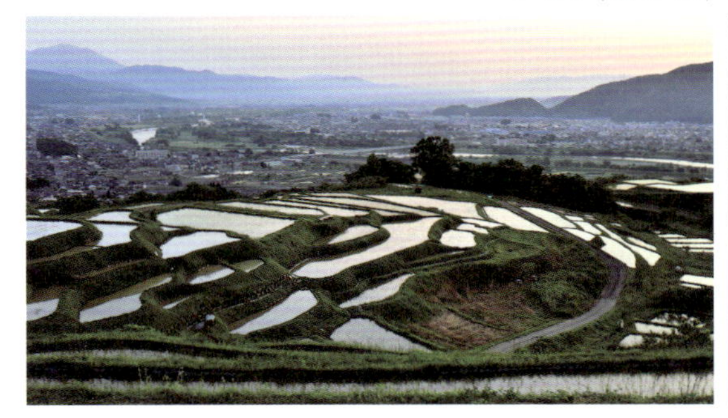

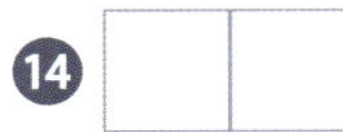

⑭

平安時代からの月の名所で「田毎の月」で
知られる景観の地。（長野県）

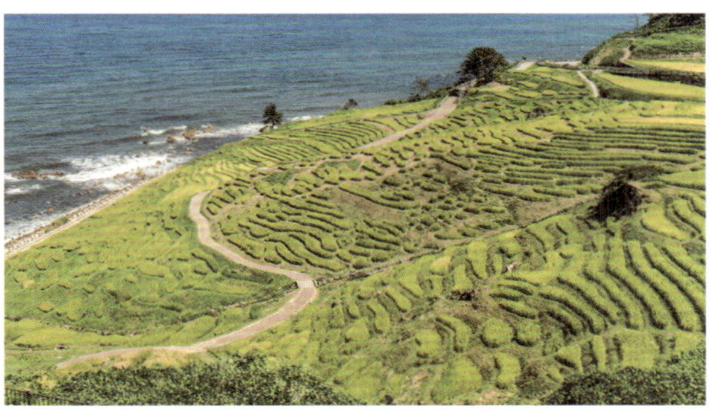

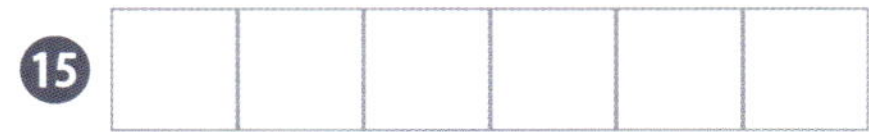

⑮

昔ながらの農法で米がつくられている。
（石川県）

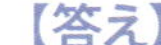

【答え】 ⑩㋖ ⑪㋝ ⑫㋙ ⑬㋐ ⑭㋑ ⑮㋘

Q2 西日本の名勝

解いた日 ／

写真は国指定の名勝です。当てはまる地名や名称をリストから選んで書きましょう。

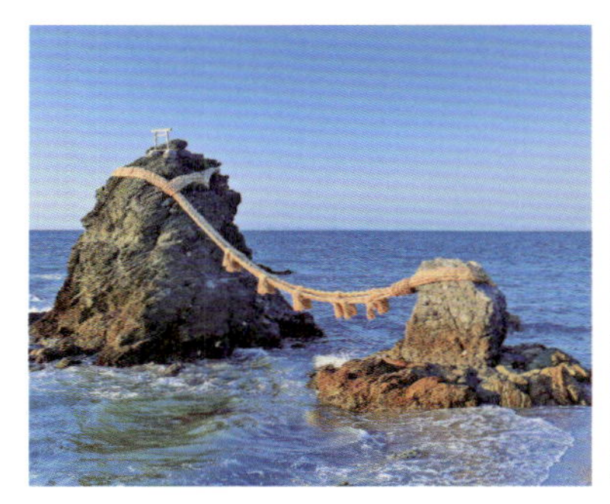

❶ □□□

伊勢神宮参拝の禊の場。
夫婦岩が有名。（三重県）

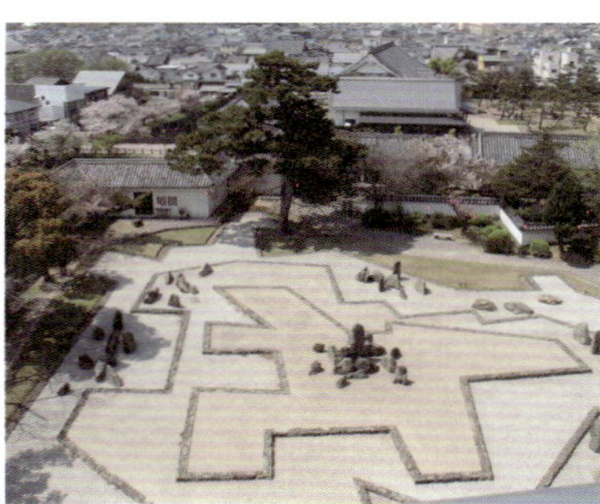

❷ □□□□□□

天守閣から見ることも考慮された
「八陣の庭」。（大阪府）

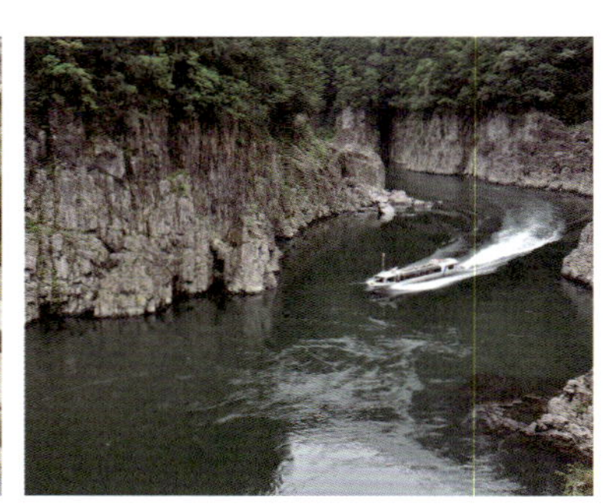

❸ □□□

紀伊半島の南部を流れる北山
川添いの大渓谷。（三重県、和
歌山県、奈良県）

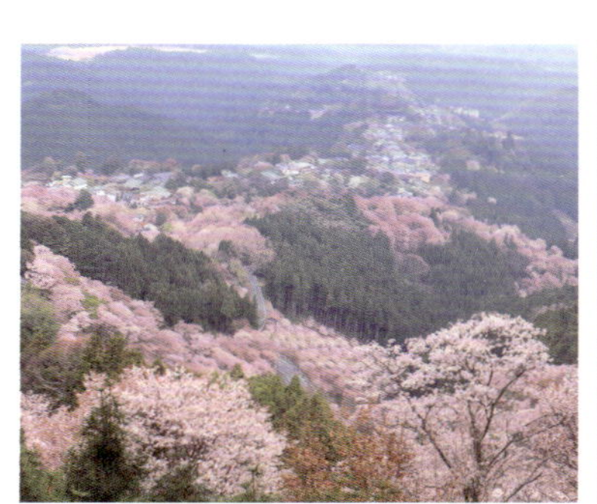

❹ □□□

万葉の昔から、山桜がとみに有
名。（奈良県）

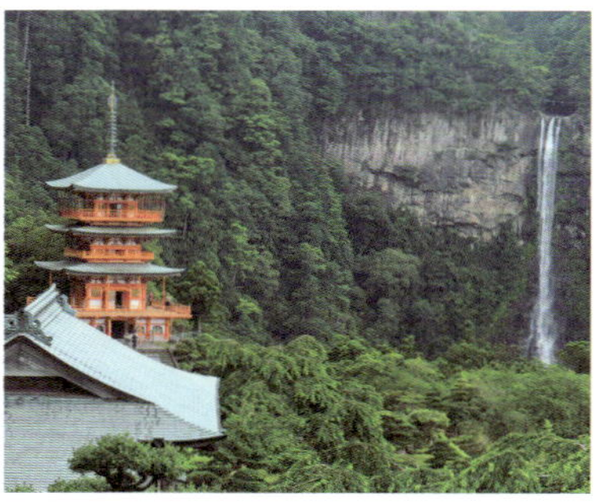

❺ □□□□

世界遺産の一部。熊野那智大社別
宮のご神体でもある。（和歌山県）

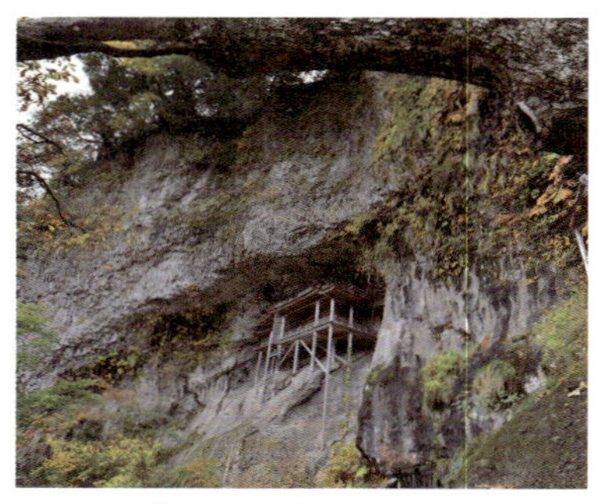

❻ □□□

険しい山道の先にある投入堂が
有名。（鳥取県）

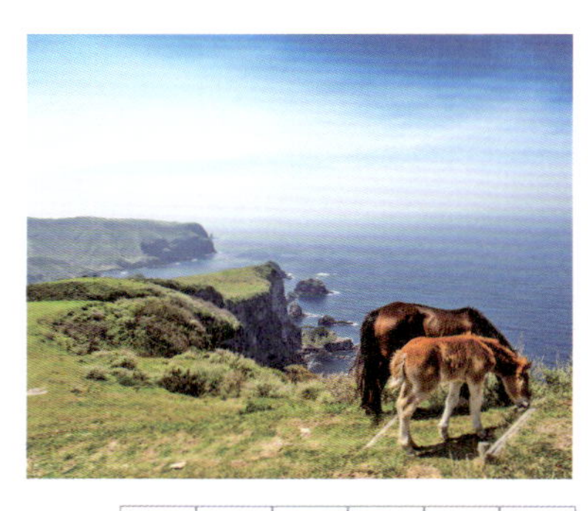

❼ □□□□□□

断崖絶壁の上に広がる放牧の風
景が知られる。（島根県）

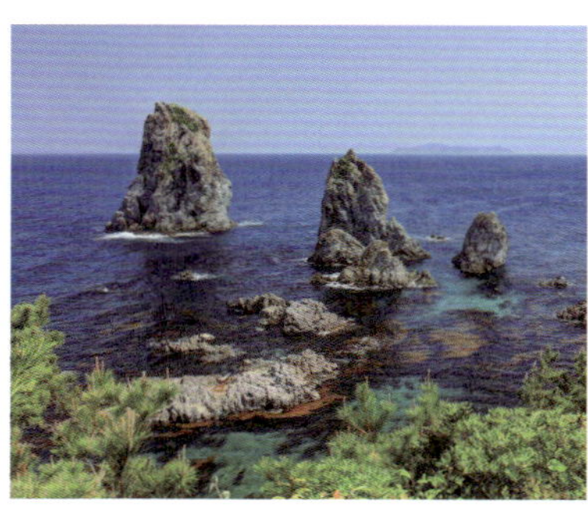

❽ □□□

長門市に浮かぶ奇岩の島。
（山口県）

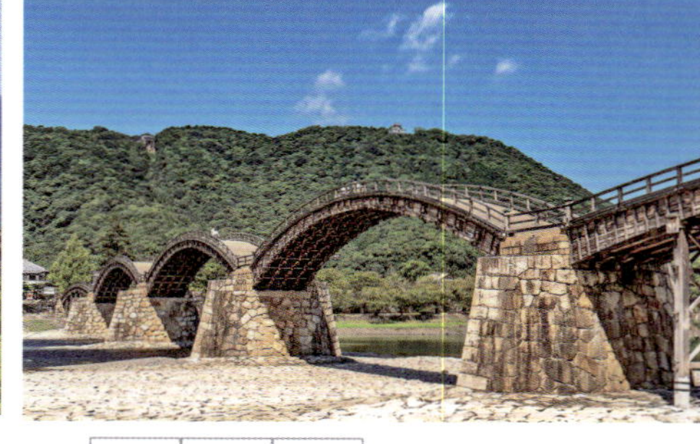

❾ □□□

岩国城の下にかかる太鼓橋。
三大奇橋のひとつ。（山口県）

【答え】❶サ ❷エ ❸ク ❹セ ❺ケ ❻ス ❼ウ ❽イ ❾オ

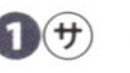
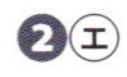

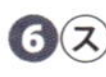
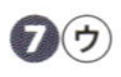

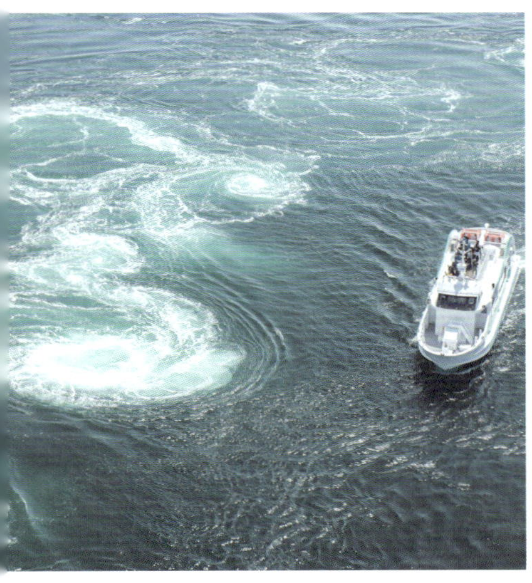

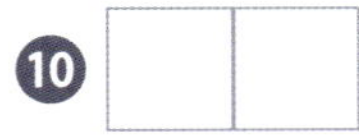

⑩ 世界でも最大規模の渦が巻く。（徳島県）

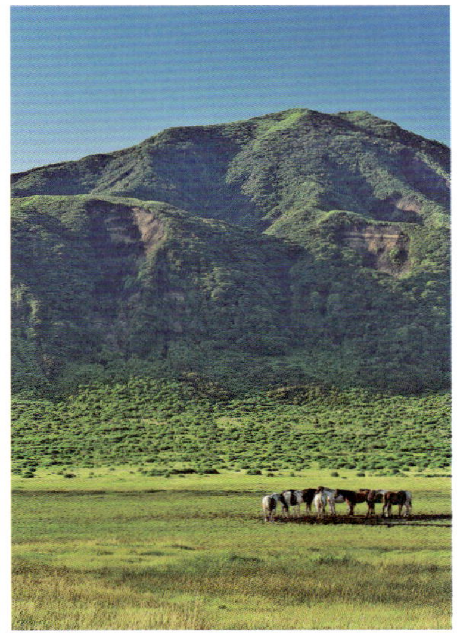

⑪ 阿蘇山の火口跡に広がる大草原。（熊本県）

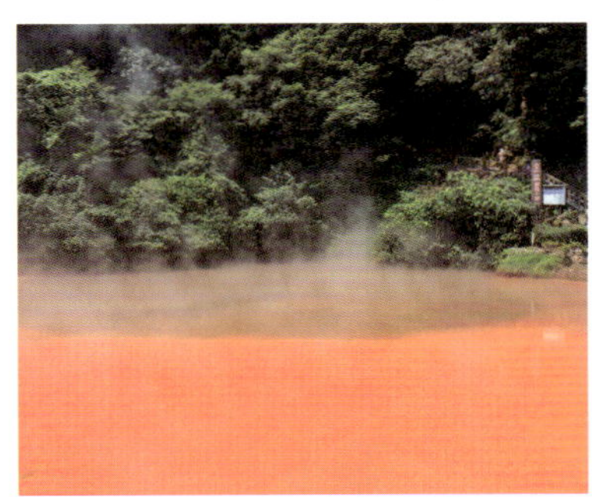

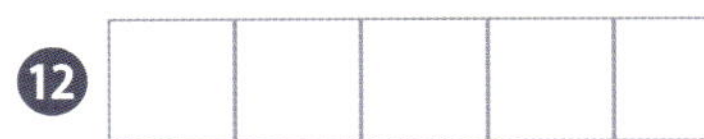

⑫ 熱湯がわく温泉地の名物。（大分県）

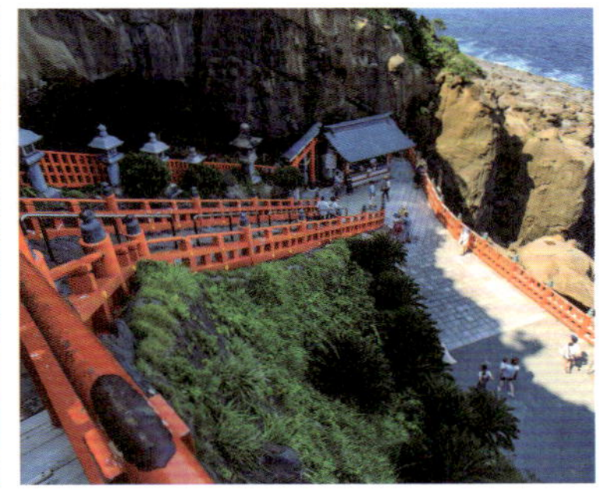

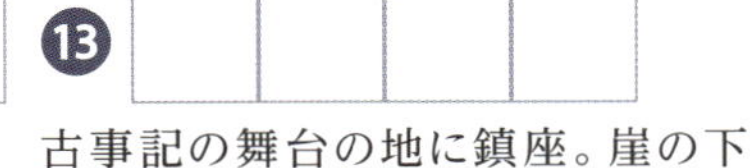

⑬ 古事記の舞台の地に鎮座。崖の下の洞窟に本殿がある。（宮崎県）

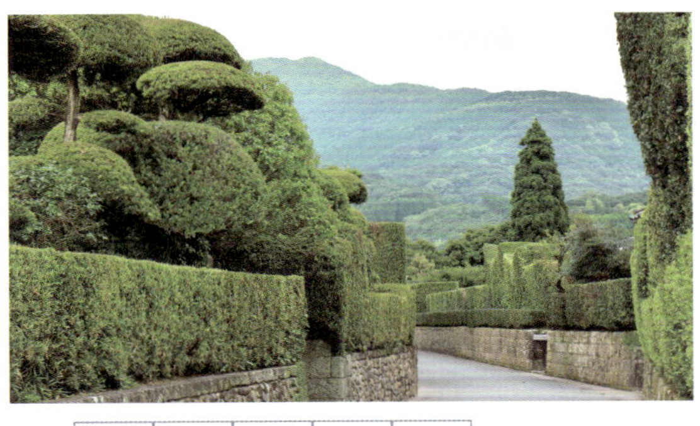

⑭ 武家屋敷の生垣と美しい庭園が有名。薩摩藩由来の家々。（鹿児島県）

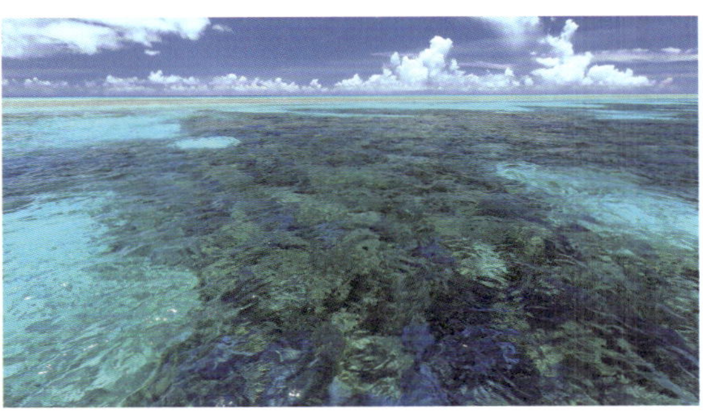

⑮ 宮古島にある日本最大級の珊瑚礁の海。（沖縄県）

リスト

- ㋐ 鵜戸神宮（うどじんぐう）
- ㋑ 青海島（おうみじま）
- ㋒ 隠岐国賀海岸（おきくにがかいがん）
- ㋓ 岸和田城庭園（きしわだじょうていえん）
- ㋔ 錦帯橋（きんたいきょう）
- ㋕ 草千里ヶ浜（くさせんりがはま）
- ㋖ 知覧麓庭園（ちらんふもとていえん）
- ㋗ 瀞八丁（どろはっちょう）
- ㋘ 那智大滝（なちのおおたき）
- ㋙ 鳴門（なると）
- ㋚ 二見浦（ふたみがうら）
- ㋛ 別府の地獄（べっぷのじごく）
- ㋜ 三徳山（みとくさん）
- ㋝ 吉野山（よしのやま）
- ㋞ 八重干瀬（やびじ）

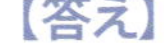
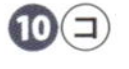
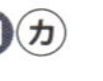

【答え】⑩㋙　⑪㋕　⑫㋛　⑬㋐　⑭㋖　⑮㋞

世界の世界遺産

写真は、世界遺産です。当てはまる地名や名称をリストから選んで書きましょう。

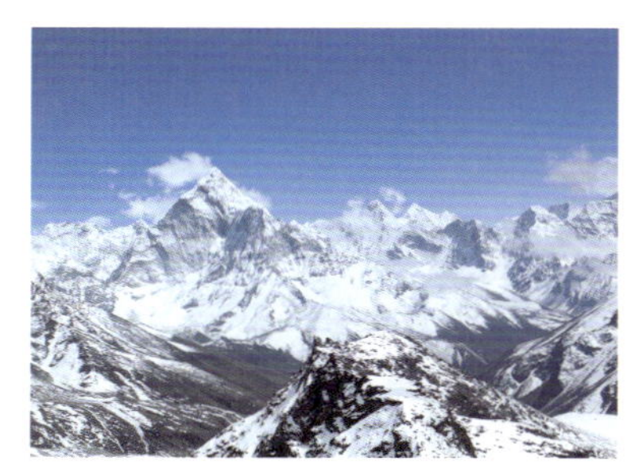

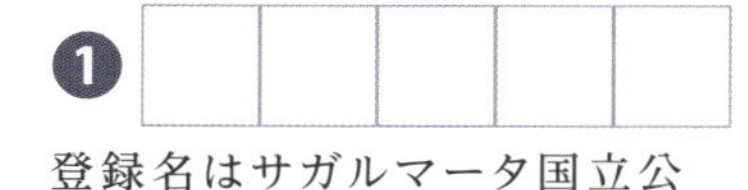

❶ 登録名はサガルマータ国立公園。世界最高峰。（ネパール）

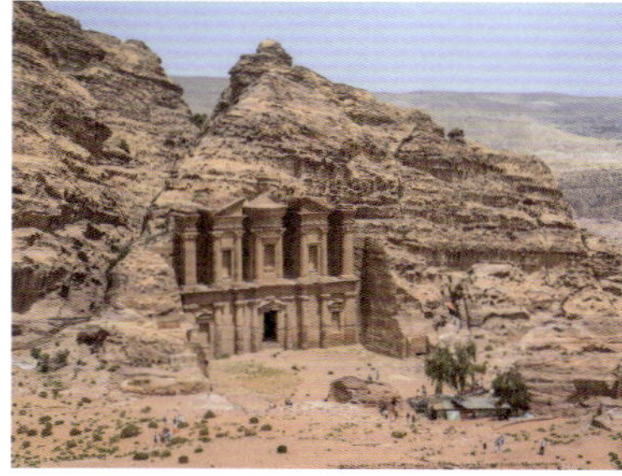

❷ 映画「インディ・ジョーンズ」の舞台として有名。（ヨルダン）

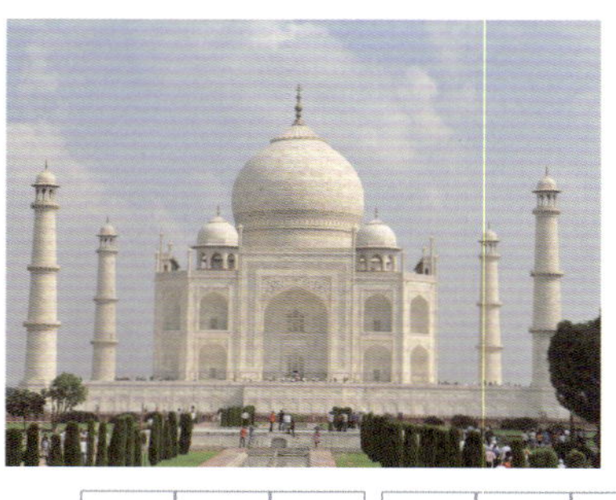

❸ 皇帝が妃のために建てた総大理石の墓廟。（インド）

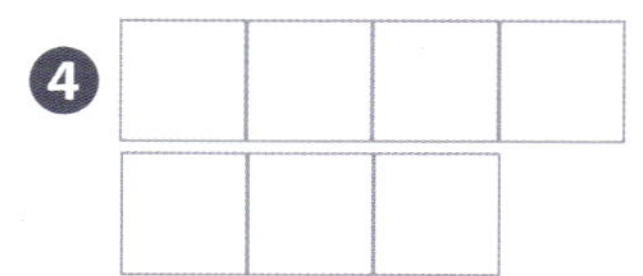

❹ アジアとヨーロッパの境にある歴史地区。（トルコ）

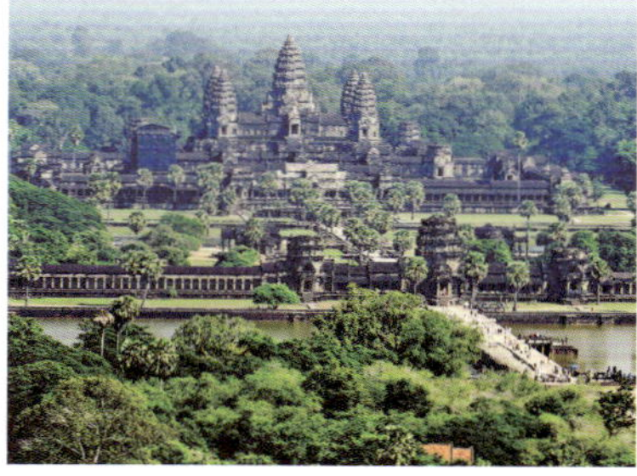

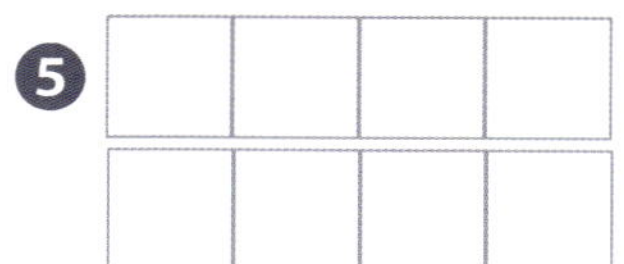

❺ 密林に400年も眠っていたヒンドゥ教寺院。（カンボジア）

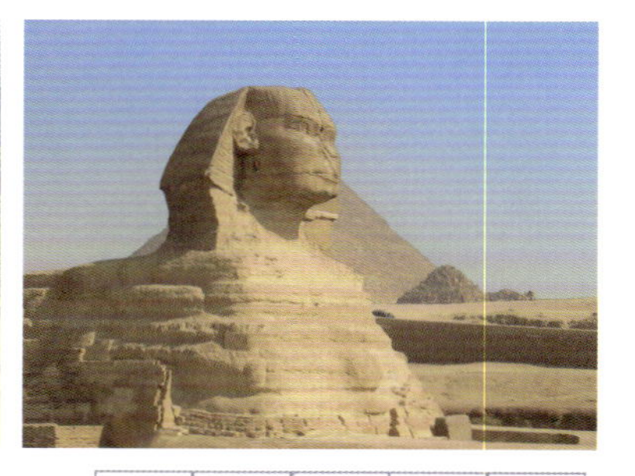

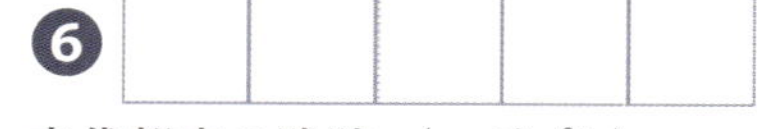

❻ 古代都市の遺跡。（エジプト）

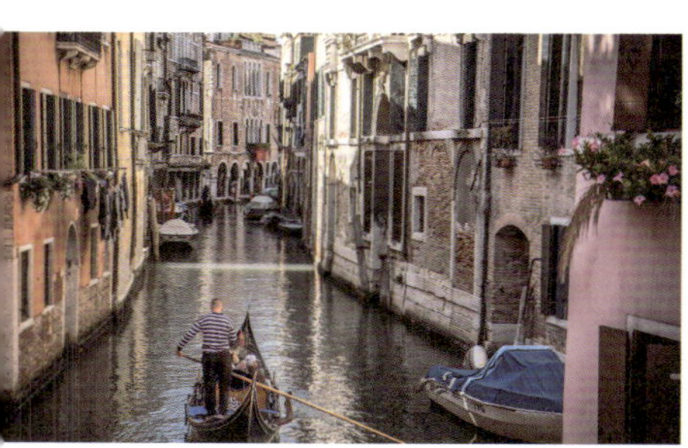

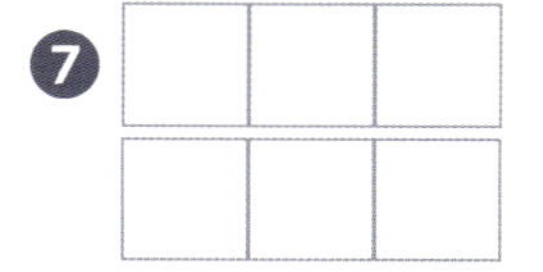

❼ 水の都といえば。（イタリア）

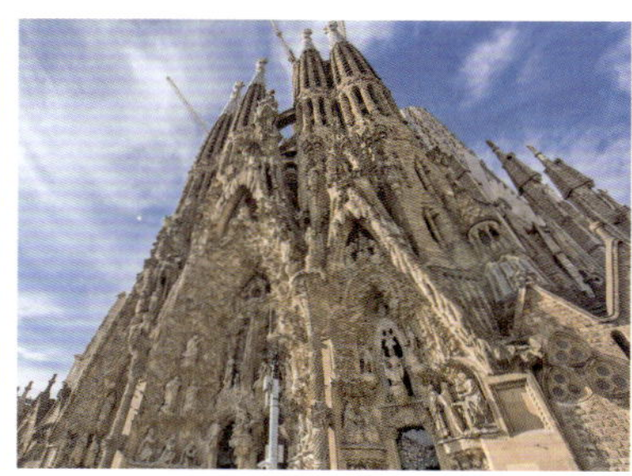

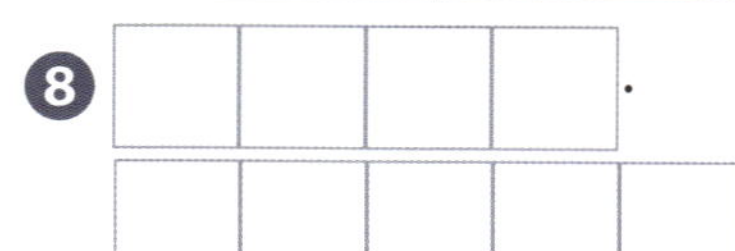

❽ アントニ・ガウディの作品。（スペイン）

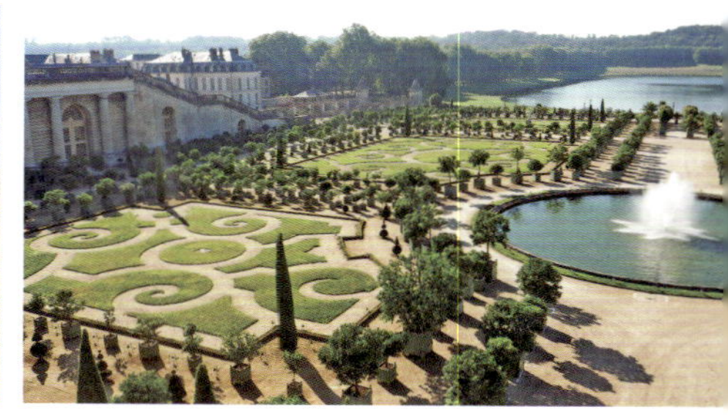

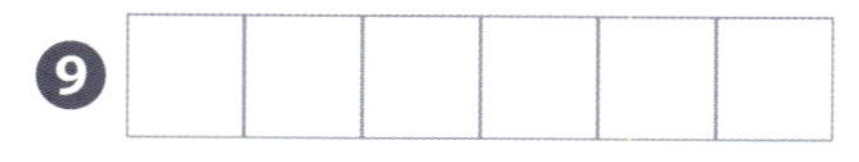

❾ ルイ14世が建てた宮殿と庭園。（フランス）

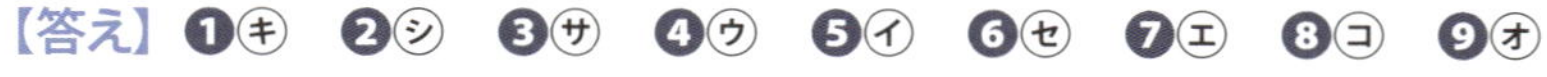
【答え】 ❶㋖  ❷㋛  ❸㋚  ❹㋒ 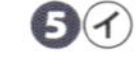 ❺㋑ 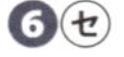 ❻㋝ 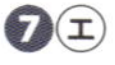 ❼㋓ 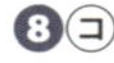 ❽㋙ ❾㋔

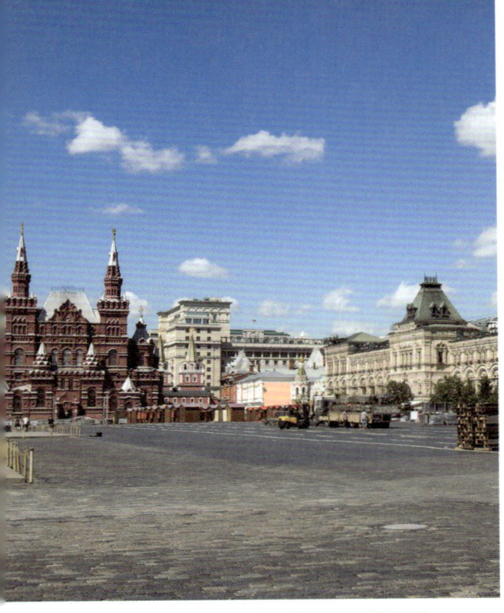

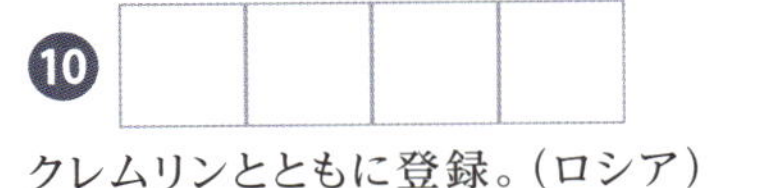

⑩ クレムリンとともに登録。（ロシア）

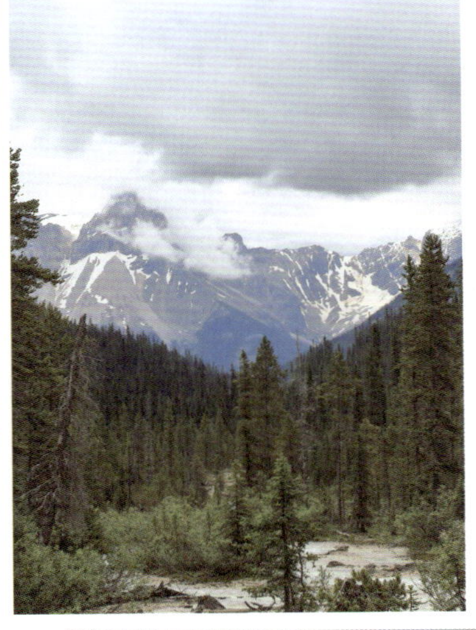

⑪ 雄大な山々や氷河の自然公園群。（カナダ）

リスト

㋐ 赤(あか)の広場(ひろば)
㋑ アンコールワット
㋒ イスタンブール
㋓ ヴェネツィア
㋔ ヴェルサイユ
㋕ エアーズロック
㋖ エベレスト
㋗ グランド・キャニオン
㋘ グレート・バリア・リーフ
㋙ サグラダ・ファミリア
㋚ タージ・マハル
㋛ ペトラ
㋜ マチュ・ピチュ
㋝ メンフィス
㋞ ロッキー山脈(さんみゃく)

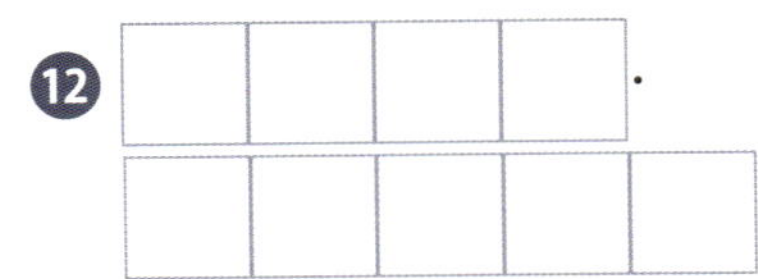

⑫ コロラド川の浸食でできた巨大な渓谷。（アメリカ）

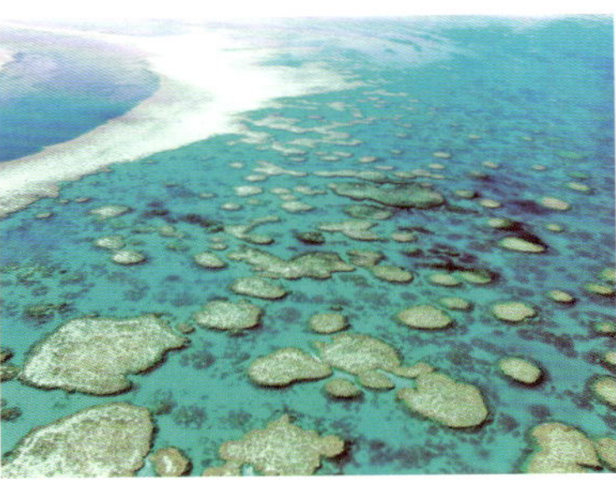

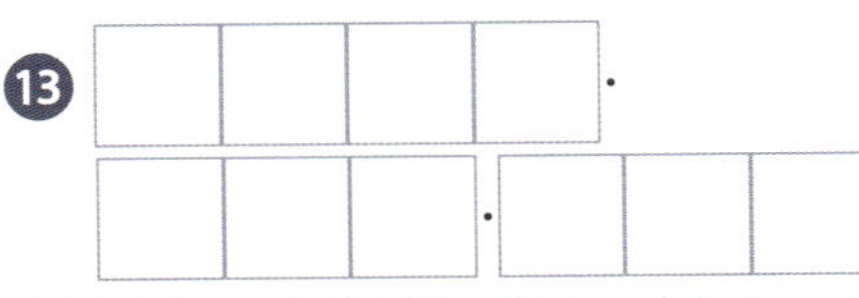

⑬ 世界最大の珊瑚礁群の島々。ダイバー憧れの地。（オーストラリア）

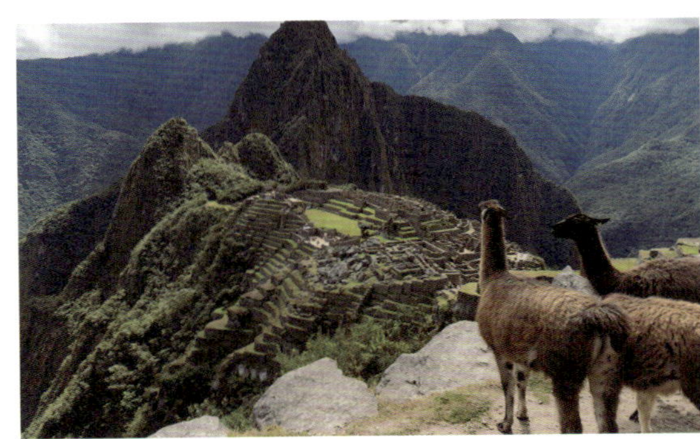

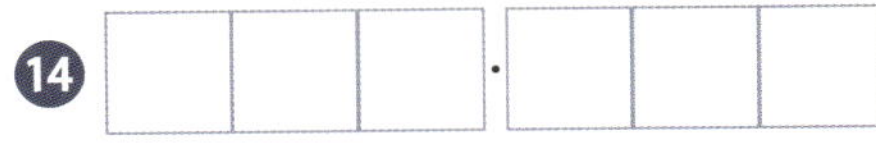

⑭ インカ帝国の遺跡。標高2400m付近にある「空中」の都市。（ペルー）

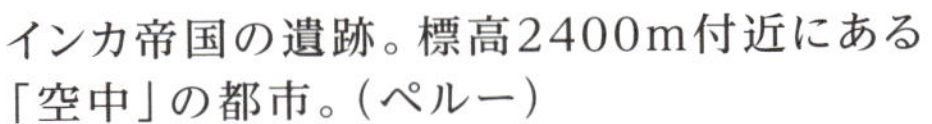

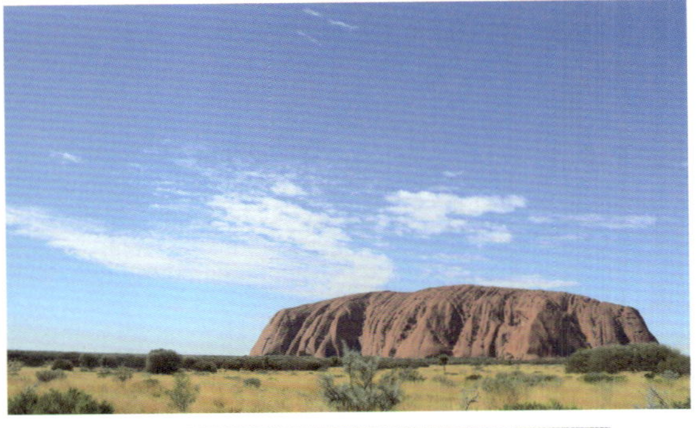

⑮ 正式名称はウルル。世界で2番目に大きな岩。（オーストラリア）

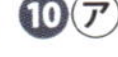

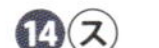
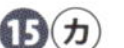

【答え】 ⑩㋐　⑪㋞　⑫㋗　⑬㋘　⑭㋜　⑮㋕

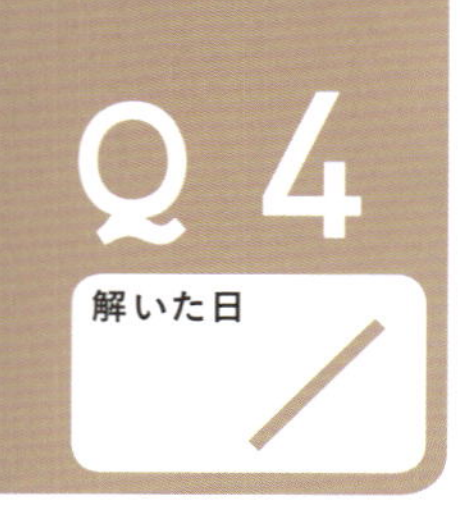

世界と日本の都市

写真は世界の都市と日本の都市です。当てはまる都市名をリストから選んで書きましょう。

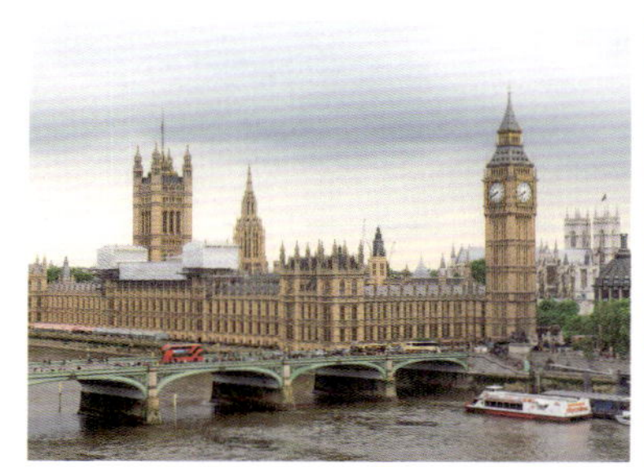

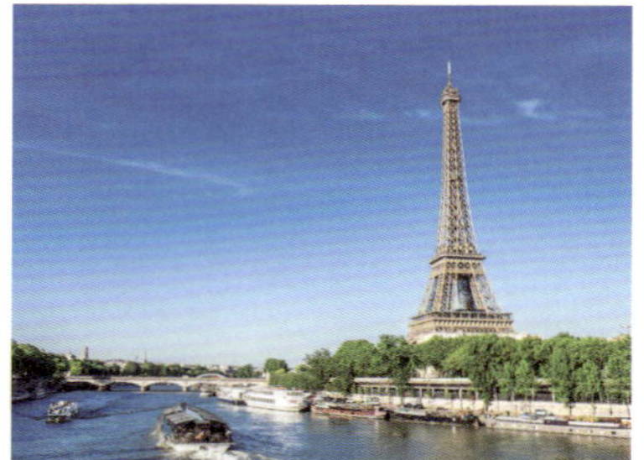

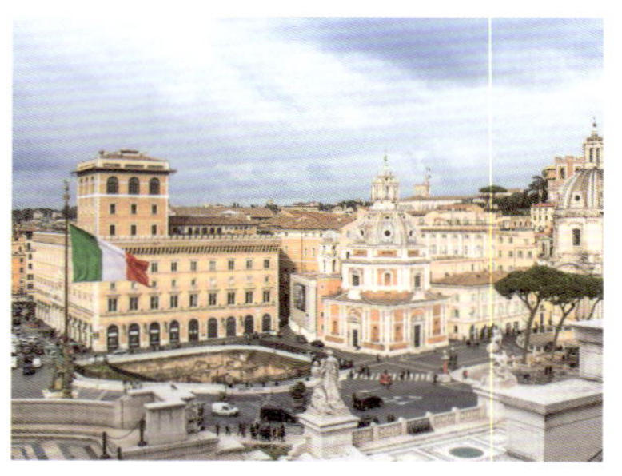

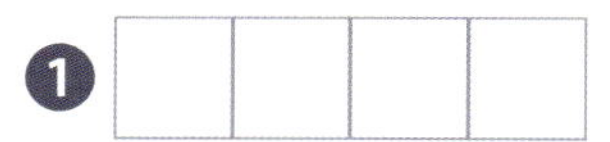

❶ 霧の都と呼ばれた。

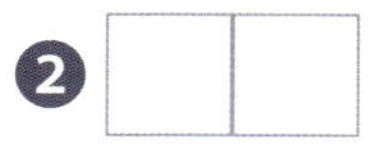

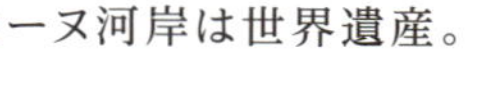

❷ セーヌ河岸は世界遺産。

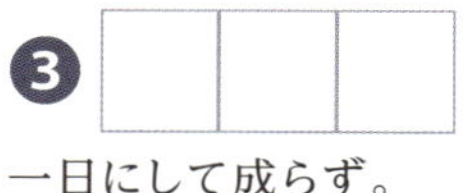

❸ 一日にして成らず。

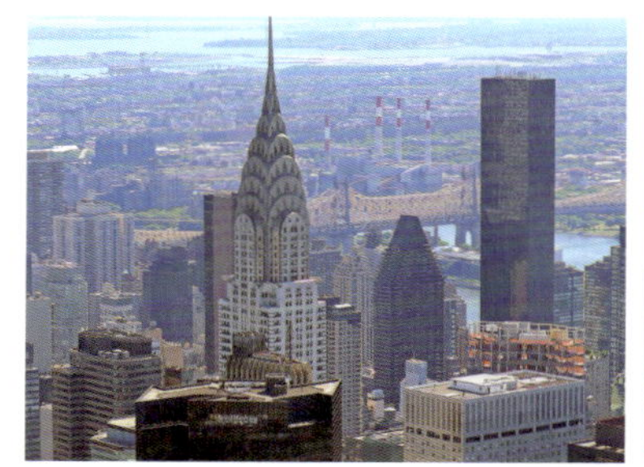

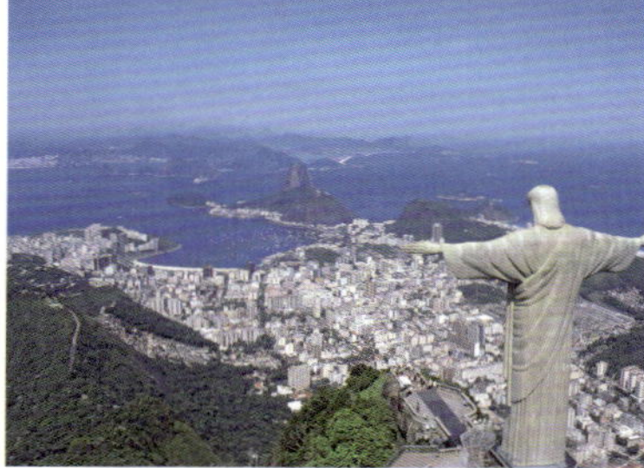

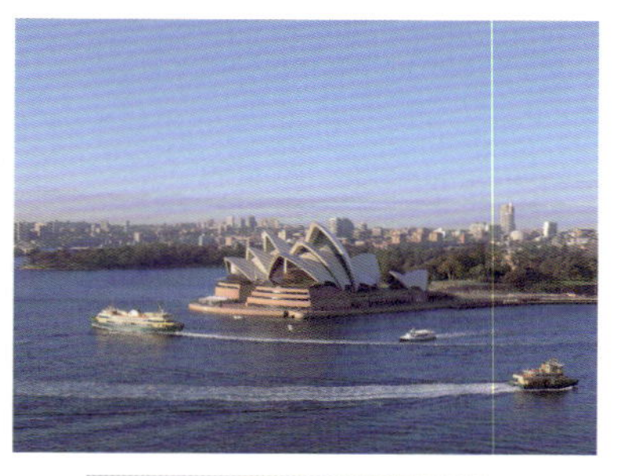

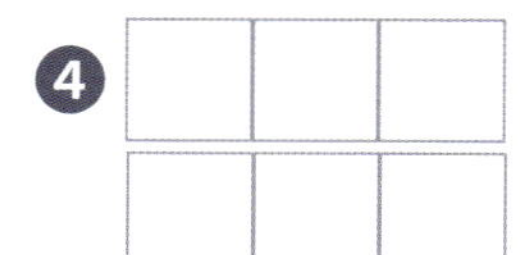

❹ アメリカ最大の都市。

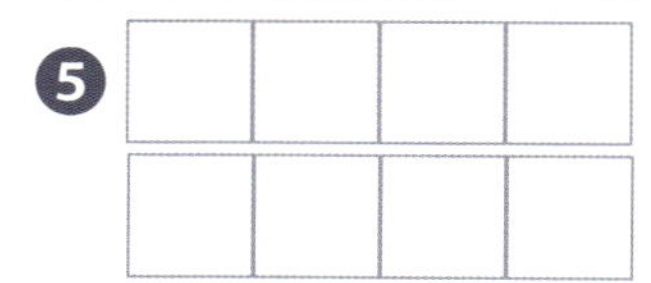

❺ カーニバルで知られる。

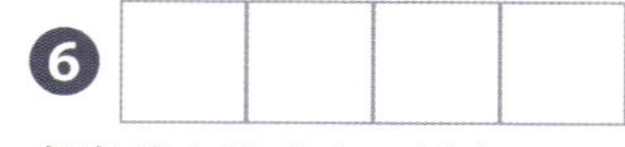

❻ 南半球を代表する都市。

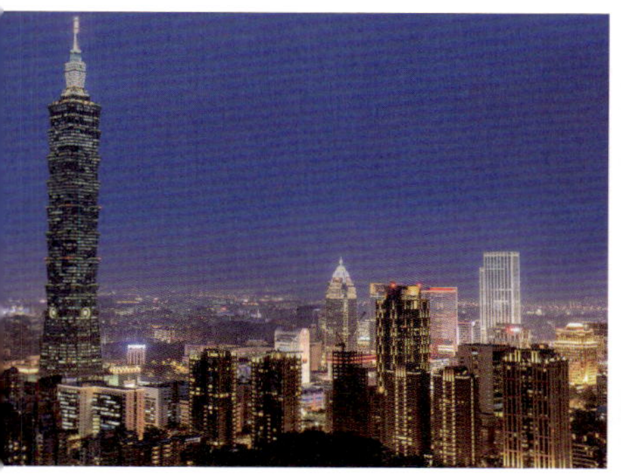

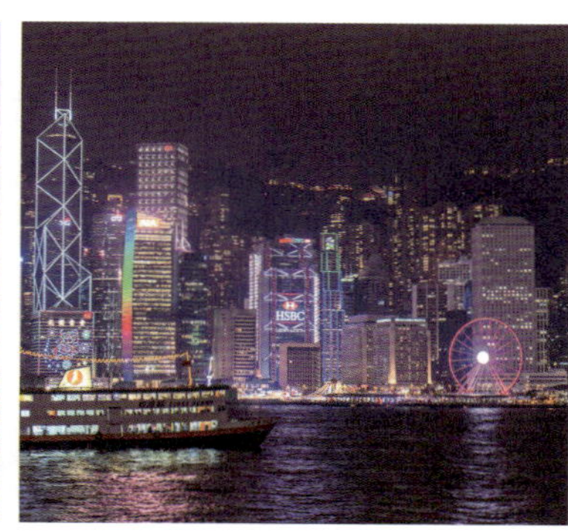

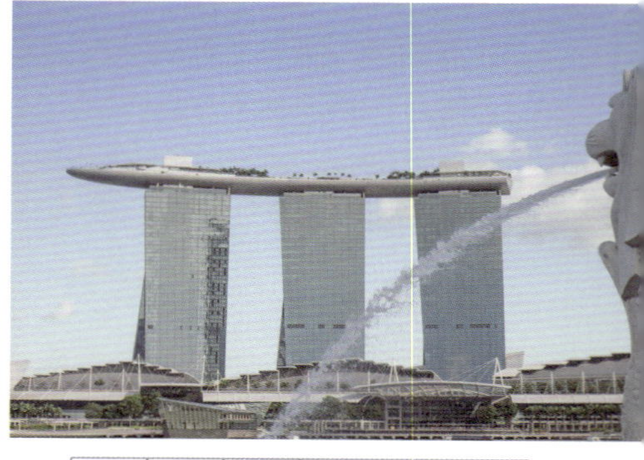

❼ 沖縄に近い島にある。

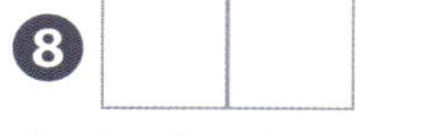

❽ 中国の特別行政区。

❾ ポイ捨てのないな清潔な街。

【答え】❶ソ ❷サ ❸セ ❹ケ ❺ス ❻オ ❼ク ❽シ ❾カ

   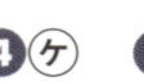 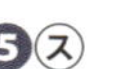 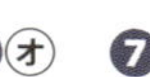 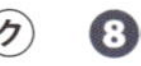 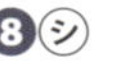

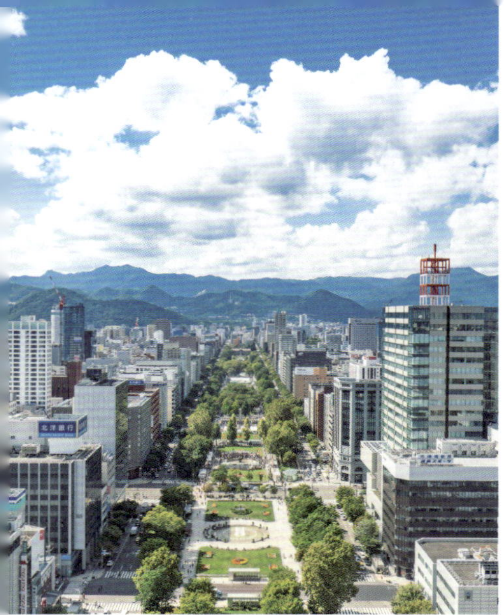

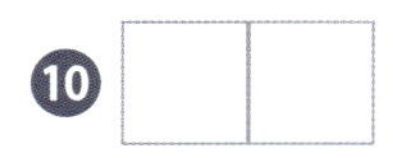

⑩
北海道の中心都市。

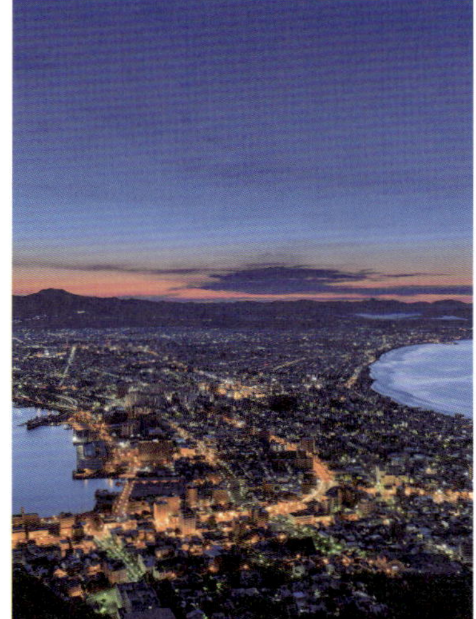

⑪
夜景や海産物で知られる観光都市。

リスト

- ㋐ 大阪（おおさか）
- ㋑ 鹿児島（かごしま）
- ㋒ 神戸（こうべ）
- ㋓ 札幌（さっぽろ）
- ㋔ シドニー
- ㋕ シンガポール
- ㋖ 新宿（しんじゅく）
- ㋗ 台北（タイペイ）
- ㋘ ニューヨーク
- ㋙ 函館（はこだて）
- ㋚ パリ
- ㋛ 香港（ホンコン）
- ㋜ リオデジャネイロ
- ㋝ ローマ
- ㋞ ロンドン

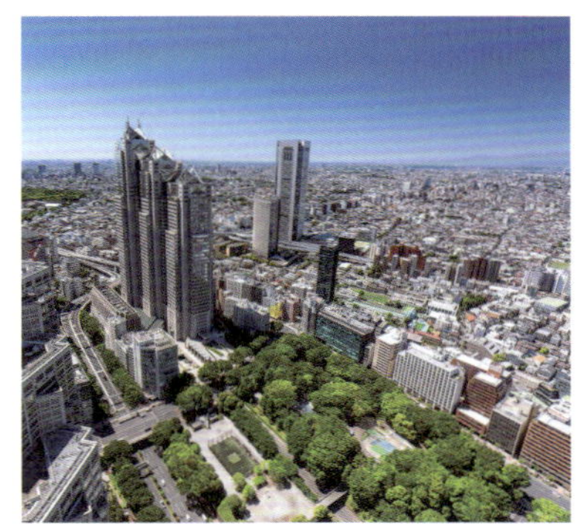

⑫
都庁がある。

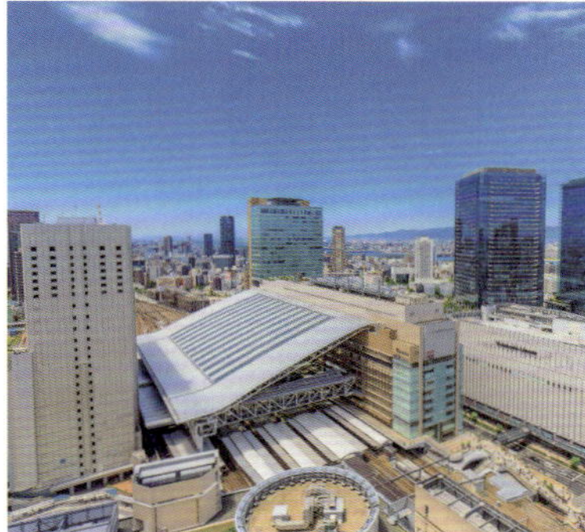

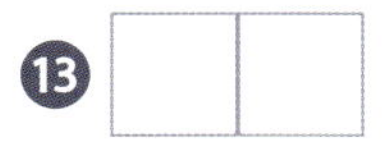

⑬
関西の中心都市。

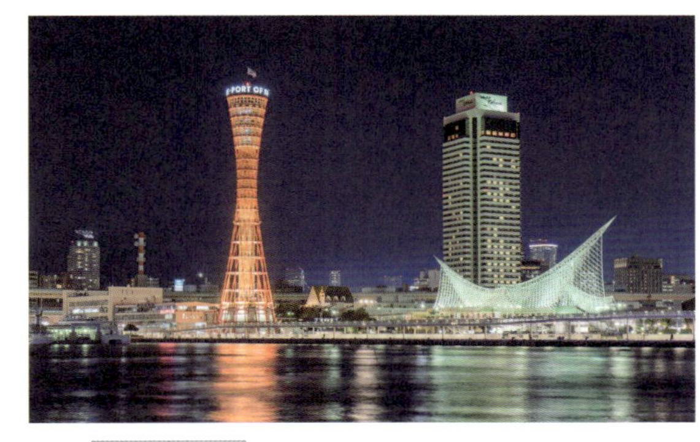

⑭
外国との窓口として発展。

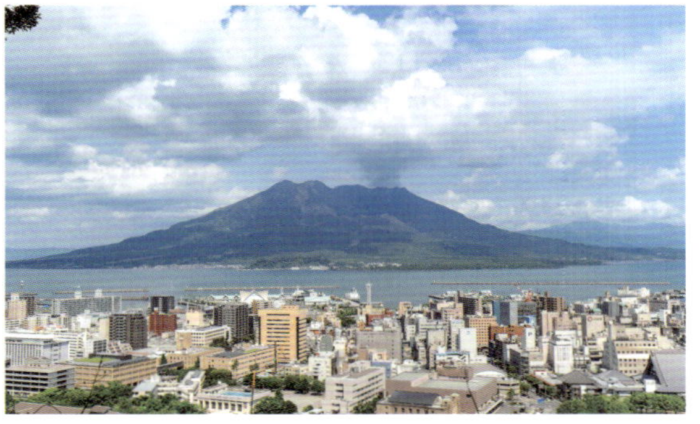

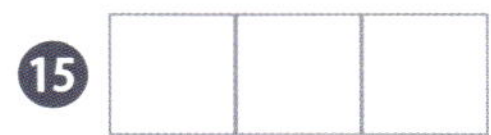

⑮
桜島を望む都市。

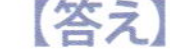
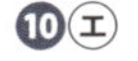
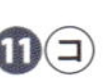
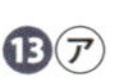
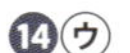

【答え】⑩㋓ ⑪㋙ ⑫㋖ ⑬㋐ ⑭㋒ ⑮㋑

季節の言葉

当てはまる季節の言葉をリストから選んで書きましょう。

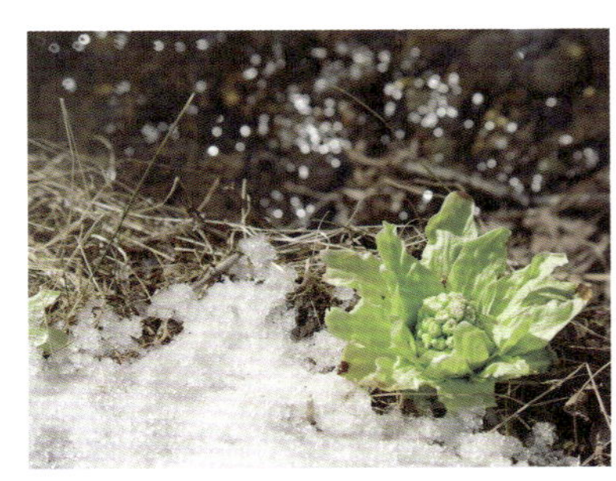

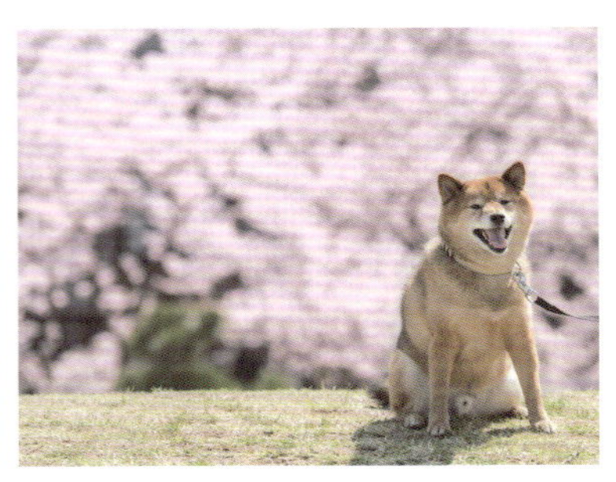

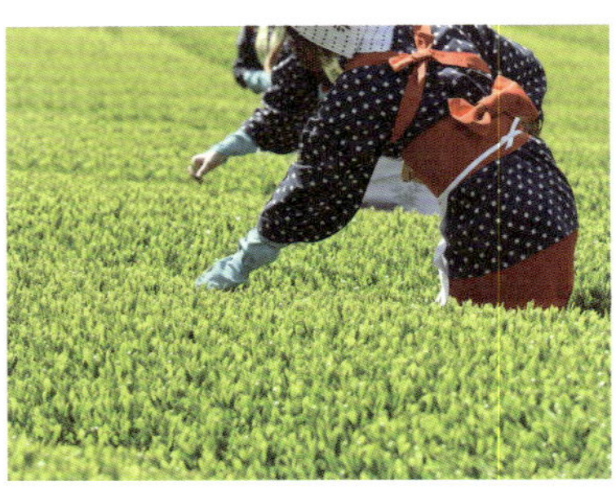

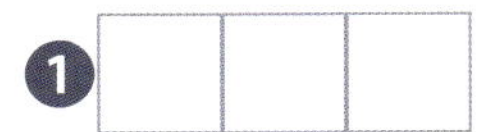

❶ □□□
寒さがゆるみ、川や池の水が温かく感じられること。

❷ □□□
花が咲き乱れ、あふれんばかり。気持ちも躍る。

❸ □□□□
今の暦では5月2日か3日ごろ。茶摘みの目安とされる。

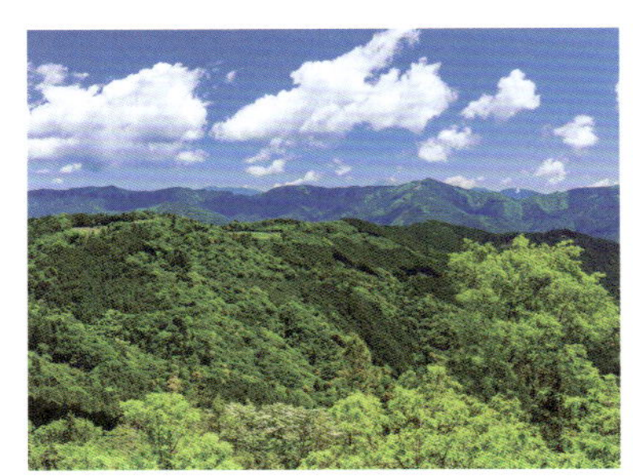

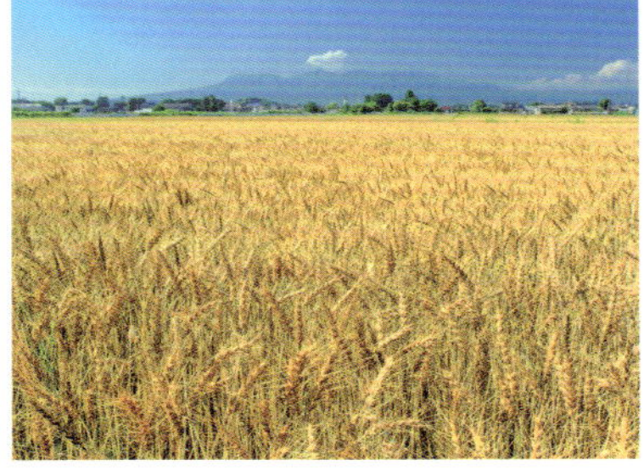

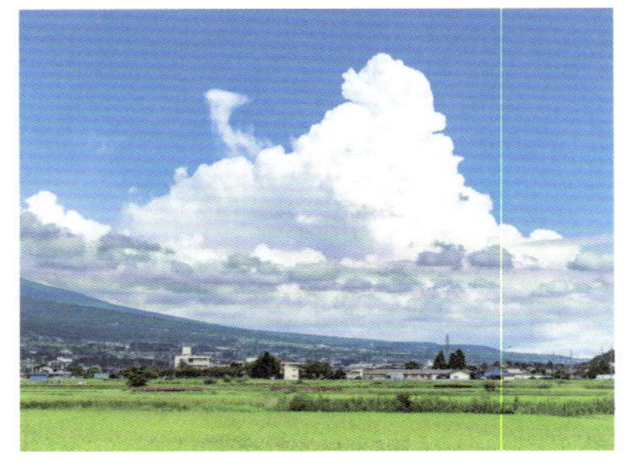

❹ □□□
山が新緑で青々とするさま。

❺ □□
麦が熟し収穫を迎える初夏から夏のころ。

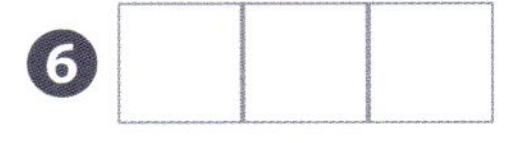

❻ □□□
入道雲が勢いよくそびえる、夏らしい空の景色。

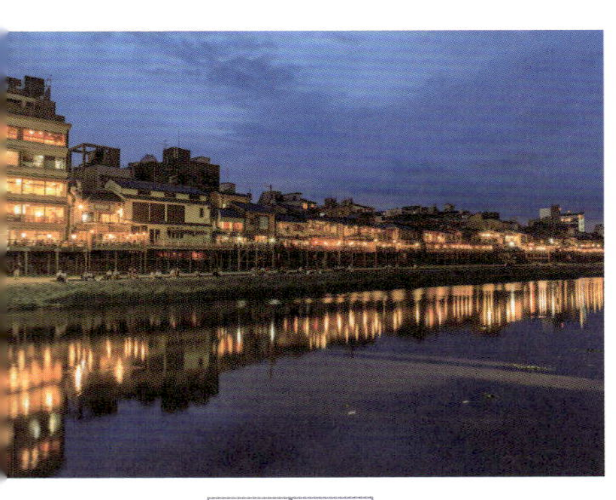

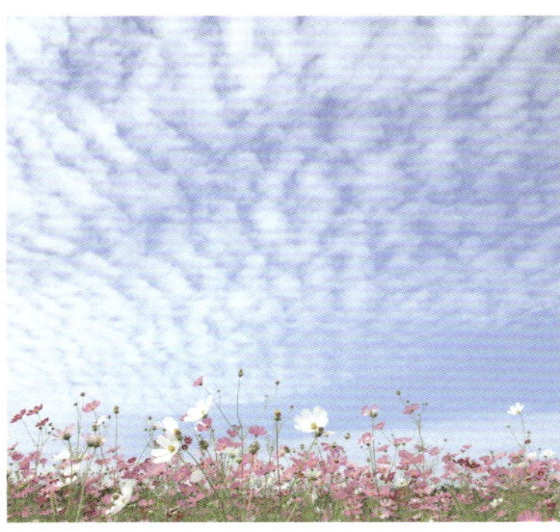

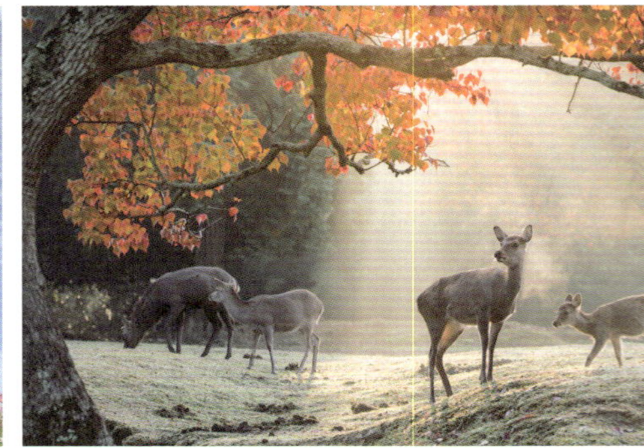

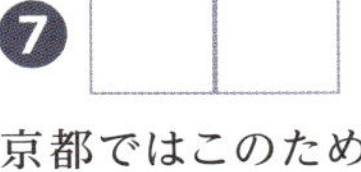

❼ □□
京都ではこのために、川辺に座敷を設ける。

❽ □□
天高い秋空に浮かび、秋の訪れを感じさせる。

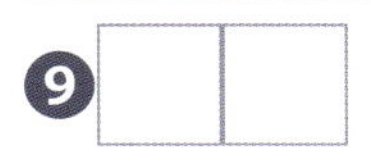

❾ □□
鹿との組み合わせは、古来からの秋の風景。

【答え】 ❶㋛ ❷㋘ ❸㋗ ❹㋝ ❺㋖ ❻㋒ ❼㋕ ❽㋐ ❾㋜

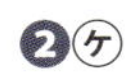  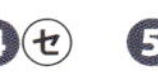   

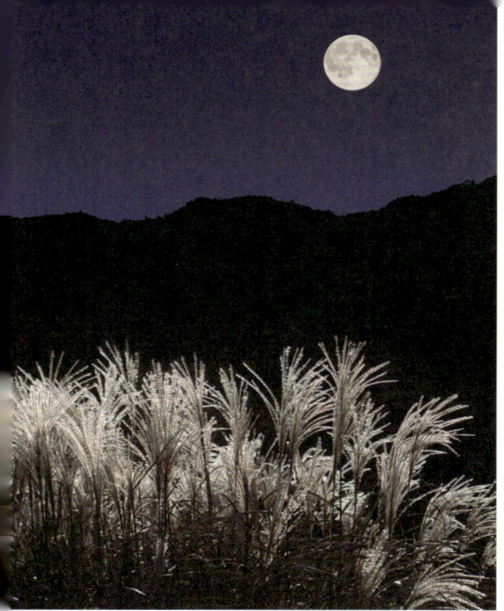

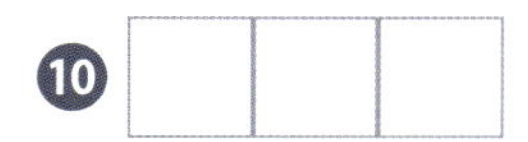

⑩

昔の暦で8月15日の夜のこと。
名月を愛でる。

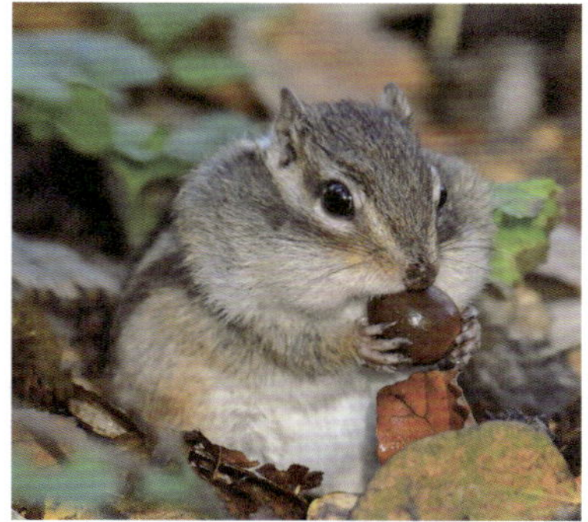

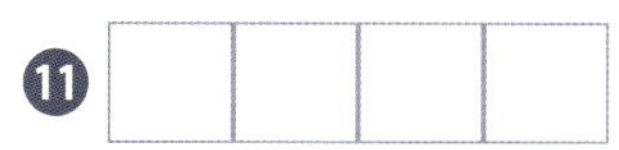

⑪

読書、スポーツ、もうひとつは?

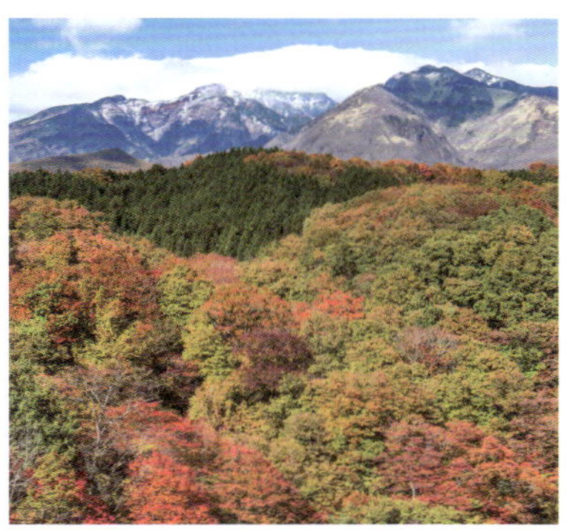

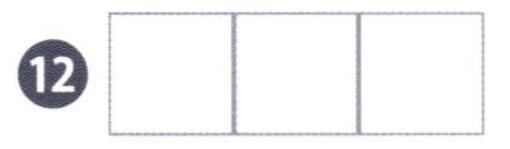

⑫

紅葉に彩られた山のようす。

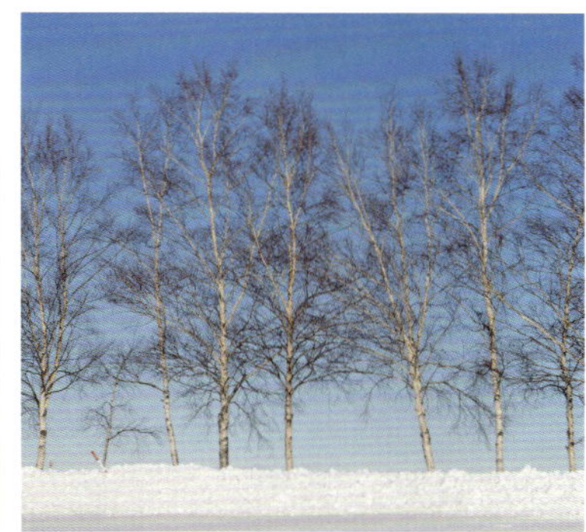

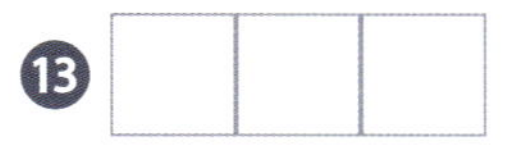

⑬

枝だけになった木々。
すがすがしさを感じられる。

リスト

- ㋐ 鱗雲（うろこぐも）
- ㋑ 銀世界（ぎんせかい）
- ㋒ 雲の峰（くものみね）
- ㋓ 十五夜（じゅうごや）
- ㋔ 食欲の秋（しょくよくのあき）
- ㋕ 納涼（のうりょう）
- ㋖ 麦秋（ばくしゅう）
- ㋗ 八十八夜（はちじゅうはちや）
- ㋘ 春爛漫（はるらんまん）
- ㋙ 日向ぼっこ（ひなたぼっこ）
- ㋚ 冬木立（ふゆこだち）
- ㋛ 水温む（みずぬるむ）
- ㋜ 紅葉（もみじ）
- ㋝ 山滴る（やましたたる）
- ㋞ 山粧う（やまよそおう）

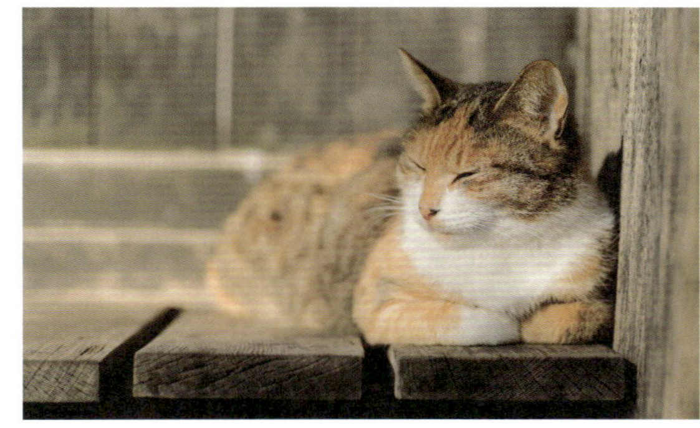

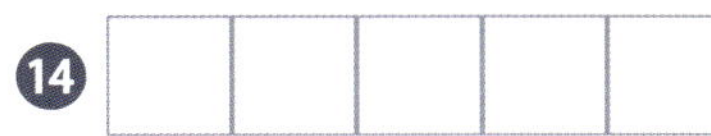

⑭

ぽかぽか暖まっていると、
うとうとしてしまう。

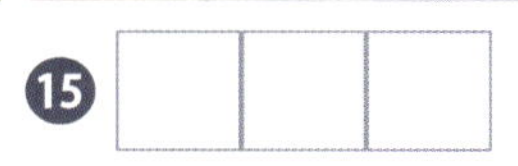

⑮

雪が一面に積もった景色。
澄んだ空気の中、きらきらと輝く。

【答え】 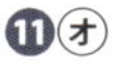 ⑩㋓  ⑪㋔ 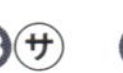 ⑫㋞ 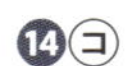 ⑬㋚  ⑭㋙ ⑮㋑

Q6

解いた日

花の名前

写真の花は何でしょう？　当てはまる名称をリストから選んで書きましょう。

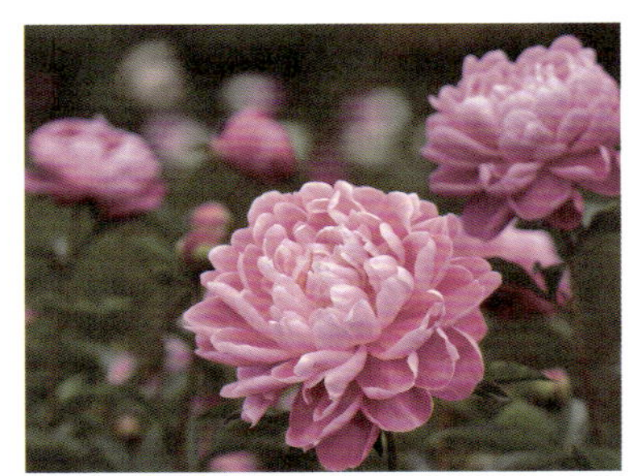

❶

女性の美しさのたとえの、立ったときはこの花。

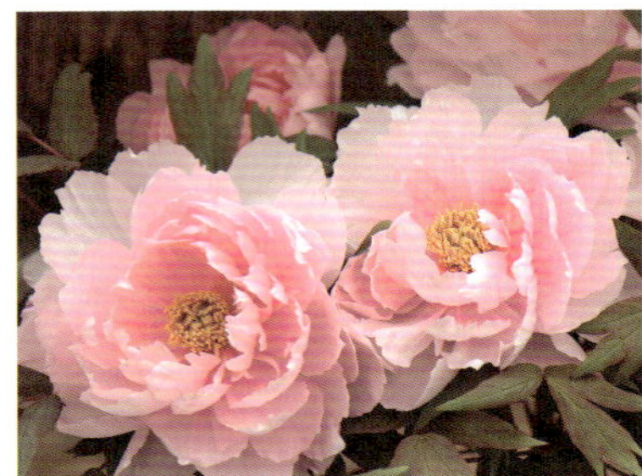

❷

女性の美しさのたとえの、座ったときはこの花。

❸

実はきんとんや沢庵の着色料となる。渡哲也のヒット曲の花。

❹

美空ひばりの歌では風に散る。

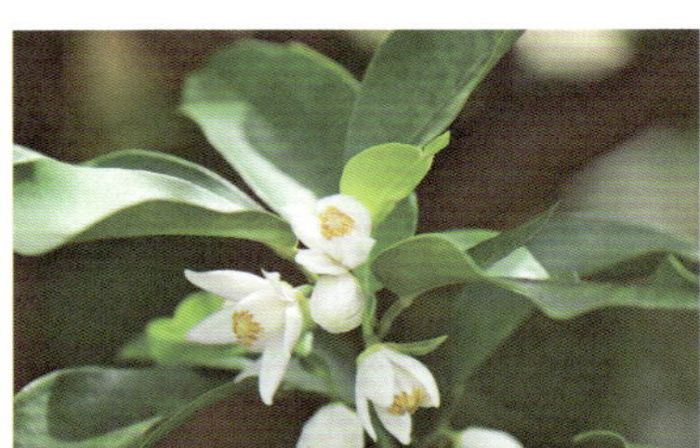

❺

童謡では丘に咲く果実の花。

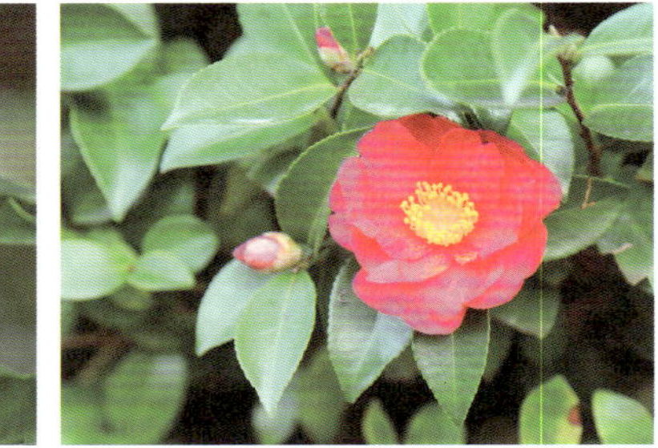

❻

生垣にされ、
童謡「たき火」で歌われる。

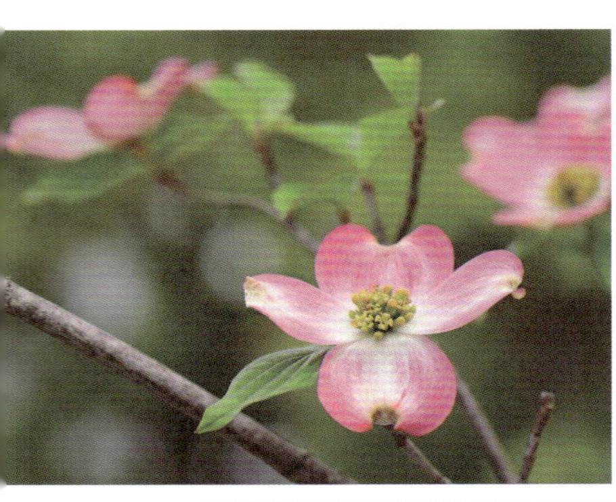

❼

平成で一番歌われたカラオケ曲のタイトルがこれ。

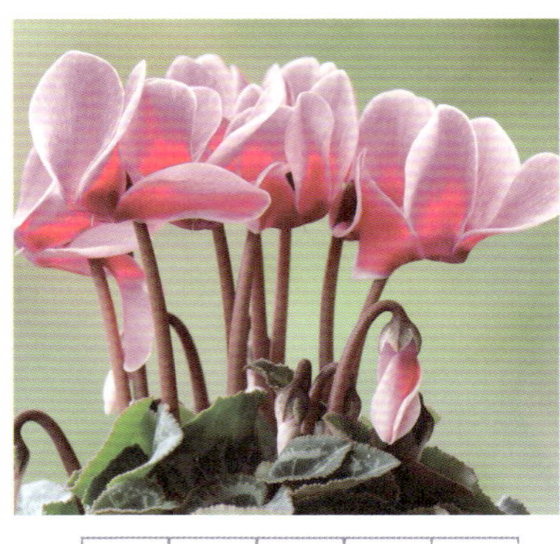

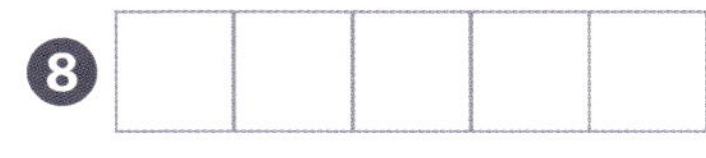

❽

布施明の歌が有名だが、
多くの園芸品種に香りはない。

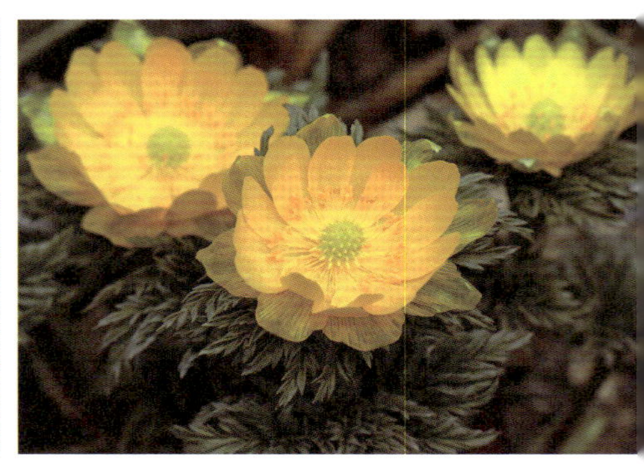

❾

おめでたい名前の花。
元日草ともいう。

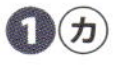
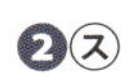
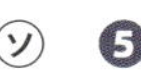
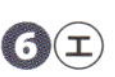
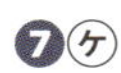
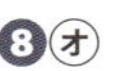

【答え】 ❶カ　❷ス　❸ウ　❹ソ　❺セ　❻エ　❼ケ　❽オ　❾サ

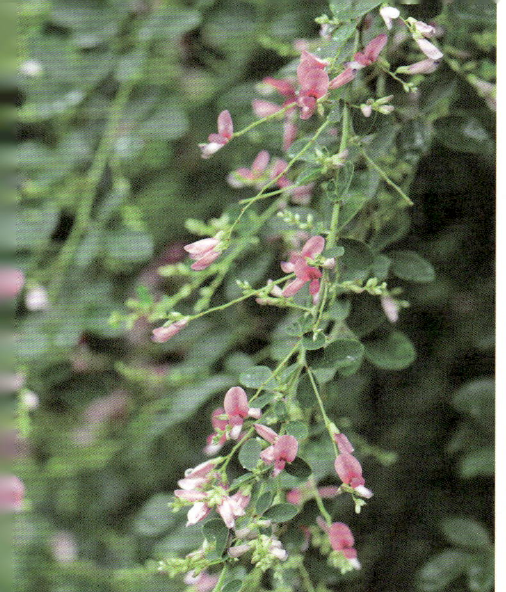

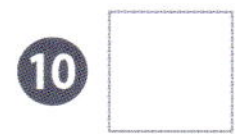

⑩ 万葉集で一番多く詠まれた花。

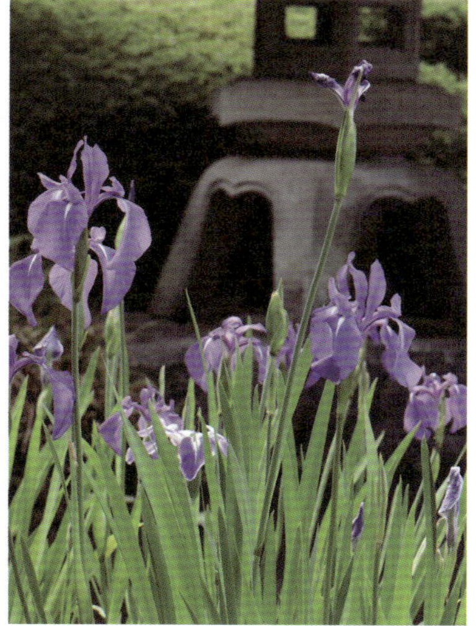

⑪ 初夏を彩る。『伊勢物語』で歌われた。

リスト

- ㋐ 菖蒲（あやめ）
- ㋑ 杜若（かきつばた）
- ㋒ くちなし
- ㋓ 山茶花（さざんか）
- ㋔ シクラメン
- ㋕ 芍薬（しゃくやく）
- ㋖ 撫子（なでしこ）
- ㋗ 萩（はぎ）
- ㋘ ハナミズキ
- ㋙ はまなす
- ㋚ 福寿草（ふくじゅそう）
- ㋛ 藤袴（ふじばかま）
- ㋜ 牡丹（ぼたん）
- ㋝ みかん
- ㋞ りんご

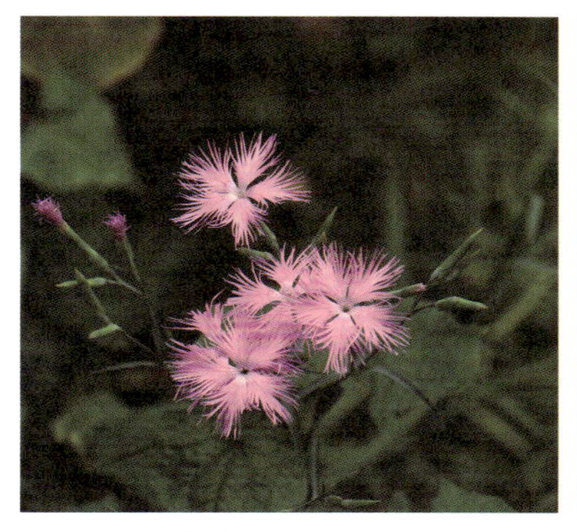

⑫ 日本女性になぞられ、女子サッカーの愛称にも。

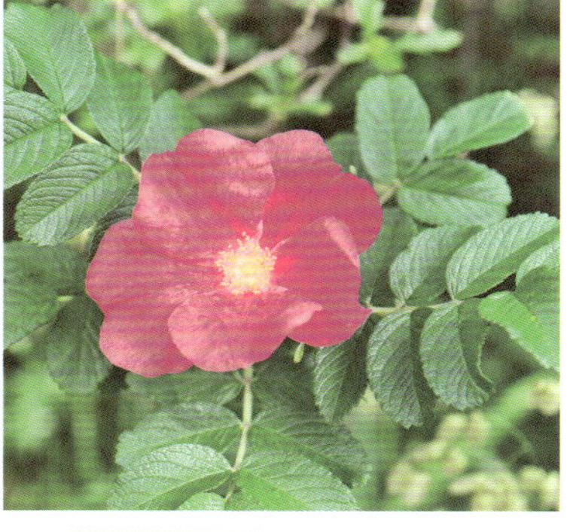

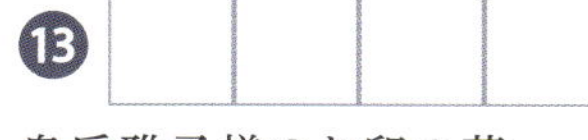

⑬ 皇后雅子様のお印の花。北海道の浜辺に咲く。

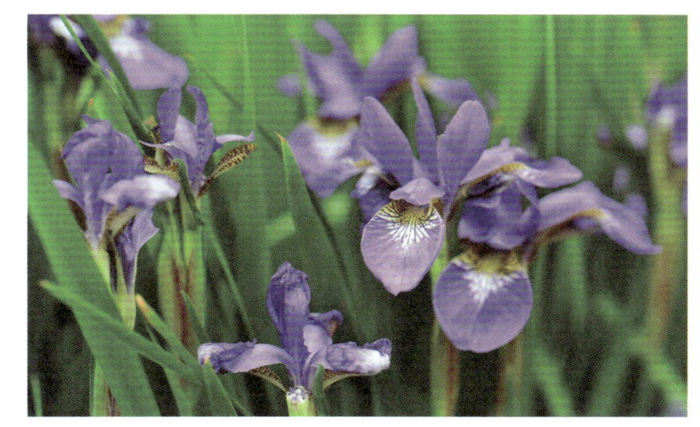

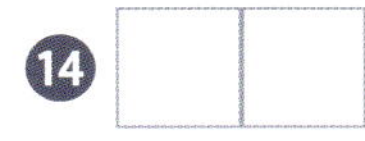

⑭ 「いずれ○○○か…」と⑪と並べて慣用句に。

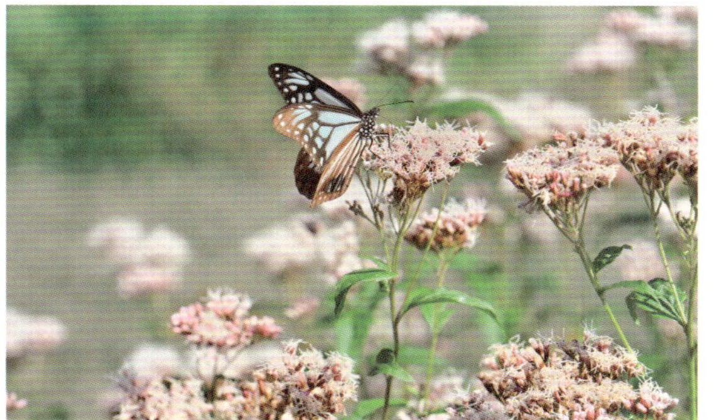

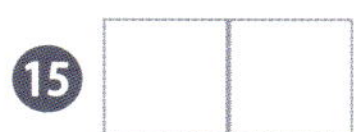

⑮ 『源氏物語』にも登場する秋の七草のひとつ。

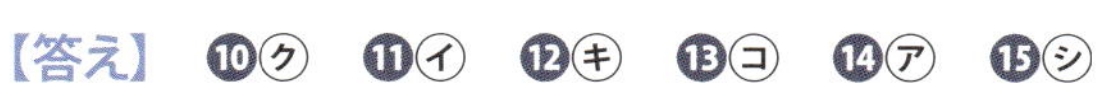
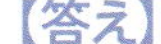
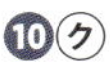

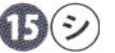

【答え】 ⑩㋗ ⑪㋑ ⑫㋖ ⑬㋙ ⑭㋐ ⑮㋛

鳥の名前

写真の鳥は何でしょう？　当てはまる名称をリストから選んで書きましょう。

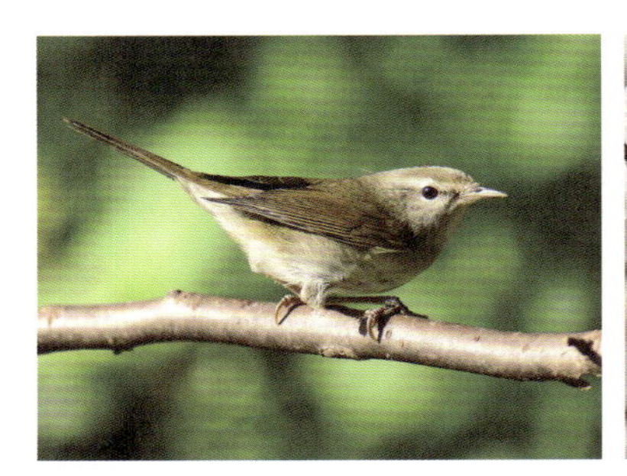

❶ 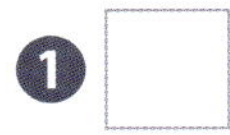

梅との組み合わせが知られる。

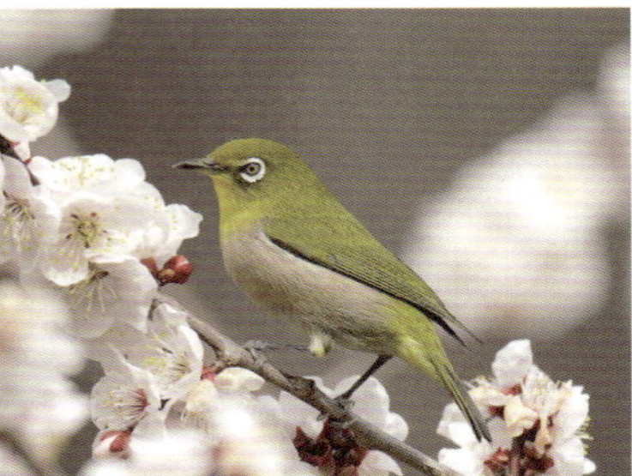

❷ 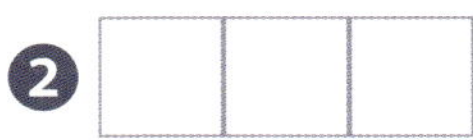

蜜を吸いに梅に来るため❶と間違えられる。

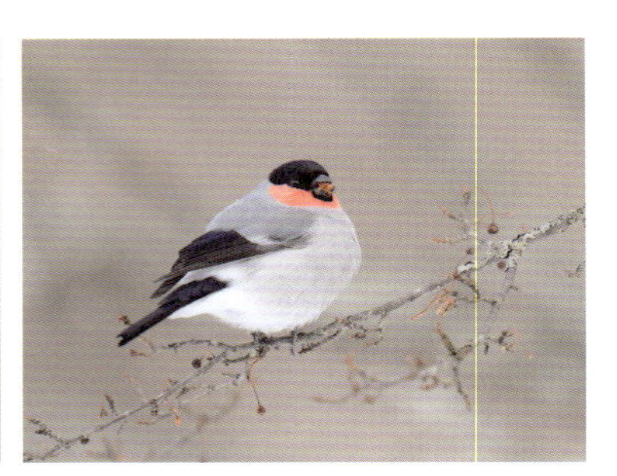

❸ 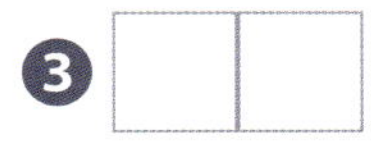

天満宮ではこの鳥の人形を交換する神事がある。

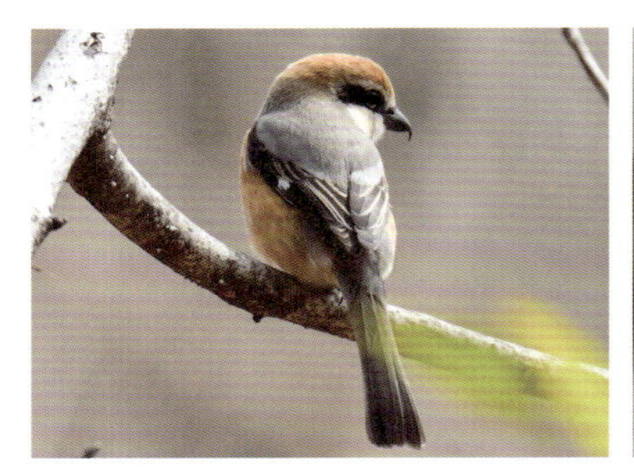

❹ 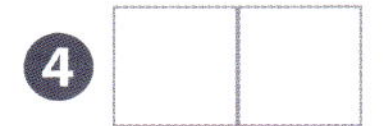

獲物を串刺しにする「はやにえ」をする。

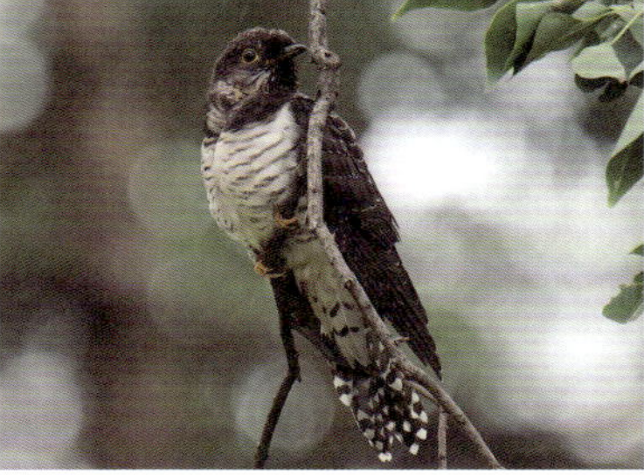

❺ 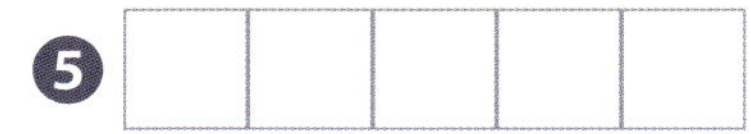

「鳴かぬなら」と武将の性質とともに詠まれる。

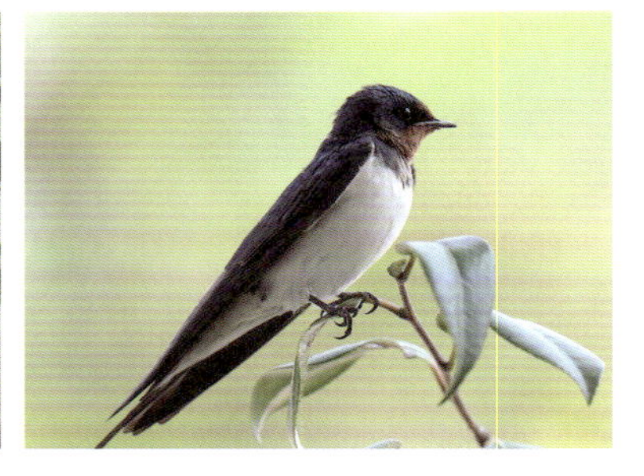

❻ 

『幸せの王子』で宝石や金箔を運んだ。

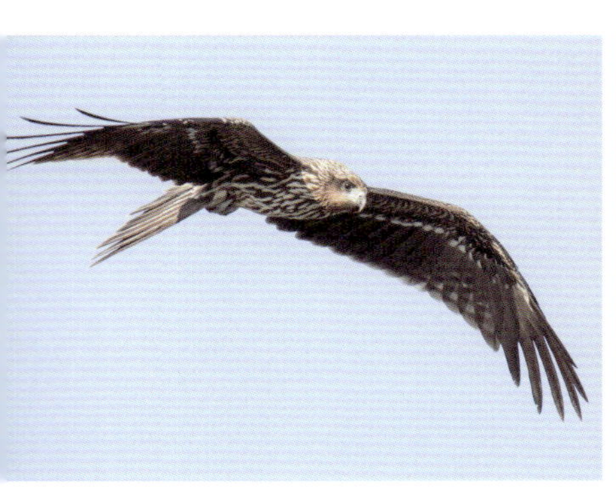

❼ 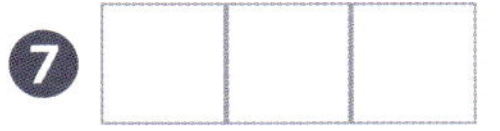

輪を描いて飛ぶ。
❽を産むことも？

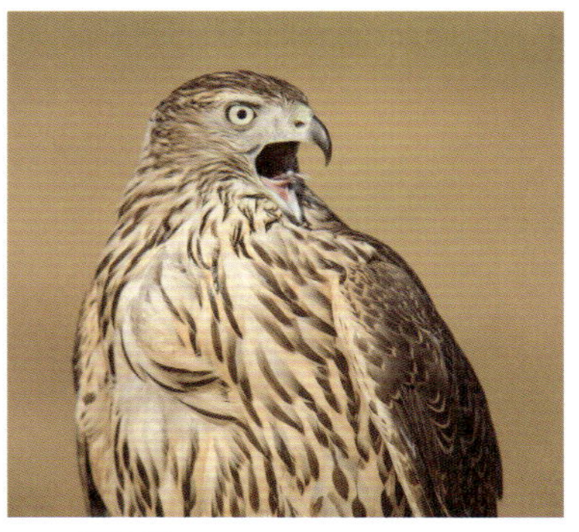

❽

徳川家康が好み、
狩りに使われた。

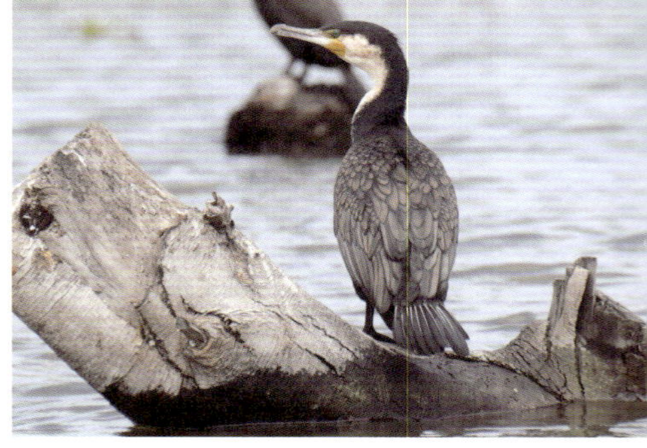

❾

○の目❽の目。魚を追う。

【答え】 ❶㋑　❷㋝　❸㋒　❹㋞　❺㋜　❻㋚　❼㋛　❽㋘　❾㋐

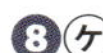

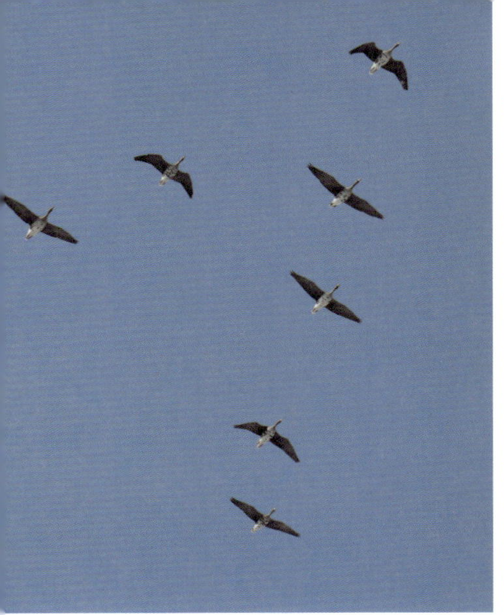

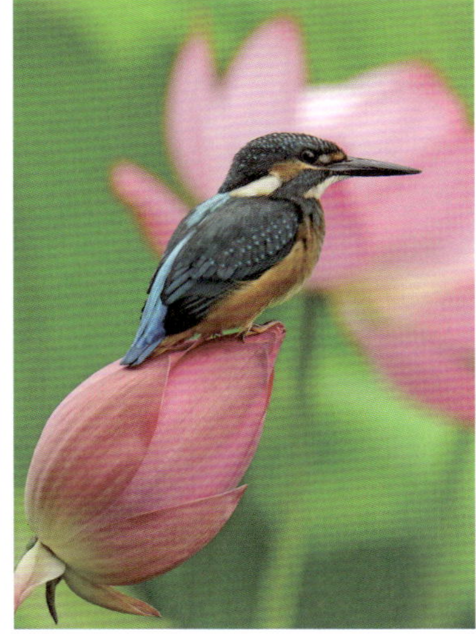

⑩ 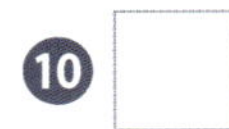

V字の隊列は冬の風物詩

⑪ □□□□

水辺で小魚をとって食す。

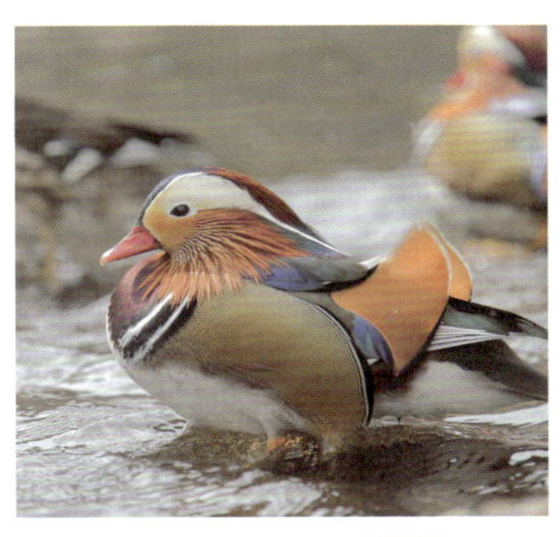

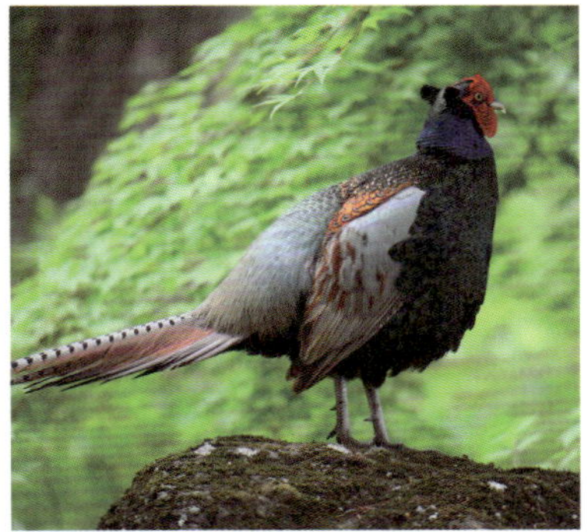

⑫ □□□□

仲のよい夫婦の代名詞。

⑬ 

鳴かずば撃たれない。桃太郎の家来。

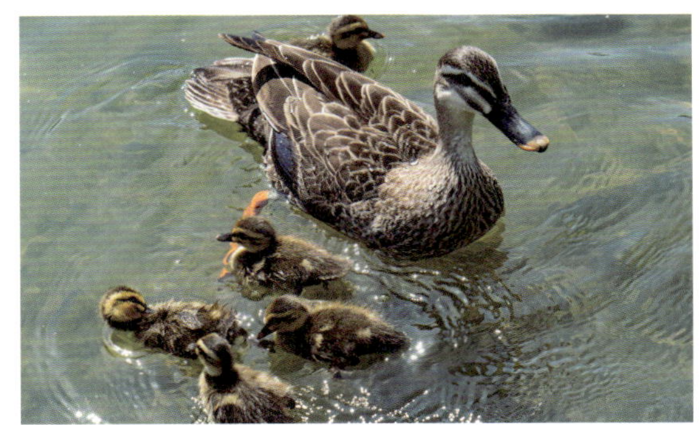

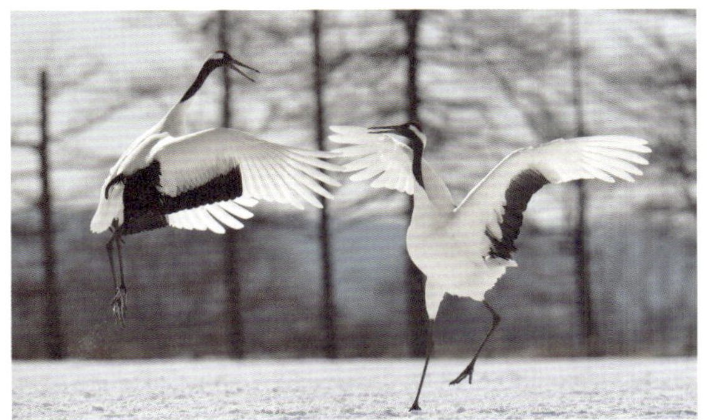

⑭ 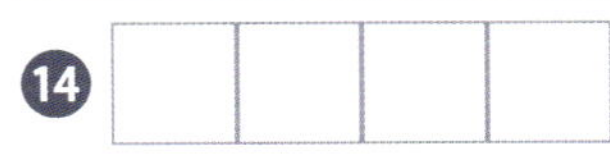

親子での引っ越しは風物詩に。

⑮ 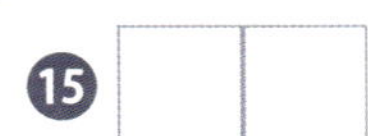

国内で繁殖する唯一の鶴。道東の水辺に生息。

リスト

- ㋐ 鵜（う）
- ㋑ 鶯（うぐいす）
- ㋒ うそ
- ㋓ おしどり
- ㋔ 雁（かり）
- ㋕ かるがも
- ㋖ かわせみ
- ㋗ 雉（きじ）
- ㋘ 鷹（たか）
- ㋙ 丹頂（たんちょう）
- ㋚ 燕（つばめ）
- ㋛ とんび
- ㋜ ほととぎす
- ㋝ めじろ
- ㋞ 百舌（もず）

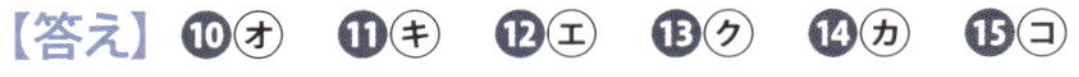

【答え】 ⑩㋔ ⑪㋖ ⑫㋓ ⑬㋗ ⑭㋕ ⑮㋙

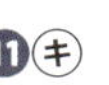 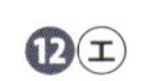 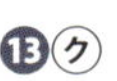 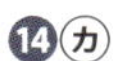 

西洋名画と画家

次の作品の作者は誰でしょうか。リストから選んで書きましょう。

＊写真の番号は、問題の番号です。

❶

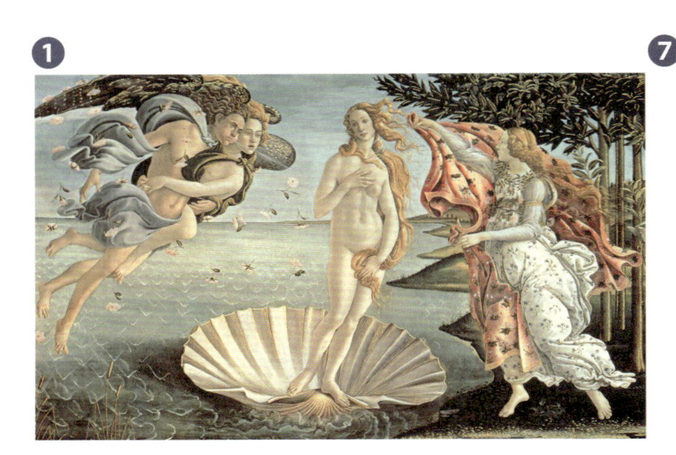

❼

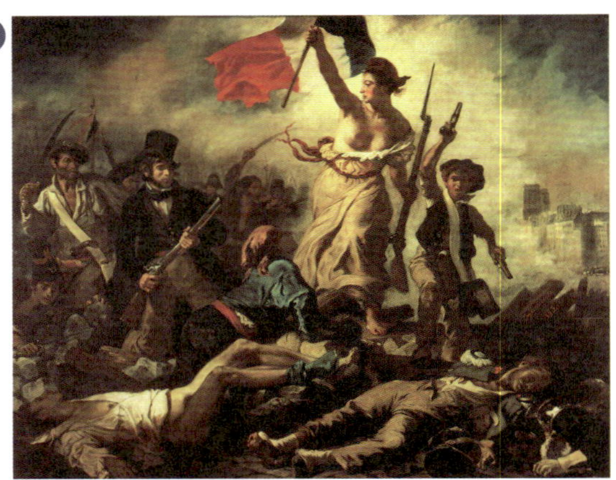

❻

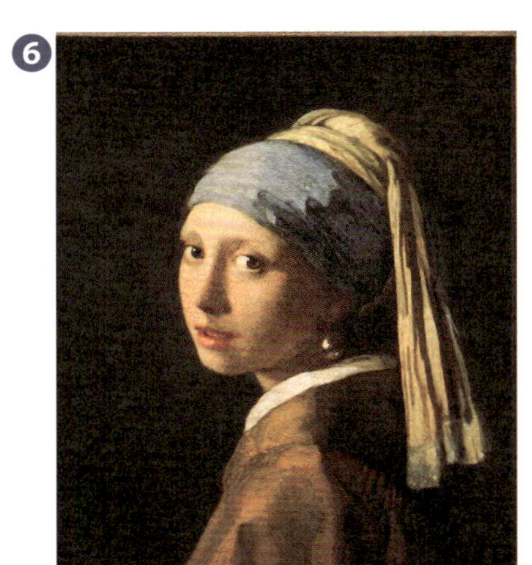

⓰

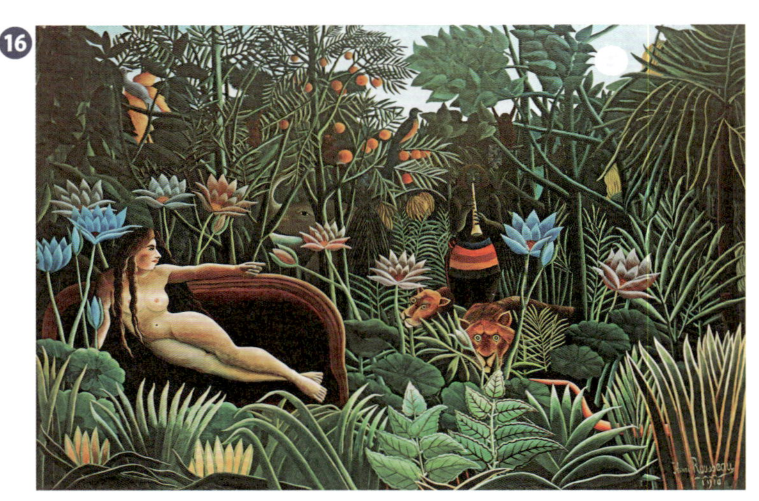

⓬

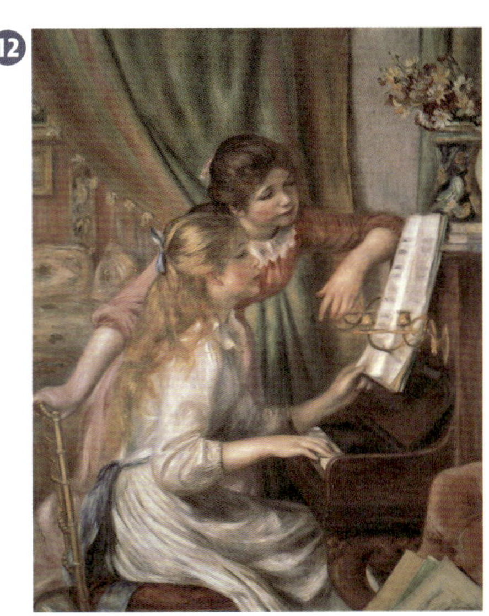

⓲

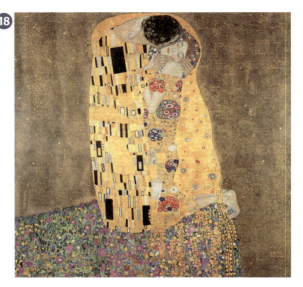

1. ヴィーナスの誕生
2. 最後の審判
3. モナ・リザ
4. 農民の踊り
5. 夜警
6. 真珠の耳飾りの少女
7. 民衆を導く自由の女神
8. 落穂拾い
9. 笛を吹く少年
10. 睡蓮
11. 舞台の踊子
12. ピアノに向かう娘たち
13. ムーランルージュにて
14. ひまわり
15. タヒチの女たち
16. 夢
17. 叫び
18. 接吻
19. ゲルニカ

リスト

- ㋐ クリムト
- ㋑ ゴーギャン
- ㋒ ゴッホ
- ㋓ ダ・ヴィンチ
- ㋔ ドガ
- ㋕ ドラクロア
- ㋖ ピカソ
- ㋗ フェルメール
- ㋘ ブリューゲル
- ㋙ ボッティチェリ
- ㋚ マネ
- ㋛ ミケランジェロ
- ㋜ ミレー
- ㋝ ムンク
- ㋞ モネ
- ㋟ ルソー
- ㋠ ルノアール
- ㋡ レンブラント
- ㋢ ロートレック

14

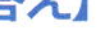
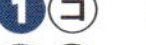

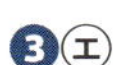
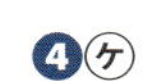

【答え】 1㋙ 2㋛ 3㋓ 4㋘ 5㋡ 6㋗ 7㋕ 8㋜ 9㋚ 10㋞
11㋔ 12㋠ 13㋢ 14㋒ 15㋑ 16㋟ 17㋝ 18㋐ 19㋖

はじめに

思い出しクイズで 脳の活動を高めましょう

諏訪東京理科大学　**篠原菊紀**

思い出すことで「想起力」が鍛えられる

本書は、その昔、学校で習ったであろうことや、経験で得た知識、少し前の世の中の出来事などを、クイズ形式で答えていくものです。このような問題を解くことは、脳の活動を高める、脳のトレーニング、「脳トレ」にぴったりです。

頭の中にあるそういった**記憶や知識を引き出す脳の働きのことを「想起力」**といいます。この想起力が衰えると、少し前のことが思い出しにくくなります。「さっきまで持っていたのに、どこに置いたか思い出せない」「鍋を火にかけたまま、すっかり忘れてしまった…」というような、困ったことが起きてしまうのです。

クイズで自分の知識を引き出すことは、その想起力を鍛える、とてもよいトレーニングになるのです。

自身の状況やエピソードを思い出すことも想起力を高める

想起力のトレーニングには、自分の過去の体験や記憶を、詳細に思い出すこともよい方法です。

本書では、昭和、平成のさまざまな分野をテーマとした出題も多くあります。そのころ、自分はどんな暮らしをしていたのか、また、ヒット曲やヒット商品などにまつわる**自身のエピソードなどを、細かく思い出すのもおすすめです**。誰と聞いた、買ってもらった、一緒に遊んだ、けんかになったなど、具体的にパートナーや、友人などと、思い出を語り合うのもよい刺激となるでしょう。

また、想起力のトレーニングで大切なのは、ネガティブな気持ちにならないことです。テストをおこなうときに「年をとったから思い出せない」という気持ちでいると、成績が落ちることがわかっています。クイズに挑戦しているときも、もし間違えたときも気落ちせず、**前向きな気持ちで取り組むことが、脳を若返らせる**でしょう。

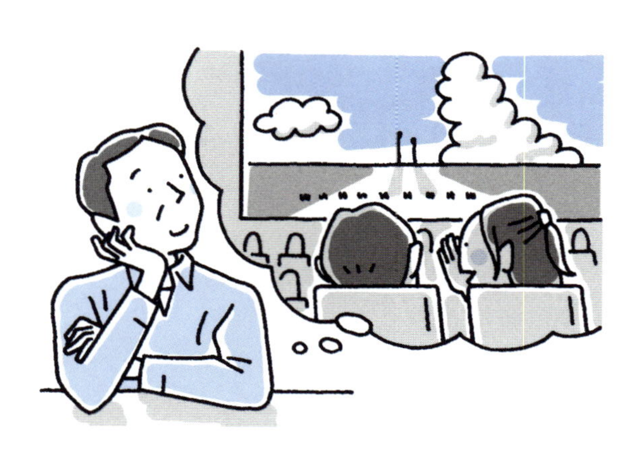

脳のメモ帳
ワーキングメモリをしっかり使う

年をとると、名前や言葉がなかなか出てこない、さっき言おうとしたことが思い出せないなど、短期的な記憶力、反応速度などが低下しがちです。しかし一方で、**大事な脳の力のひとつである知恵や知識、経験は、年齢とともに伸びていきます。**

そしてまた、年とともに低下しやすい脳の力も、頭をしっかり使い、運動をし、バランスのいい食事をとり、血圧などの健康管理をおこなえば、維持、向上できるとわかっています。本書は、その中の「頭を使う」脳トレのひとつとして、役立てていただけるでしょう。「頭を使う」ということは、脳の「ワーキングメモリ」という機能をしっかり使うということです。

ワーキングメモリとは「何かを覚え(メモリ)、処理をする(ワーキング)」こと。たとえば、「思い出しクイズ」という言葉を覚えてください。そして目を閉じて、「思い出しクイズ」を逆から言ってみます。

このとき、「思い出しクイズ」を覚え(メモリ)、目を閉じて言う(ワーキング)という複数の課題がおこなわれます。

ワーキングメモリとは、このような「脳内のメモ帳」を使って作業する機能で、私たちは日々、ワーキングメモリを使って考えて働き、段取りを組んだり、人とのコミュニケーションをとったりしています。そして、クイズを解くときにもワーキングメモリが大いに使われるのです。

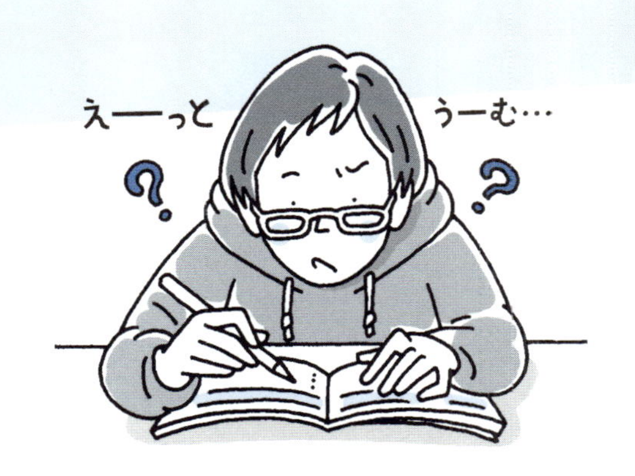

脳トレは成績のよしあしでなく
やることが大切

脳の活動を調べると、慣れないことに挑戦したときや苦労しているときに、ワーキングメモリにかかわる脳の前頭前野(ぜんとうぜんや)という部分が強く活性化します。しかし、その頭の使い方に慣れてくると鎮静化していき、脳活性にはつながらなくなってしまいます。毎日、習慣的になった活動をしているだけでは、脳は鍛えられないということです。

そこで、本書のような、非日常的な刺激となる脳トレが有効なのです。ワーキングメモリは、脳トレをおこなった分だけ機能強化につながります。

また、脳トレでは、成績のよい悪いは関係ありません。むしろ悪いほうがトレーニングのしがいがあるといえます。ふだん使わない脳を活性化するには、苦手なことや、めんどうだと思うことをするほうが刺激になるからです。**脳に負担をかける、トライすることが大切**なので、前向きにクイズ取り組んで、頭をしっかり使いましょう。

目　次

巻頭カラー

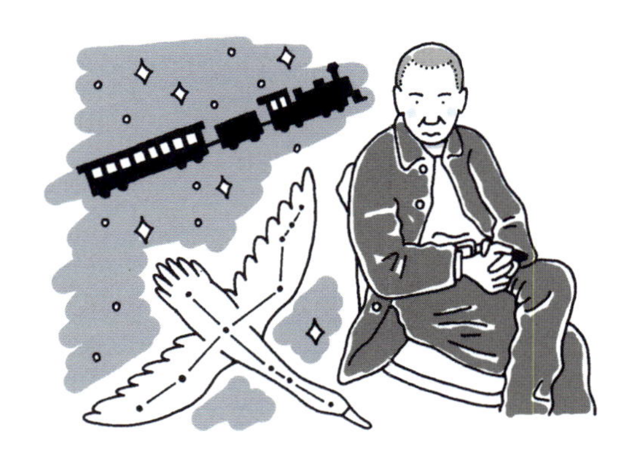

第1章　文化・教養

第2章　平成の出来事

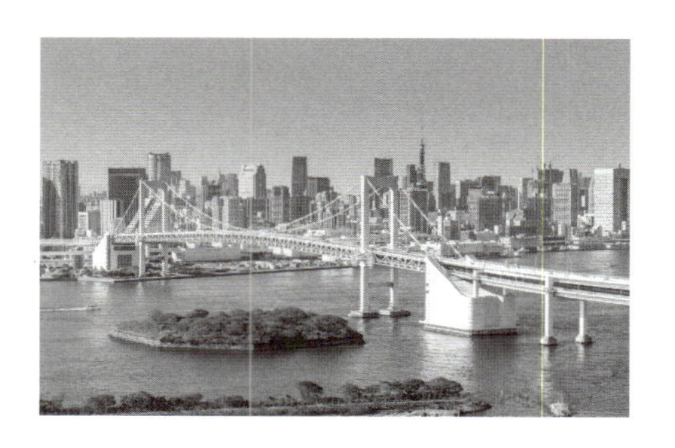

第3章　ことわざ・熟語

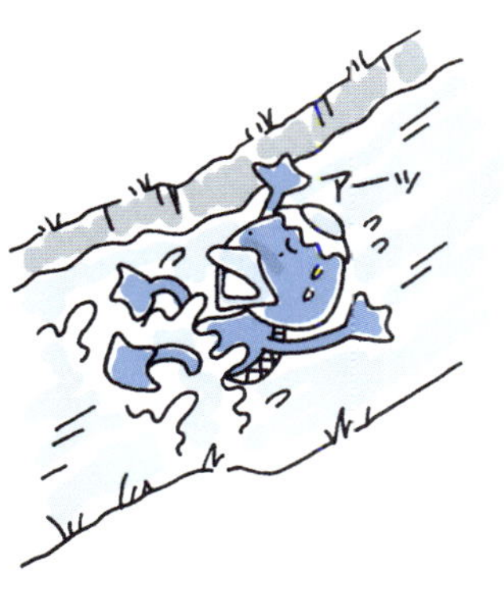

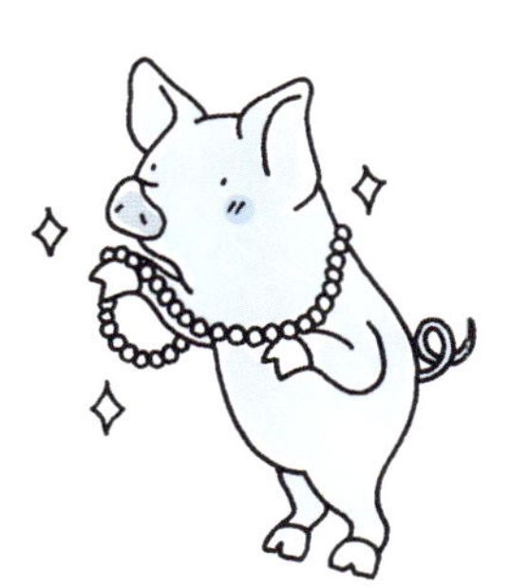

第4章　昭和の出来事

第5章　社会・歴史

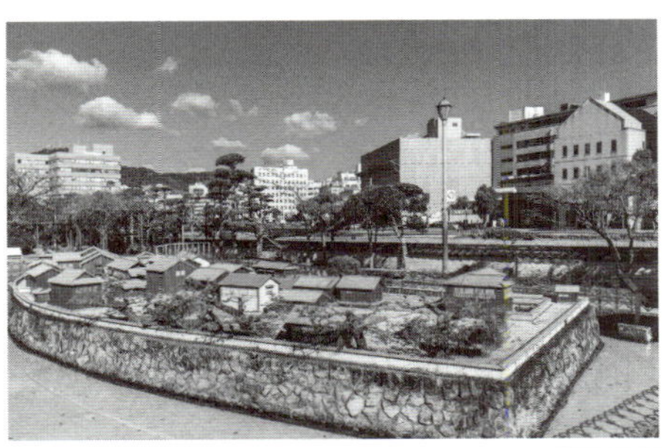

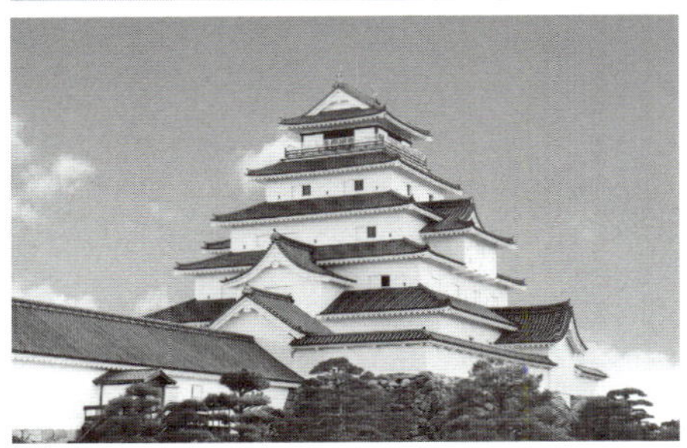

この本の使い方

問題は「文化・教養」「平成の出来事」「ことわざ・熟語」「昭和の出来事」「社会・歴史」の５つのテーマに分かれています。その日の気分に合わせて好きな問題に挑戦しましょう。

●問題には次の項目が掲載されています。

解いた日

クイズを解いた日付を書きます。

クイズ名

クイズのテーマがひと目でわかります。

リスト

答えはこのリストから選びます。余る言葉はありません。言葉の前についているカタカナは、答え合わせ用の記号です。解答欄には書き込みません。

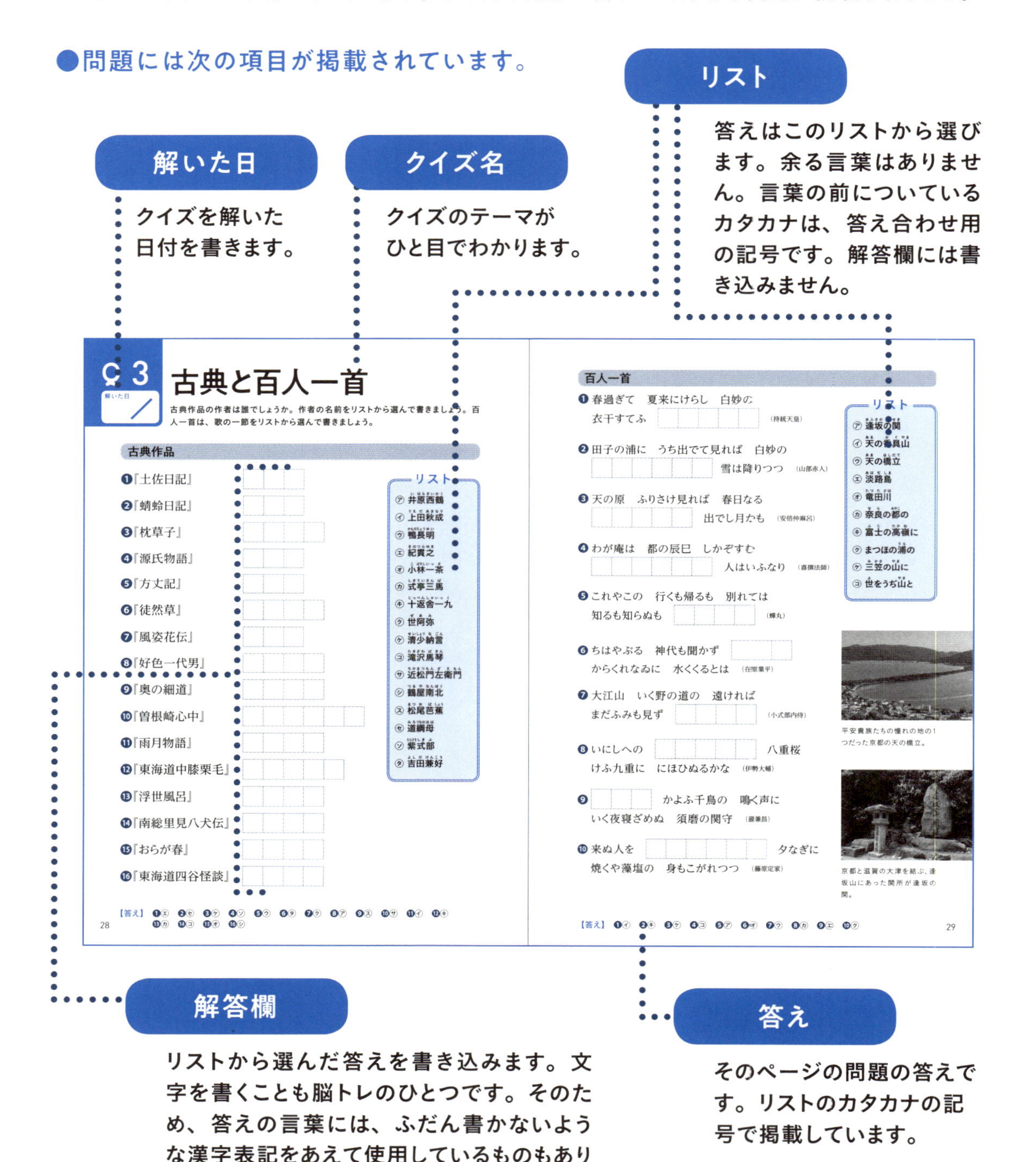

解答欄

リストから選んだ答えを書き込みます。文字を書くことも脳トレのひとつです。そのため、答えの言葉には、ふだん書かないような漢字表記をあえて使用しているものもあります。省略しないでしっかり書きましょう。

答え

そのページの問題の答えです。リストのカタカナの記号で掲載しています。

＊本書の問題の形式はさまざまですが、どの問題も答えはリストから選び、解答欄のマス目に書き込みます。１マスに１文字入ります。

第1章

文化・教養

文学、芸術、映画など、
さまざまな分野のクイズを集めました。
学校で習ったこと、昔懐かしい人物や
映画を思い出してみましょう。

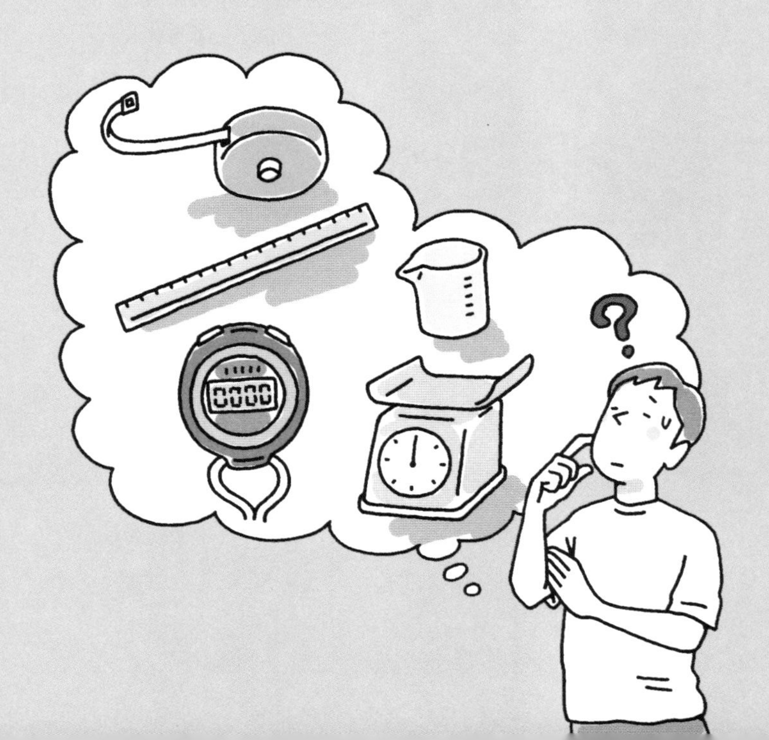

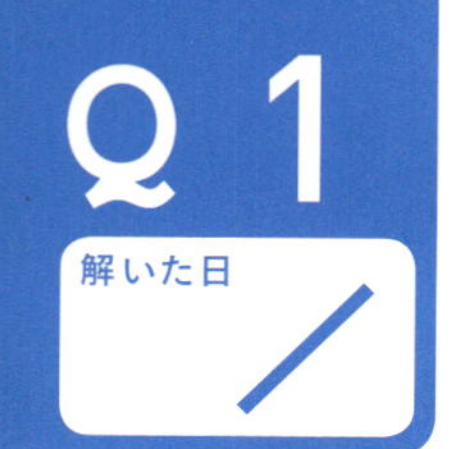

Q1 教科書に出てきた著名人

解いた日　／

写真は、近代日本の著名人です。あてはまる人名をリストから選んで書きましょう。

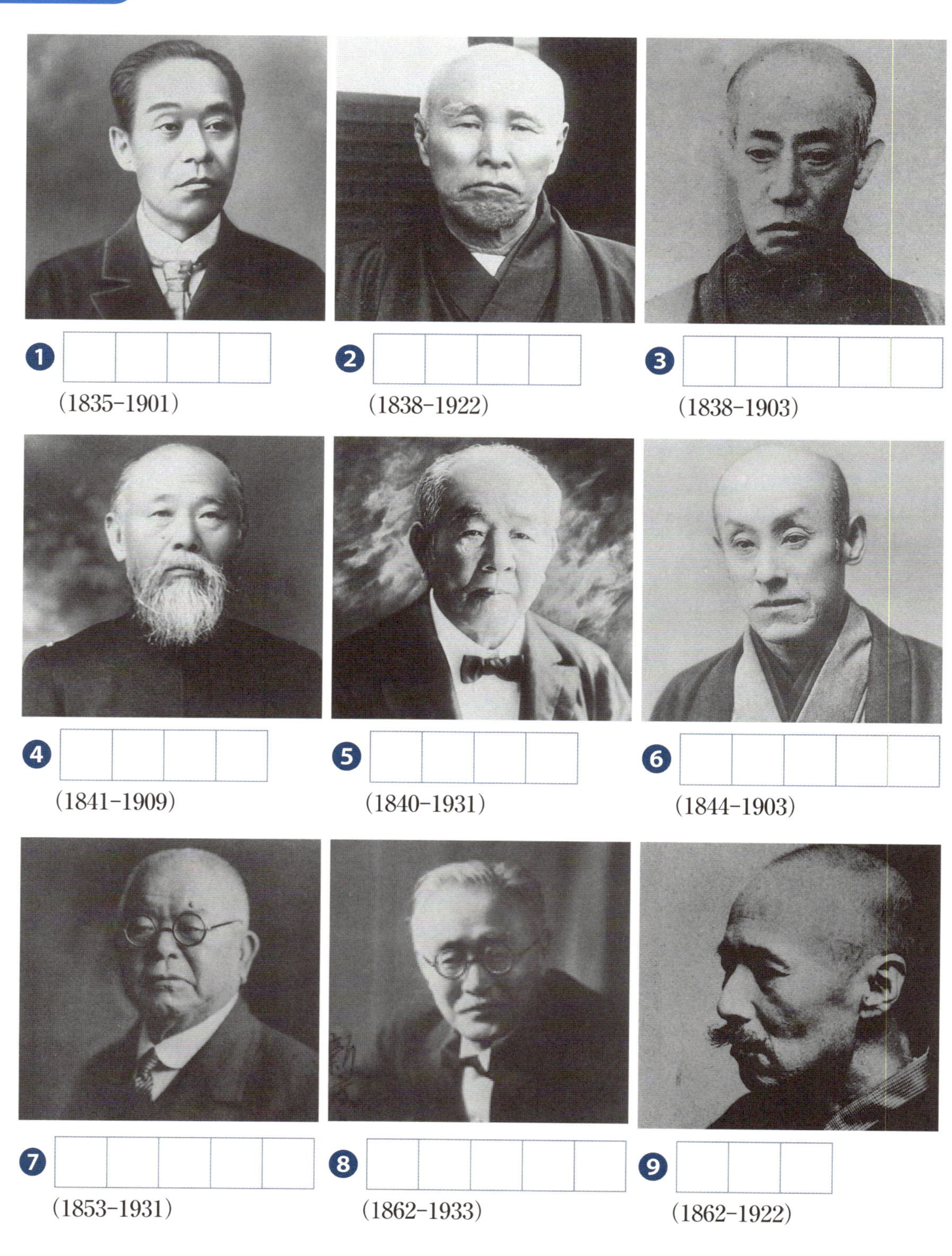

❶ □□□□ (1835-1901)
❷ □□□□ (1838-1922)
❸ □□□□□ (1838-1903)
❹ □□□□ (1841-1909)
❺ □□□□ (1840-1931)
❻ □□□□□ (1844-1903)
❼ □□□□□ (1853-1931)
❽ □□□□□ (1862-1933)
❾ □□□ (1862-1922)

【答え】 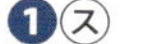 ❶ス 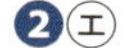 ❷エ  ❸イ 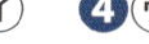 ❹ウ 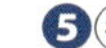 ❺キ  ❻オ 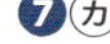 ❼カ 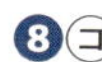  ❽コ 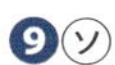 ❾ソ

リスト

- ㋐ 芥川龍之介（あくたがわりゅうのすけ）
- ㋑ 市川團十郎（いちかわだんじゅうろう）(9代目)
- ㋒ 伊藤博文（いとうひろぶみ）
- ㋓ 大隈重信（おおくましげのぶ）
- ㋔ 尾上菊五郎（おのえきくごろう）(5代目)
- ㋕ 北里柴三郎（きたさとしばさぶろう）
- ㋖ 渋沢栄一（しぶさわえいいち）
- ㋗ 津田梅子（つだうめこ）
- ㋘ 夏目漱石（なつめそうせき）
- ㋙ 新渡戸稲造（にとべいなぞう）
- ㋚ 野口英世（のぐちひでよ）
- ㋛ 樋口一葉（ひぐちいちよう）
- ㋜ 福沢諭吉（ふくざわゆきち）
- ㋝ 正岡子規（まさおかしき）
- ㋞ 森鷗外（もりおうがい）
- ㋟ 与謝野晶子（よさのあきこ）

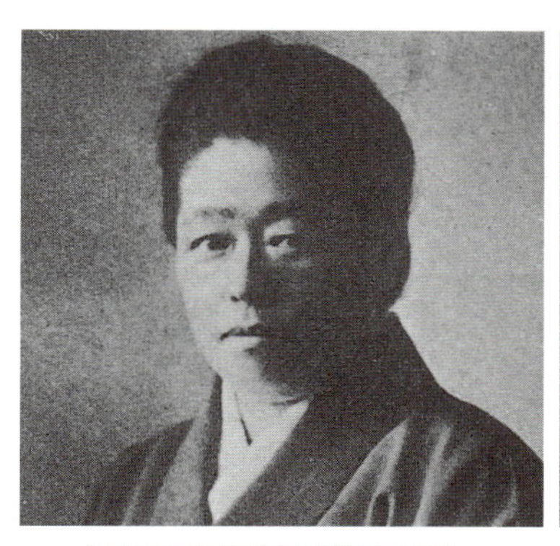

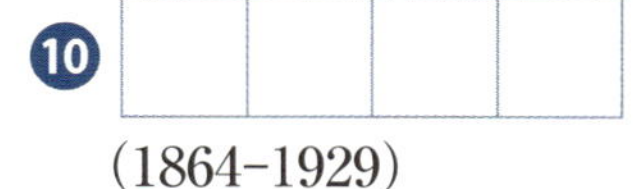

⑩ (1864-1929)

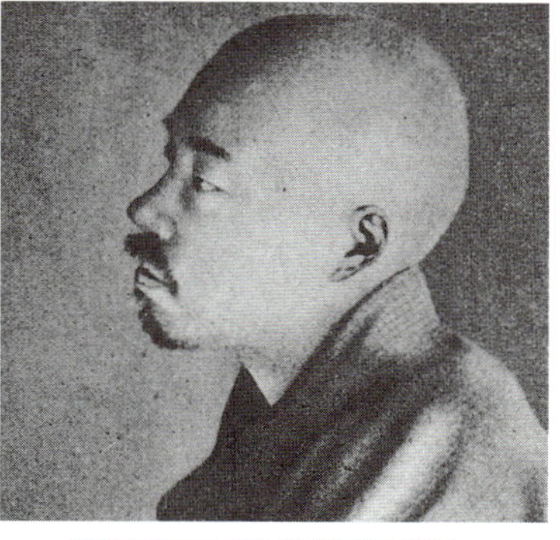

⑪ (1867-1902)

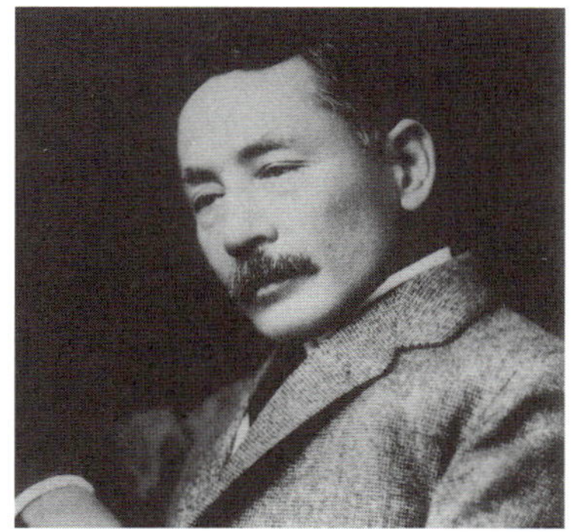

⑫ (1867-1916)

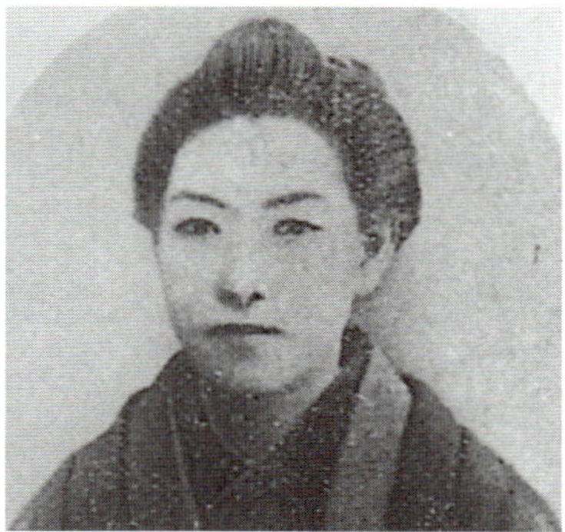

⑬ (1872-1896)

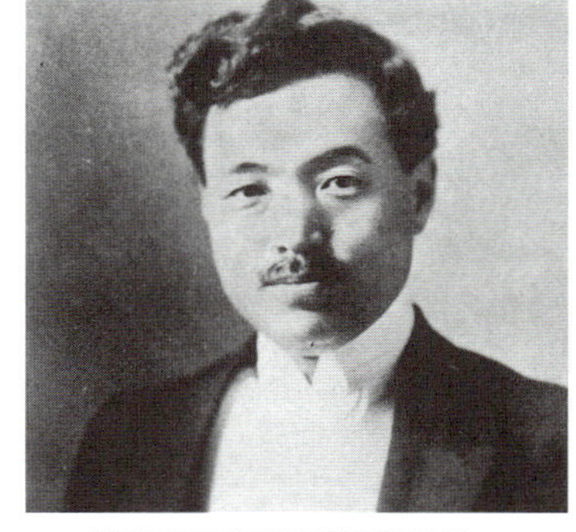

⑭ (1876-1928)

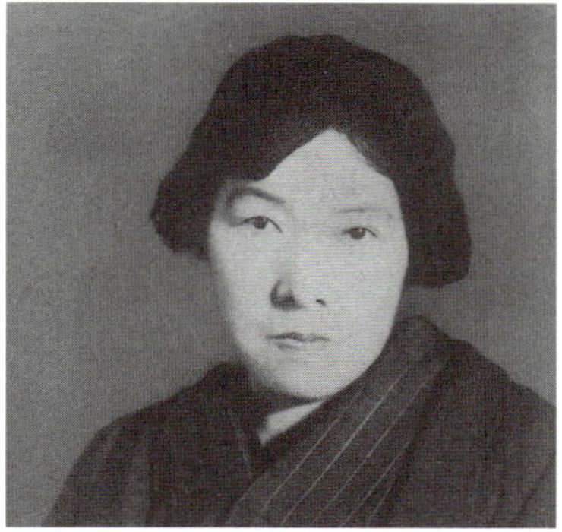

⑮ (1878-1942)

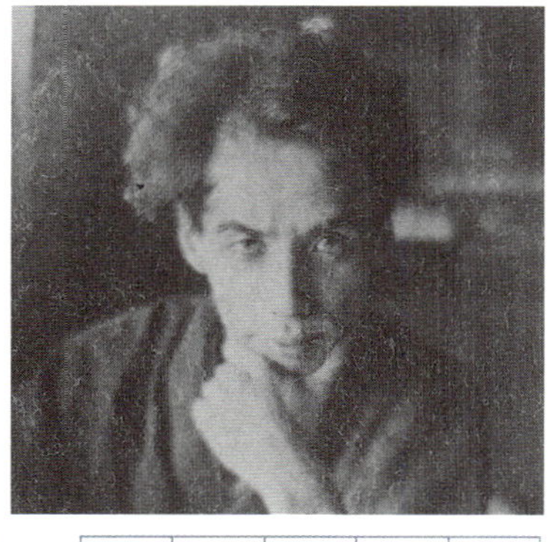

⑯ (1892-1927)

【答え】 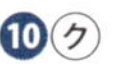 ⑩㋗  ⑪㋝ 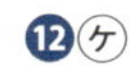 ⑫㋘  ⑬㋛ 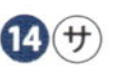 ⑭㋚ 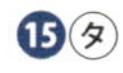 ⑮㋟ 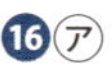 ⑯㋐

写真はすべて国立国会図書館蔵

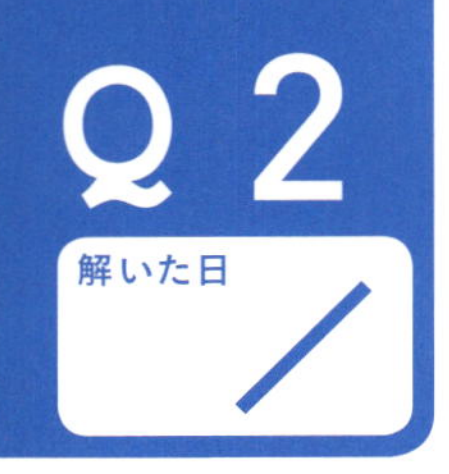

名作と文豪

以下の作品の作者は誰でしょうか。文豪の名をリストから選んで書きましょう。

世　界

1『ハムレット』

2『トニオ・クレイゲル』

3『若きウェルテルの悩み』

4『神曲』

5『赤と黒』

6『戦争と平和』

7『変身』

8『嵐が丘』

9『異邦人』

10『桜の園』

11『老人と海』

12『人形の家』

13『アッシャー家の崩壊』

14『罪と罰』

15『谷間の百合』

16『レ・ミゼラブル』

リスト

- ㋐ イプセン
- ㋑ ヴィクトル・ユゴー
- ㋒ エミリ・ブロンテ
- ㋓ カフカ
- ㋔ カミュ
- ㋕ ゲーテ
- ㋖ シェイクスピア
- ㋗ スタンダール
- ㋘ ダンテ
- ㋙ チェーホフ
- ㋚ ドストエフスキー
- ㋛ トーマス・マン
- ㋜ トルストイ
- ㋝ バルザック
- ㋞ ヘミングウェイ
- ㋟ ポー

【答え】 1㋖ 2㋛ 3㋕ 4㋘ 5㋗ 6㋜ 7㋓ 8㋒ 9㋔ 10㋙ 11㋞ 12㋐ 13㋟ 14㋚ 15㋝ 16㋑

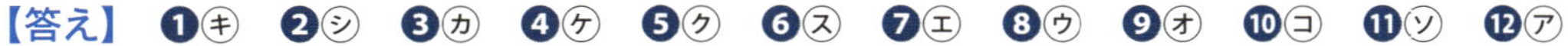
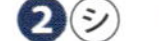
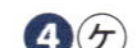
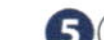
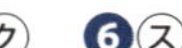
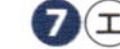

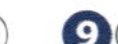

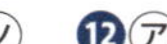

日　本

❶『草枕』

❷『武蔵野』

❸『羅生門』

❹『細雪』

❺『たけくらべ』

❻『舞姫』

❼『夜明け前』

❽『蒲団』

❾『みだれ髪』

❿『一握の砂』

⓫『城の崎にて』

⓬『友情』

⓭『金色夜叉』

⓮『蟹工船』

⓯『走れメロス』

⓰『浮雲』

⓱『銀河鉄道の夜』

⓲『高野聖』

リスト

- ㋐ 芥川龍之介（あくたがわりゅうのすけ）
- ㋑ 石川啄木（いしかわたくぼく）
- ㋒ 泉鏡花（いずみきょうか）
- ㋓ 尾崎紅葉（おざきこうよう）
- ㋔ 国木田独歩（くにきだどっぽ）
- ㋕ 小林多喜二（こばやしたきじ）
- ㋖ 志賀直哉（しがなおや）
- ㋗ 島崎藤村（しまざきとうそん）
- ㋘ 太宰治（だざいおさむ）
- ㋙ 谷崎潤一郎（たにざきじゅんいちろう）
- ㋚ 田山花袋（たやまかたい）
- ㋛ 夏目漱石（なつめそうせき）
- ㋜ 樋口一葉（ひぐちいちよう）
- ㋝ 二葉亭四迷（ふたばていしめい）
- ㋞ 宮沢賢治（みやざわけんじ）
- ㋟ 武者小路実篤（むしゃのこうじさねあつ）
- ㋠ 森鷗外（もりおうがい）
- ㋡ 与謝野晶子（よさのあきこ）

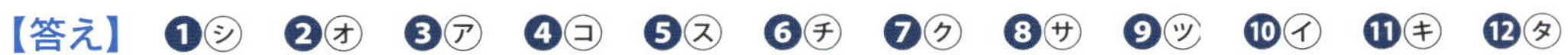
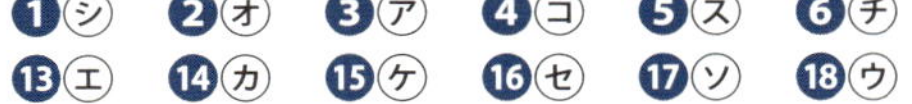
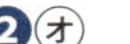

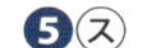
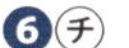
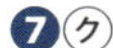

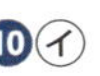

【答え】 ❶㋛ ❷㋔ ❸㋐ ❹㋙ ❺㋜ ❻㋠ ❼㋗ ❽㋚ ❾㋡ ❿㋑ ⓫㋖ ⓬㋟
⓭㋓ ⓮㋕ ⓯㋘ ⓰㋝ ⓱㋞ ⓲㋒

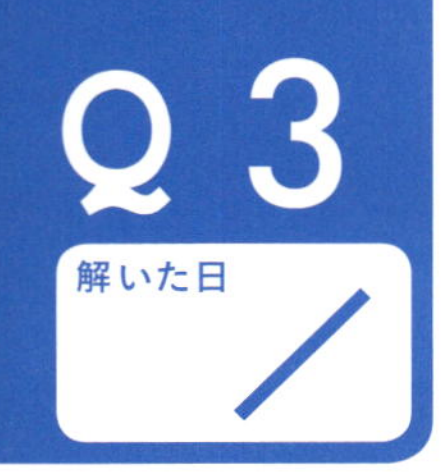

古典と百人一首

古典作品の作者は誰でしょうか。作者の名前をリストから選んで書きましょう。百人一首は、歌の一節をリストから選んで書きましょう。

古典作品

❶『土佐日記』

❷『蜻蛉日記』

❸『枕草子』

❹『源氏物語』

❺『方丈記』

❻『徒然草』

❼『風姿花伝』

❽『好色一代男』

❾『奥の細道』

❿『曽根崎心中』

⓫『雨月物語』

⓬『東海道中膝栗毛』

⓭『浮世風呂』

⓮『南総里見八犬伝』

⓯『おらが春』

⓰『東海道四谷怪談』

リスト

- ㋐ 井原西鶴（いはらさいかく）
- ㋑ 上田秋成（うえだあきなり）
- ㋒ 鴨長明（かものちょうめい）
- ㋓ 紀貫之（きのつらゆき）
- ㋔ 小林一茶（こばやしいっさ）
- ㋕ 式亭三馬（しきていさんば）
- ㋖ 十返舎一九（じっぺんしゃいっく）
- ㋗ 世阿弥（ぜあみ）
- ㋘ 清少納言（せいしょうなごん）
- ㋙ 滝沢馬琴（たきざわばきん）
- ㋚ 近松門左衛門（ちかまつもんざえもん）
- ㋛ 鶴屋南北（つるやなんぼく）
- ㋜ 松尾芭蕉（まつおばしょう）
- ㋝ 道綱母（みちつなのはは）
- ㋞ 紫式部（むらさきしきぶ）
- ㋟ 吉田兼好（よしだけんこう）

【答え】 ❶㋓ ❷㋝ ❸㋘ ❹㋞ ❺㋒ ❻㋟ ❼㋗ ❽㋐ ❾㋜ ❿㋚ ⓫㋑ ⓬㋖ ⓭㋕ ⓮㋙ ⓯㋔ ⓰㋛

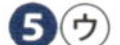
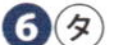
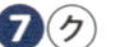
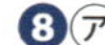

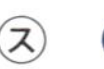
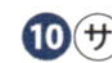

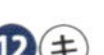

百人一首

❶ 春過ぎて　夏来にけらし　白妙の
衣干すてふ □□□□□ （持統天皇）

❷ 田子の浦に　うち出でて見れば　白妙の
□□□□□□ 雪は降りつつ （山部赤人）

❸ 天の原　ふりさけ見れば　春日なる
□□□□□ 出でし月かも （安倍仲麻呂）

❹ わが庵は　都の辰巳　しかぞすむ
□□□□□□ 人はいふなり （喜撰法師）

❺ これやこの　行くも帰るも　別れては
知るも知らぬも □□□□ （蟬丸）

❻ ちはやぶる　神代も聞かず □□□
からくれなゐに　水くくるとは （在原業平）

❼ 大江山　いく野の道の　遠ければ
まだふみも見ず □□□□ （小式部内侍）

❽ いにしへの □□□□□ 八重桜
けふ九重に　にほひぬるかな （伊勢大輔）

❾ □□□ かよふ千鳥の　鳴く声に
いく夜寝ざめぬ　須磨の関守 （源兼昌）

❿ 来ぬ人を □□□□□□ 夕なぎに
焼くや藻塩の　身もこがれつつ （藤原定家）

リスト

- ㋐ 逢坂の関
- ㋑ 天の香具山
- ㋒ 天の橋立
- ㋓ 淡路島
- ㋔ 竜田川
- ㋕ 奈良の都の
- ㋖ 富士の高嶺に
- ㋗ まつほの浦の
- ㋘ 三笠の山に
- ㋙ 世をうぢ山と

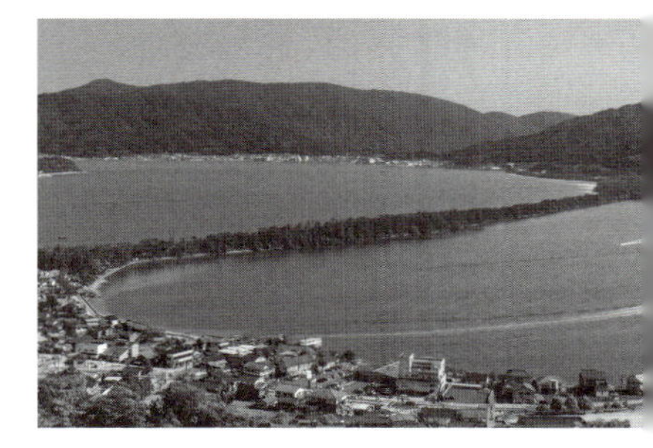

平安貴族たちの憧れの地の1つだった京都の天の橋立。

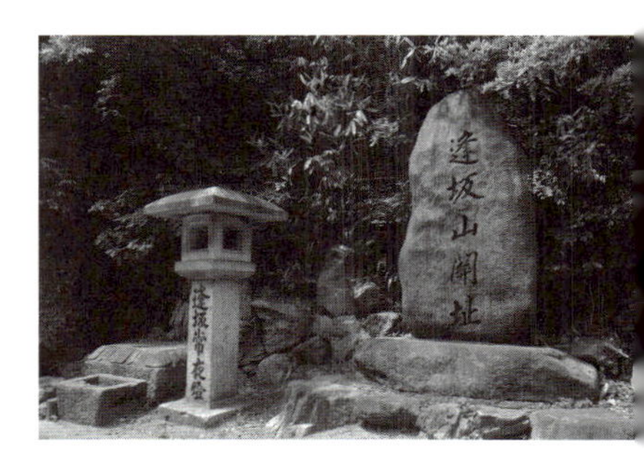

京都と滋賀の大津を結ぶ、逢坂山にあった関所が逢坂の関。

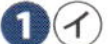
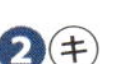

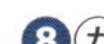

【答え】 ❶㋑ ❷㋖ ❸㋘ ❹㋙ ❺㋐ ❻㋔ ❼㋒ ❽㋕ ❾㋓ ❿㋗

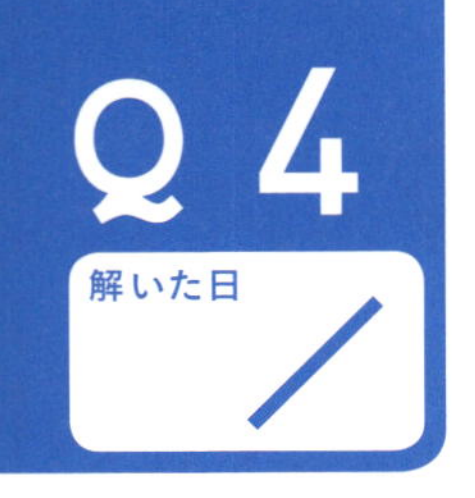

俳句と季語

それぞれの句の季語をリストから選んで書き、季語の季節も書きましょう。

古典俳句

季節

❶ 荒海や佐渡に横たふ □□□（松尾芭蕉）□

❷ 旅人と我が名よばれん □□□（松尾芭蕉）□

❸ 閑かさや岩にしみ入る □ の声（松尾芭蕉）□

❹ 古池や □ 飛びこむ水の音（松尾芭蕉）□

❺ □□□ や月は東に日は西に（与謝蕪村）□

❻ □□□ や大河を前に家二軒（与謝蕪村）□

❼ ともかくもあなた任せの □□□（小林一茶）□

❽ やれ打つな □ が手を摺り足をする（小林一茶）□

❾ □□ をとつてくれろと泣く子かな（小林一茶）□

❿ □ 一輪一輪ほどの暖かさ（服部嵐雪）□

⓫ □□ に釣瓶とられてもらひ水（千代女）□

⓬ 手に取るなやはり野におけ □□□（滝野瓢水）□

⓭ □ の朝二の字二の字の下駄のあと（田捨女）□

リスト

㋐ 朝顔（あさがお）
㋑ 天の川（あまのがわ）
㋒ 梅（うめ）
㋓ 蛙（かわず）
㋔ 五月雨（さみだれ）
㋕ 蟬（せみ）
㋖ 年の暮（としのくれ）
㋗ 菜の花（なのはな）
㋘ 蠅（はえ）
㋙ 初時雨（はつしぐれ）
㋚ 名月（めいげつ）
㋛ 雪（ゆき）
㋜ 蓮華草（れんげそう）

【答え】 ❶㋑・秋　❷㋙・冬　❸㋕・夏　❹㋓・春　❺㋗・春　❻㋔・夏　❼㋖・冬　❽㋘・夏　❾㋚・秋　❿㋒・春　⓫㋐・秋　⓬㋜・春　⓭㋛・冬

近代俳句

季節

❶ □ 食へば鐘がなるなり法隆寺（正岡子規）□

❷ 遠山に日の当りたる □□ かな（高浜虚子）□

❸ 赤い □ 白い椿と落ちにけり（河東碧梧桐）□

❹ をりとりてはらりとおもき □□□ かな（飯田蛇笏）□

❺ 海に出て □□ 帰るところなし（山口誓子）□

❻ 降る □ や明治は遠くなりにけり（中村草田男）□

❼ 雀らも海かけて飛べ □□□（石田波郷）□

❽ □□□□□ 海あをければ海へちる（高屋窓秋）□

❾ ひつぱれる糸まつすぐや □□（高野素十）□

❿ ゆで玉子むけばかがやく □□（中村汀女）□

⓫ □□□ や落葉をいそぐ牧の木々（水原秋櫻子）□

⓬ □□ おのれもペンキ塗りたてか（芥川龍之介）□

⓭ □ ほどな小さき人に生まれたし（夏目漱石）□

リスト

㋐ 青蛙（あおがえる）
㋑ 柿（かき）
㋒ 甲虫（かぶとむし）
㋓ 枯野（かれの）
㋔ 啄木鳥（きつつき）
㋕ 木枯（こがらし）
㋖ すすき
㋗ 菫（すみれ）
㋘ ちるさくら
㋙ 椿（つばき）
㋚ 花曇（はなぐもり）
㋛ 吹流し（ふきながし）
㋜ 雪（ゆき）

【答え】 ❶㋑・秋 ❷㋓・冬 ❸㋙・春 ❹㋖・秋 ❺㋕・冬 ❻㋜・冬 ❼㋛・夏 ❽㋘・春 ❾㋒・夏 ❿㋚・春 ⓫㋔・秋 ⓬㋐・夏 ⓭㋗・春

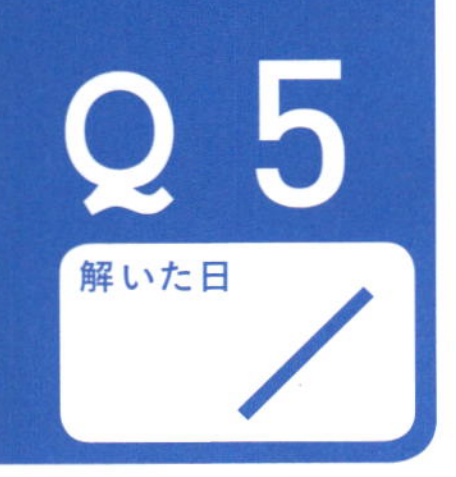

Q5 伝統芸能

解いた日　／

それぞれに当てはまる言葉を、リストから選んで書きましょう。

能・狂言・落語

❶ 能・狂言の主役。

❷ 夜に外で上演する能。

❸ 角が生えた女性の面。

❹ 能の合間に上演する喜劇。

❺ 父とともに能を大成させた。

❻ 落語などを上演する常打ち小屋。

❼ 入門したての噺家のことを東京ではこう呼ぶ。

❽ 普通の人も涼むために使うが、落語家も使う。風ともいう。

❾ 手紙になったり、財布になったりする便利な道具。

❿ 最後のセリフ。これがあるから落とし噺ともいう。

リスト

- ㋐ オチ
- ㋑ 狂言
- ㋒ シテ
- ㋓ 世阿弥
- ㋔ 前座
- ㋕ 扇子
- ㋖ 薪能
- ㋗ 手ぬぐい
- ㋘ 般若
- ㋙ 寄席

【答え】 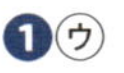 ❶㋒ 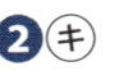 ❷㋖ 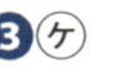 ❸㋘ 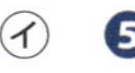 ❹㋑  ❺㋓ ❻㋙  ❼㋔ 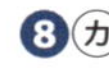 ❽㋕  ❾㋗ ❿㋐

歌舞伎・人形浄瑠璃

❶ 人形浄瑠璃のこと。

□□

❷ 人形の頭の部分。

□

❸ もとは人形浄瑠璃の演目だった赤穂浪士の物語。

□□□□□□□

❹ 女性の役を演じる役者のこと。

□□

❺ いい男のこと。歌舞伎小屋の看板の位置が由来。

□□□

❻ おもしろい人のこと。やはり看板から来ている。

□□□

❼ スーパーヒーローが活躍する演目。

□□

❽ 上方で人気だった恋愛もの。

□□

❾ 江戸の歌舞伎を完成させたといわれている。

□□□□□

❿ 舞台から張り出した廊下のような舞台装置。

□□

⓫ 得意なことを十八番と書いて…。

□□□

⓬ 歌舞伎の主役が語源。

□□□

リスト

- ㋐ 荒事（あらごと）
- ㋑ 市川團十郎（いちかわだんじゅうろう）
- ㋒ おはこ
- ㋓ 女形（おんながた）
- ㋔ 首（かしら）
- ㋕ 仮名手本忠臣蔵（かなでほんちゅうしんぐら）
- ㋖ 三枚目（さんまいめ）
- ㋗ 立役者（たてやくしゃ）
- ㋘ 二枚目（にまいめ）
- ㋙ 花道（はなみち）
- ㋚ 文楽（ぶんらく）
- ㋛ 和事（わごと）

歌舞伎十八番之内勧進帳
（国立国会図書館蔵）

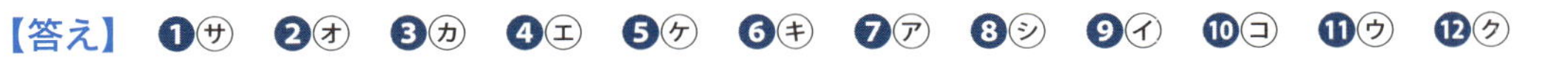
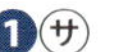
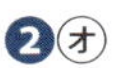
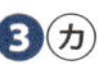
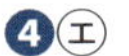
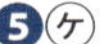
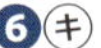

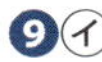
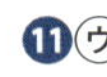

【答え】 ❶㋚ ❷㋔ ❸㋕ ❹㋓ ❺㋘ ❻㋖ ❼㋐ ❽㋛ ❾㋑ ❿㋙ ⓫㋒ ⓬㋗

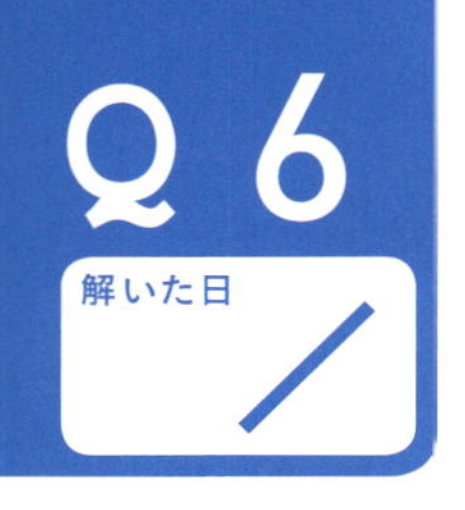

日本の神様と神道

日本の神様の名と、神道にまつわる言葉をリストから選んで書きましょう。

日本の神様

❶イザナミとともに国を生んだ。

❷天の岩屋戸に引きこもった。

❸因幡の白うさぎを助けた。

❹ヤマタノオロチを退治した。

❺富士山の女神。

❻鎧兜を身につけた戦いの神。

❼琵琶を持つ財産の女神。

❽太っていて財産をもたらす神。

❾打出の小槌と福袋を持っている神。

❿杖や桃を持ち、長寿をもたらす老人の神。

⓫短身で頭が長く、三徳をそなえた老人の神。

⓬鯛をかかえる商売繁盛の神。

リスト

- ㋐ アマテラス
- ㋑ イザナキ
- ㋒ 恵比寿（えびす）
- ㋓ オオクニヌシ
- ㋔ コノハナノサクヤビメ
- ㋕ 寿老人（じゅろうじん）
- ㋖ スサノオ
- ㋗ 大黒天（だいこくてん）
- ㋘ 毘沙門天（びしゃもんてん）
- ㋙ 福禄寿（ふくろくじゅ）
- ㋚ 弁財天（べんざいてん）
- ㋛ 布袋（ほてい）

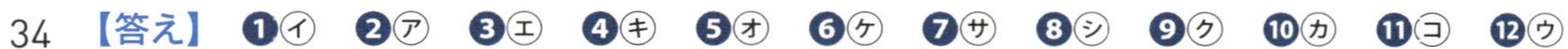
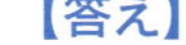
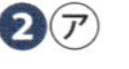
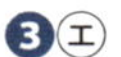
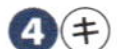
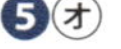
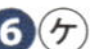
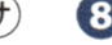

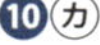
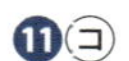
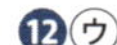

【答え】 ❶㋑ ❷㋐ ❸㋓ ❹㋖ ❺㋔ ❻㋘ ❼㋚ ❽㋛ ❾㋗ ❿㋕ ⓫㋙ ⓬㋒

神道の基礎知識

❶ その地域で最も格の高い神社。

❷ 地域の神様。その神をまつる人々が氏子。

❸ 6月と12月に行われる神事。けがれ、罪、災いなどを祓い、清める。

❹ 神を祀るために行う、舞や音楽。神事芸能。

❺ 神々が住む場所。乱暴を働いたスサノオは、ここを追い出された。

❻ 神を拝むとき、手のひらを打ち合わせて音を立てる礼拝作法。

❼ 神に仕える女性として神職を補佐する。神楽や祈祷も行う。

❽ 鎮守の森を意味する。氏神（鎮守の神）の神社を囲む森。

❾ 神霊が降臨して憑依するもの。岩石、樹木、神具など。

❿ それぞれの神社の責任者。

⓫ 神職が神に捧げる言葉。

⓬ 神様に召し上がってもらう食事。

リスト

- ㋐ 一宮（いちのみや）
- ㋑ 氏神（うじがみ）
- ㋒ 大祓（おおはらえ）
- ㋓ 神楽（かぐら）
- ㋔ 柏手（かしわで）
- ㋕ 宮司（ぐうじ）
- ㋖ 神饌（しんせん）
- ㋗ 高天原（たかまがはら）
- ㋘ 祝詞（のりと）
- ㋙ 巫女（みこ）
- ㋚ 杜（もり）
- ㋛ 依代（よりしろ）

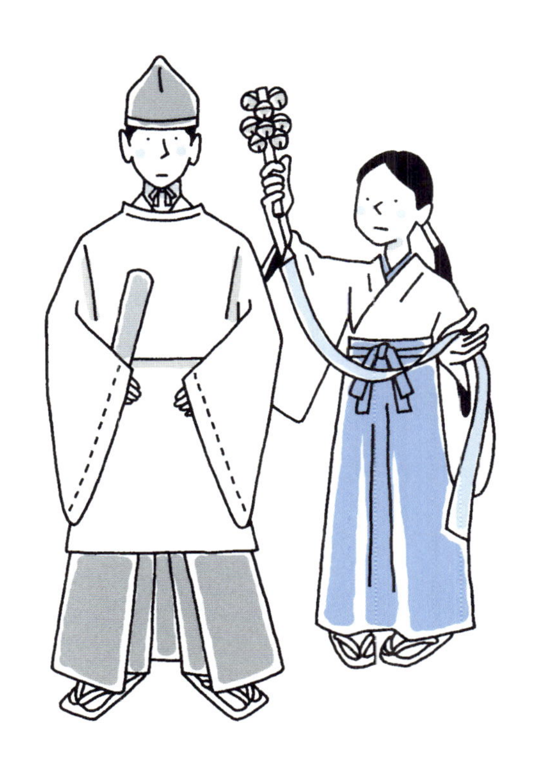

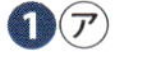
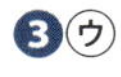
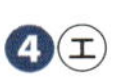
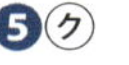
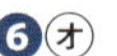
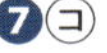

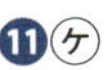

【答え】 ❶㋐ ❷㋑ ❸㋒ ❹㋓ ❺㋗ ❻㋔ ❼㋙ ❽㋚ ❾㋛ ❿㋕ ⓫㋘ ⓬㋖

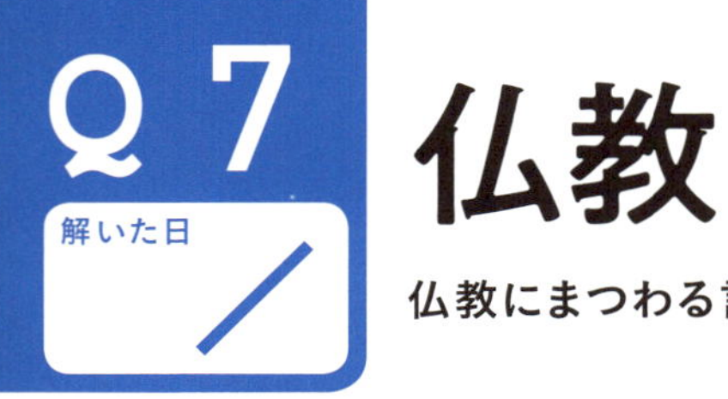

仏教

仏教にまつわる言葉、宗派の本山を、リストから選んで書きましょう。

仏教の言葉

❶ 仏教の開祖の名。お○○様とよばれる。

❷ 仏教の開祖がさとりを開いてからの名。

❸ さとりを開いた仏のこと。阿弥陀○○、大日○○。

❹ さとりを開く修行をしながら人々を救済する指導者。観音○○が有名。

❺ シャカや高僧が亡くなること。

❻ 死んでは生まれ変わり、永遠に生死を繰り返すこと。

❼ 人間の苦しみの原因。108あるという。

❽「苦」から抜け出てさとりの境地に入ること。

❾ さとりを開いた仏が住む、汚れのない場所。理想世界。

❿ ❾のうち、阿弥陀仏がいる理想世界。

⓫ シャカの説法集。「経典」のこと。

リスト

- ㋐ お経（きょう）
- ㋑ 解脱（げだつ）
- ㋒ 極楽浄土（ごくらくじょうど）
- ㋓ 釈迦（しゃか）
- ㋔ 浄土（じょうど）
- ㋕ 入滅（にゅうめつ）
- ㋖ 如来（にょらい）
- ㋗ 仏陀（ぶっだ）
- ㋘ 菩薩（ぼさつ）
- ㋙ 煩悩（ぼんのう）
- ㋚ 輪廻転生（りんねてんしょう）

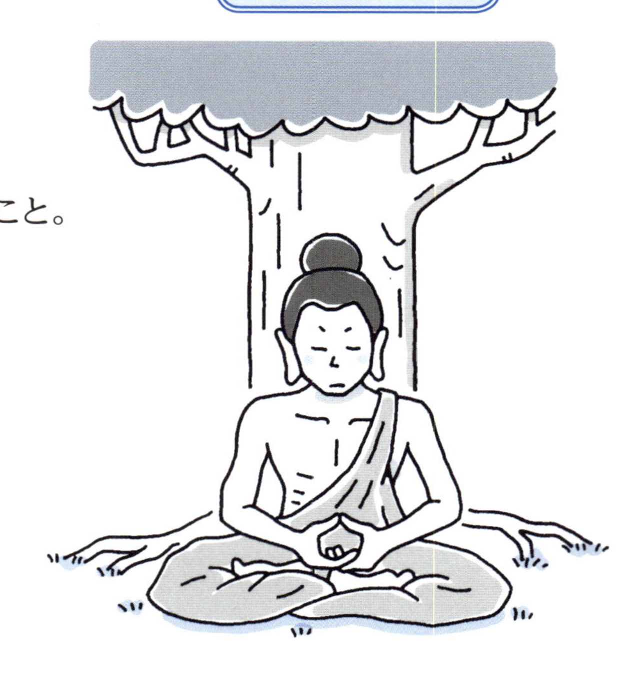

【答え】   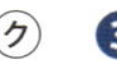 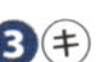  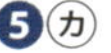 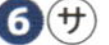    
❶㋓ ❷㋗ ❸㋖ ❹㋘ ❺㋕ ❻㋚ ❼㋙ ❽㋑ ❾㋔ ❿㋒ ⓫㋐

宗派と本山

リスト

- ㋐ 永平寺（えいへいじ）
- ㋑ 延暦寺（えんりゃくじ）
- ㋒ 久遠寺（くおんじ）
- ㋓ 金剛峯寺（こんごうぶじ）
- ㋔ 知恩院（ちおんいん）
- ㋕ 唐招提寺（とうしょうだいじ）
- ㋖ 東大寺（とうだいじ）
- ㋗ 本願寺（ほんがんじ）
- ㋘ 萬福寺（まんぷくじ）
- ㋙ 妙心寺（みょうしんじ）

❶ 最澄が開いた天台宗の総本山は、滋賀県と京都府の境にある比叡山 □□□ 。

❷ 空海が開いた真言宗の総本山のひとつは、和歌山県の高野山を一山境内地とする □□□□ 。

❸ 法然が開いた浄土宗の総本山は、京都市の □□□ 。

❹ 親鸞が開いた浄土真宗の大本山は、京都市の西 □□□ と東 □□□ 。

（※同じものが入ります。）

❺ 日蓮が鎌倉時代に開いた日蓮宗の総本山は、山梨県の身延山 □□□ 。

❻ 栄西が伝えた臨済宗には、京都五山、鎌倉五山があり、大本山のひとつに京都市の □□□ がある。

❼ 道元が開いた曹洞宗の大本山には、福井県の □□□ と神奈川県の總持寺のふたつがある。

❽ 華厳宗の大本山は、聖武天皇がつくった大仏がある奈良市の □□□ 。世界遺産に登録されている。

❾ 唐の高僧・鑑真が伝えた律宗の総本山は、奈良時代建立の伽藍が並ぶ奈良市の □□□□ 。

❿ 江戸時代に中国から来た隠元が開いた黄檗宗の大本山は、京都府宇治市の □□□ 。

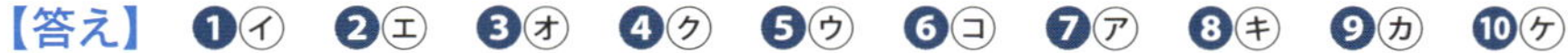
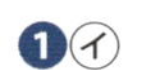
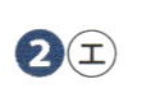
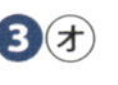
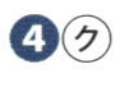

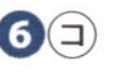
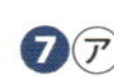
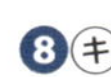
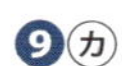

【答え】 ❶㋑ ❷㋓ ❸㋔ ❹㋗ ❺㋒ ❻㋙ ❼㋐ ❽㋖ ❾㋕ ❿㋘

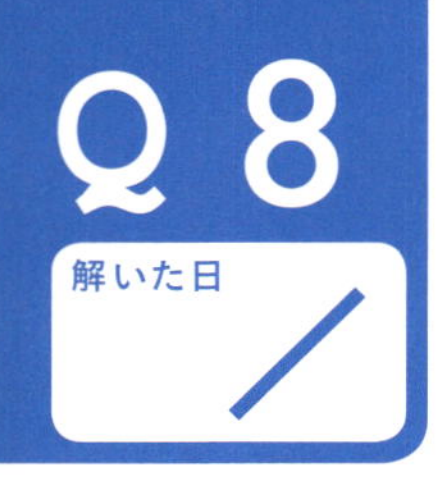

日本の芸術と名作

日本の芸術作品や作家、由来の人物などを、リストから選んで書きましょう。

彫刻・建物・庭園

❶ 聖武天皇の遺品などが収められている蔵。奈良・東大寺に残る。□□□

❷ 足利義満が贅を極めた北山文化の象徴。鹿苑寺内にある金箔貼の舎利殿。□□

❸ 足利義政が「風流」「わび」「さび」を追求。慈照寺内にある観音殿で、和風建築の原型である書院造の代表的建築。□□

❹ 東大寺南大門の金剛力士像が代表作。父親も仏師だった。□□

❺ 応仁の乱で東軍の大将を務めた細川勝元が創建。石の庭園で有名な寺。□□□

❻ 水戸光圀が完成させた東京にある大名庭園。□□□□□□

❼ 別名白鷺城。兵庫県にある日本を代表する城郭。□□□

❽ 日本三大庭園の一つで、松平定信が6つの景観を備えていることから命名。□□□

❾ 日光東照宮の眠り猫を彫ったという伝説の彫刻家。実在したかどうかは不明。□□□□

❿ 上野の西郷隆盛像を造った彫刻家。息子は詩人、彫刻家の光太郎。□□□□

リスト

- ㋐ 運慶
- ㋑ 金閣
- ㋒ 銀閣
- ㋓ 兼六園
- ㋔ 小石川後楽園
- ㋕ 正倉院
- ㋖ 高村光雲
- ㋗ 左甚五郎
- ㋘ 姫路城
- ㋙ 竜安寺

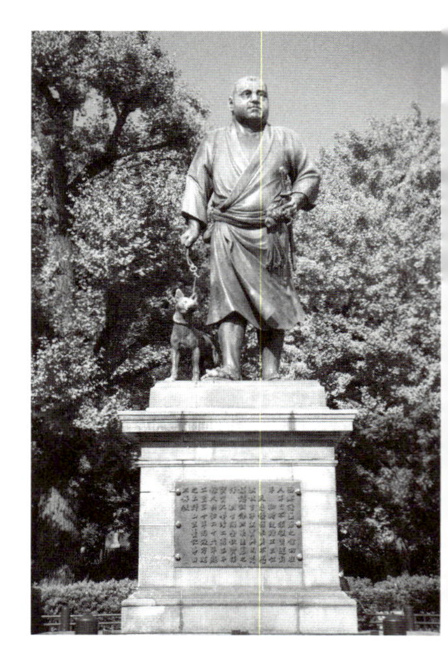

【答え】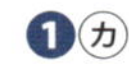❶㋕ ❷㋑ 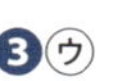❸㋒ 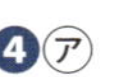❹㋐ ❺㋙ ❻㋔ 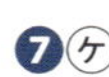❼㋘ ❽㋓ 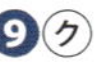❾㋗ ❿㋖

絵画

❶ 平安時代後期から鎌倉時代にかけて描かれた国宝。動物が活躍する絵巻。□□□□

❷ 昭和47年に美しい壁画が発見され、ニュースとなった。□□□□□

❸ 東京美術学校（現東京藝術大学）の一期生。富士山を多く描き、第1回の文化勲章を受章。□□□□

❹ 王朝貴族の華麗な生活を描いた絵巻物の代表作。原作は世界最古の長編小説とされる。□□□□□□

❺ 作者は菱川師宣。切手にもなり、高額で取引されたことも。□□□□□□

❻ 江戸時代中期、40歳で家業を弟に譲り、画家として京都で活躍。代表作は動植綵絵など。□□□□

リスト

- ㋐ 伊藤若沖（いとうじゃくちゅう）
- ㋑ 伊東深水（いとうしんすい）
- ㋒ 岡本太郎（おかもとたろう）
- ㋓ 源氏物語絵巻（げんじものがたりえまき）
- ㋔ 高松塚古墳（たかまつづかこふん）
- ㋕ 竹久夢二（たけひさゆめじ）
- ㋖ 鳥獣戯画（ちょうじゅうぎが）
- ㋗ 東洲斎写楽（とうしゅうさいしゃらく）
- ㋘ 藤田嗣治（ふじたつぐはる）
- ㋙ 見返り美人図（みかえりびじんず）
- ㋚ 棟方志功（むなかたしこう）
- ㋛ 山下清（やましたきよし）
- ㋜ 横山大観（よこやまたいかん）

❼ 役者似顔絵を短期間のうちにたくさん発表した謎の浮世絵師。□□□□□

❽ 独特な白い肌で女性を描いた。丸い眼鏡、おかっぱ、ちょびひげがトレードマーク。□□□□

❾ 最後の浮世師ともいわれ、美人画で人気を博した。娘はタレントの朝丘雪路。□□□□

❿ ちぎり絵という技法で花火などを描く。ユニークな生きざまはドラマなどにもなった。□□□

⓫ ゴッホの絵を見て画家の道へ。極度の近眼で顔をこすりつけるようにして版木を彫った。□□□□

⓬ 美人画を数多く残した大正ロマンを代表する画家。□□□□

⓭ 母は作家で、父は漫画家。「芸術は爆発だ！」の言葉でも有名。□□□□

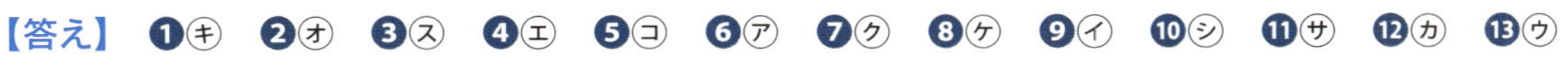
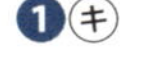
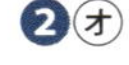
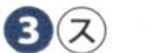
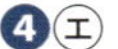
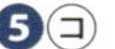
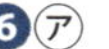

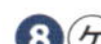

【答え】 ❶㋖ ❷㋔ ❸㋜ ❹㋓ ❺㋙ ❻㋐ ❼㋗ ❽㋘ ❾㋑ ❿㋛ ⓫㋚ ⓬㋕ ⓭㋒

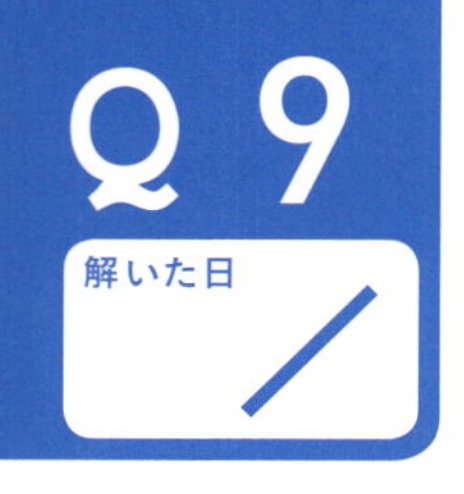

栄養と料理用語

それぞれに当てはまる言葉をリストから選んで書きましょう。

栄養

❶ 体をつくり、エネルギー源となる栄養素は、□□□□、脂質、たんぱく質。

❷ ❶の3つを□□□□□という。

❸ ❷に、ビタミン、□□□□を加えたものを五大栄養素という。

❹ 炭水化物は主に、米、パン、めん類などの穀類と□□□に含まれている。

❺ たんぱく質は主に、肉類、魚介類、卵、□□に含まれている。

❻ たんぱく質を構成する物質で、食事からとる必要があるものを必須□□□□という。

❼ にんじんやレバーに多く含まれる□□□□□は、目や皮膚の健康を維持する。

❽ □□□□□□は、❷の代謝やエネルギーの生成に不可欠。

❾ 野菜に豊富な□□□□は、むくみや高血圧の原因にもなるナトリウムを排泄しやすくする。

❿ □は赤血球の成分で、全身に酸素を運ぶ。不足すると貧血に。

リスト

- ㋐ アミノ酸（さん）
- ㋑ いも類（るい）
- ㋒ カリウム
- ㋓ 三大栄養素（さんだいえいようそ）
- ㋔ 脂肪酸（しぼうさん）
- ㋕ 大豆（だいず）
- ㋖ 炭水化物（たんすいかぶつ）
- ㋗ 鉄（てつ）
- ㋘ ビタミンA
- ㋙ ビタミンB群（ぐん）
- ㋚ ミネラル

【答え】 ❶㋖ ❷㋓ ❸㋚ ❹㋑ ❺㋕ ❻㋐ ❼㋘ ❽㋙ ❾㋒ ❿㋗

料理の言葉

❶ 材料を回しながら斜めに切る切り方。 □□□

❷ ねぎなど丸くて細長い材料を、端から一定の幅で少しずつ切る切り方。 □□□□

❸ 野菜の切り口の角をとること。 □□□

❹ 材料が見え隠れするくらいの液体の量。 □□□□

❺ 材料がちょうどひたるくらいの液体の量。 □□□□□□

❻ 目安は、親指と人指し指でつまんだ量。 □□

❼ 目安は、親指、人指し指、中指でつまんだ量。 □□□□□

❽ 野菜の皮をむく道具。 □□□□

❾ 食材をはさんでつかむ道具。 □□□

❿ ふきやオクラなどに塩をつけて転がす下ごしらえ。 □□□

⓫ 油揚げなどに熱湯をかける下ごしらえ。 □□□

⓬ 沸騰した瞬間のことで、みそ汁はここで火を止める。 □□□□

リスト

- ㋐ 板(いた)ずり
- ㋑ かぶるくらい
- ㋒ 小口(こぐち)切り
- ㋓ 少々(しょうしょう)
- ㋔ トング
- ㋕ 煮(に)えばな
- ㋖ ひたひた
- ㋗ ひとつまみ
- ㋘ ピーラー
- ㋙ 面取(めんと)り
- ㋚ 湯抜(ゆぬ)き
- ㋛ 乱切(らんぎ)り

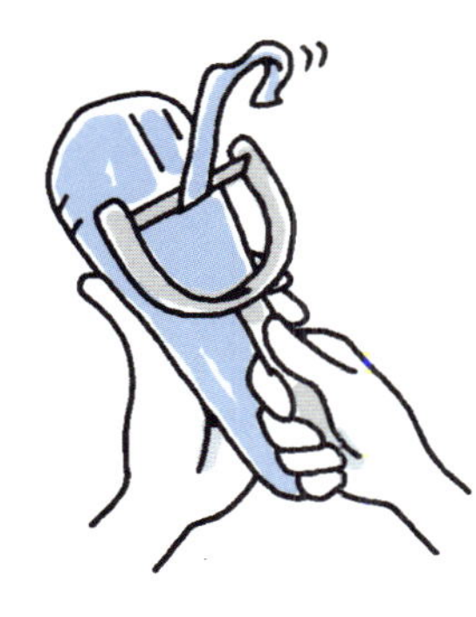

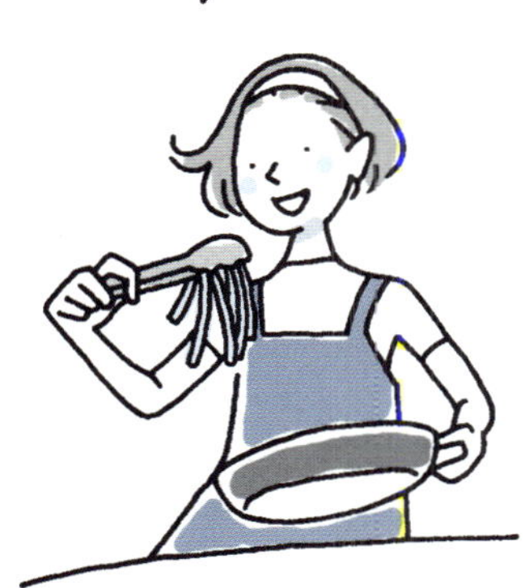

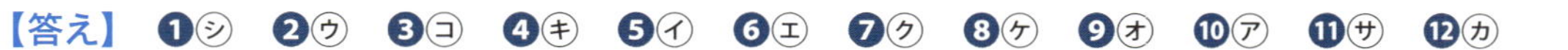

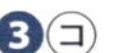
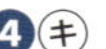
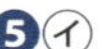
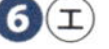
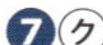

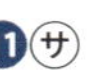

【答え】 ❶㋛ ❷㋒ ❸㋙ ❹㋖ ❺㋑ ❻㋓ ❼㋗ ❽㋘ ❾㋔ ❿㋐ ⓫㋚ ⓬㋕

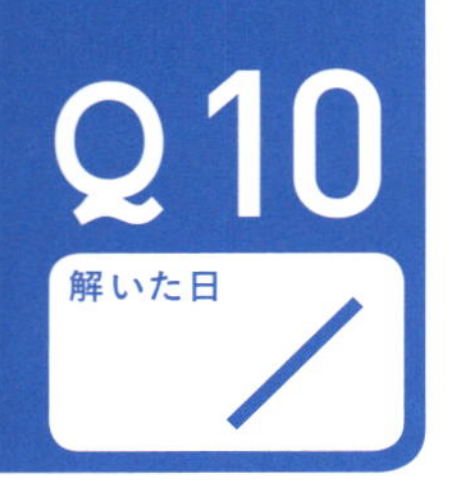

化学・元素記号

当てはまる言葉や元素名をリストから選んで書きましょう。

化学用語

リスト

- ㋐ イオン
- ㋑ 原子（げんし）
- ㋒ 酸化（さんか）
- ㋓ 二酸化炭素（にさんかたんそ）
- ㋔ 燃焼（ねんしょう）
- ㋕ 沸騰（ふっとう）
- ㋖ 分子（ぶんし）
- ㋗ 水（みず）
- ㋘ 融解（ゆうかい）
- ㋙ 有機物（ゆうきぶつ）

❶ 物質を作る最小単位。 □□

❷ 原子と原子が結びついたもの。 □□

❸ 酸素原子1個、水素原子2個が結びついた物質。 □

❹ 燃焼や呼吸で生じる。温室効果があり地球温暖化の原因の一つ。 □□□□□

❺ 加熱された個体が液体になること。 □□

❻ 加熱された液体が気体になること。 □□

❼ 物質が酸素と化合すること。サビもこの一種。 □□

❽ 物質が酸素と激しく化合して熱や光を出すこと。 □□

❾ 水に溶けて、プラスまたはマイナスの電気をもった粒子。 □□□

❿ 生物の体を構成する、生物由来の物質。炭素を含んでいる。 □□□

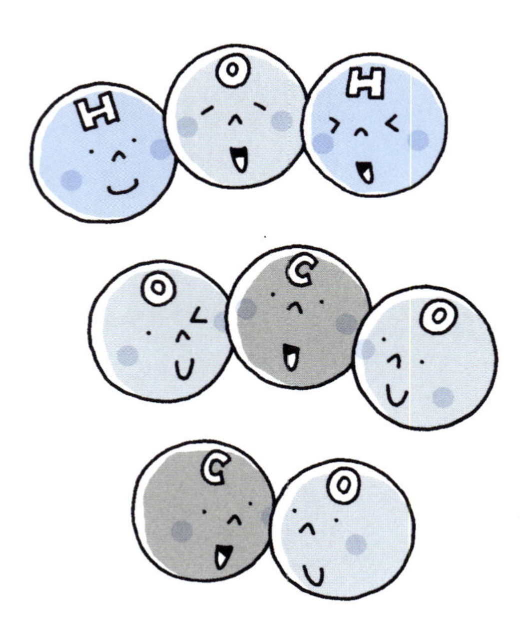

【答え】 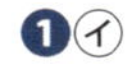❶㋑ 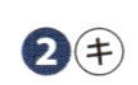❷㋖ ❸㋗ 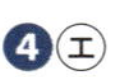❹㋓ ❺㋘ 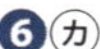❻㋕ 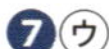❼㋒ 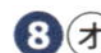❽㋔ ❾㋐ ❿㋙

元素

❶最も小さくて最も軽い元素。爆発しやすい。記号はH。

□□

❷気球や飛行船に使われる軽い元素。記号はHe。

□□□□

❸空気の約78%を占める。タンパク質を構成するアミノ酸に含まれている。記号はN。□□

❹生物の呼吸に必要な元素。空気の約20%を占める。記号はO。□□

❺骨と歯に多く含まれ白いイメージがあるが、実は銀光沢のある金属。記号はCa。□□□□□

❻地球で最も多い元素。炭素を混ぜた鋼はたいへん硬い。記号はFe。□

❼スズを混ぜた合金（青銅）は世界四大文明の立役者となった。記号はCu。□

❽有毒。ナポレオンが飲まされた毒も、この化合物との説がある。記号はAs。□□

❾電気と熱を最もよく伝える。昔は金よりも高価だったこともある。記号はAg。□

❿プラチナのこと。サビにくく高価。メートル原器などに用いられる。記号はPt。□□

⓫サビず変色せず、黄金色は永遠。富の象徴。記号はAu。□

⓬最初に見つかった放射性元素。広島に投下された爆弾に使われた。記号はU。□□□

⓭名の由来は地獄の王プルート。長崎に投下された爆弾に使われた放射性元素。記号はPu。□□□□□□

リスト

- ㋐ ウラン
- ㋑ カルシウム
- ㋒ 金（きん）
- ㋓ 銀（ぎん）
- ㋔ 酸素（さんそ）
- ㋕ 水素（すいそ）
- ㋖ 窒素（ちっそ）
- ㋗ 鉄（てつ）
- ㋘ 銅（どう）
- ㋙ 白金（はっきん）
- ㋚ ヒ素（そ）
- ㋛ プルトニウム
- ㋜ ヘリウム

【答え】❶㋕ ❷㋜ ❸㋖ ❹㋔ ❺㋑ ❻㋗ ❼㋘ ❽㋚ ❾㋓ ❿㋙ ⓫㋒ ⓬㋐ ⓭㋛

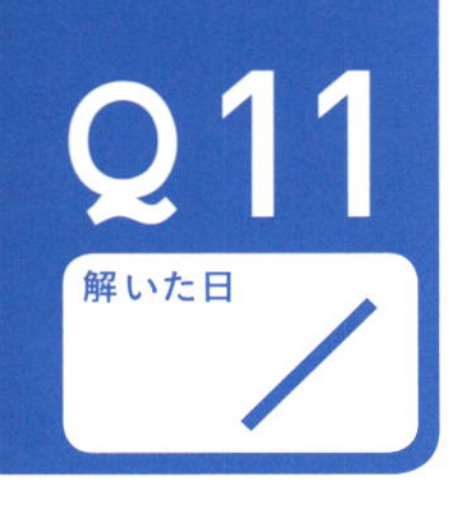

宇宙・天体

当てはまる名称や人名を、リストから選んで書きましょう。

天体

❶ 自ら光と熱を出す星。星座をつくる星や太陽がこれにあたる。 □□

❷ 恒星のまわりを回る星。地球、火星、木星…がこれにあたる。 □□

❸ 惑星のまわりを回る天体。月がこれにあたる。人工的なものもこれ。 □□

❹ 太陽を中心とした星の集まり。「水金地火木土天…」といえば? □□□

❺ 太陽系のある、数千億個の星の集団。うずまきの形。 □□□

❻ 真北にあって動かないように見える星。ポラリスとも呼ばれる。 □□□

❼ 北の空に輝く7つ星。ひしゃくの形をなして並んでいる。 □□□□

❽ しましま模様の、巨大なガスの惑星。ジュピター。 □□

❾ 戦いの神マルスの名を持つ赤い惑星。宇宙人がいるといわれた。 □□

❿ 明けの明星・宵の明星。実態は濃硫酸の雲におおわれた灼熱の惑星。 □□

⓫ 歌のタイトル、車の名前にもある、おうし座のプレヤデス星団。 □□□

リスト

- ㋐ 衛星(えいせい)
- ㋑ 火星(かせい)
- ㋒ 銀河系(ぎんがけい)
- ㋓ 金星(きんせい)
- ㋔ 恒星(こうせい)
- ㋕ すばる
- ㋖ 太陽系(たいようけい)
- ㋗ 北斗七星(ほくとしちせい)
- ㋘ 北極星(ほっきょくせい)
- ㋙ 木星(もくせい)
- ㋚ 惑星(わくせい)

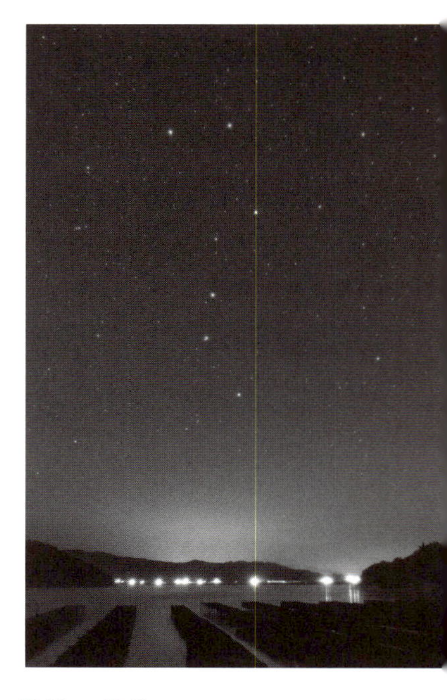

【答え】  ❶㋔ 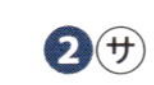 ❷㋚ 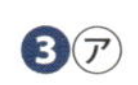 ❸㋐ 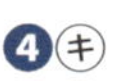 ❹㋖ 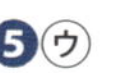 ❺㋒ 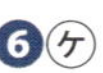 ❻㋘ 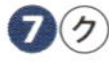 ❼㋗ 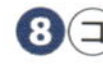 ❽㋙ 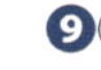 ❾㋑  ❿㋓ 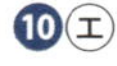 ⓫㋕

宇宙開発

❶ 世界最初のソ連の人工衛星。

❷ 日本が世界4か国目に打ち上げに成功した、初の人工衛星。

❸ 地球は青かったと言った、世界初のソ連の宇宙飛行士。

❹ 私はかもめと言った、世界初のソ連の女性宇宙飛行士。

❺ ケネディ大統領が1960年代に人類を月に送ると述べた声明。

❻ 人間にとっては小さな一歩、人類にとっては大きな飛躍と言った、アポロ11号の船長。

❼ 再使用できるように開発されたアメリカの有人宇宙船。

❽ 国際宇宙ステーションへ行き来するロシアの有人宇宙船。

❾ 日本人で初めて国際宇宙ステーションの船長になった。

❿ 世界で初めて小惑星を探査して帰還した日本の探査機。

⓫ 日本の航空宇宙開発を担う国の機関。

⓬ アポロ計画のとき設立されたアメリカ航空宇宙局。

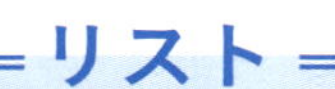

リスト

㋐ アポロ計画(けいかく)
㋑ アームストロング
㋒ おおすみ
㋓ ガガーリン
㋔ JAXA
㋕ スプートニク1号(ごう)
㋖ スペースシャトル
㋗ ソユーズ
㋘ テレシコワ
㋙ NASA
㋚ はやぶさ
㋛ 若田光一(わかたこういち)

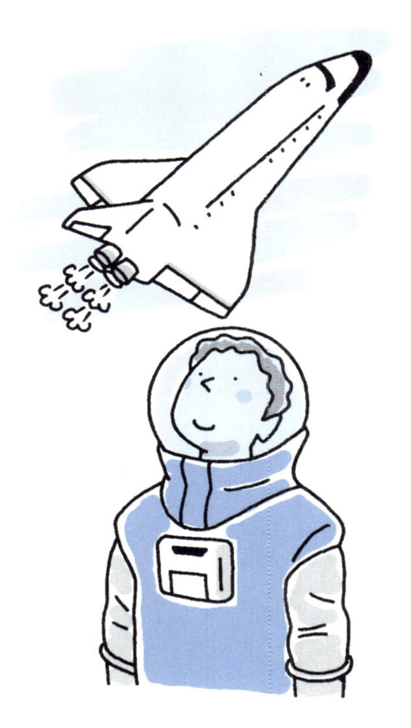

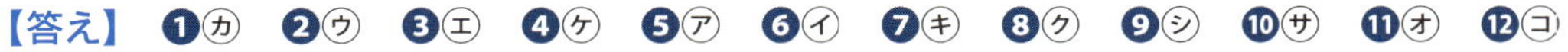
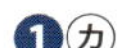
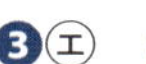
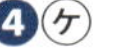
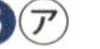

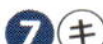

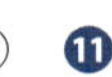
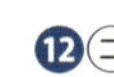

【答え】 ❶㋕ ❷㋒ ❸㋓ ❹㋘ ❺㋐ ❻㋑ ❼㋖ ❽㋗ ❾㋛ ❿㋚ ⓫㋔ ⓬㋙

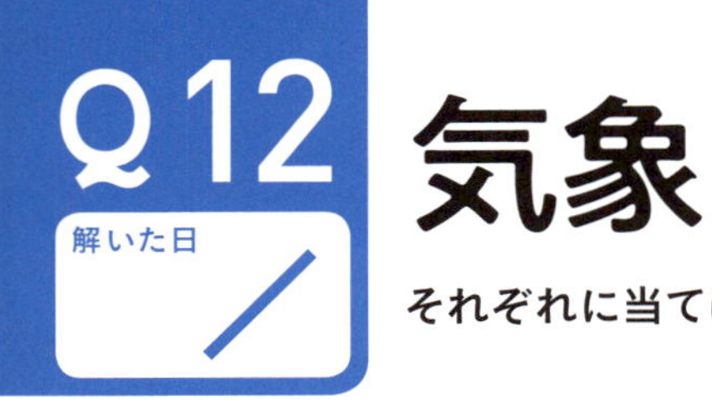

Q12

解いた日 ／

気象

それぞれに当てはまる言葉をリストから選んで書きましょう。

気象の基礎知識

❶ □□ の近くで暖められた大気は上昇し、北緯30°～40°あたりで吹き降ろす。

❷ 吹き降ろした大気の一部は、❶の方面へ向かい、東寄りの □□ 風となる。

❸ 吹き降ろした大気のもう一部は、北極方面へ向かい、西寄りの □□ 風となる。

❹ 日本の冬の天気は、□□□□ の気圧配置になる。

❺ ❹のとき、北西の □□ 風が吹く。

❻ 冬、シベリアからの風が日本列島の山脈にぶつかり、□□□ 側に雪をもたらす。

❼ 冬、日本列島の山脈を越えた北西風は、□□□ 側でカラっ風となる。

❽ □□□ のある地点では、空気が上昇して雲ができ、雨が降りやすくなる。

❾ 最大風速約17m/秒以上になった □□□□□ を台風という。

❿ 雷を起こす雲を □□□ という。

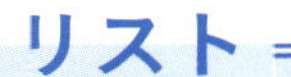

リスト

- ㋐ 季節（きせつ）
- ㋑ 西高東低（せいこうとうてい）
- ㋒ 赤道（せきどう）
- ㋓ 積乱雲（せきらんうん）
- ㋔ 太平洋（たいへいよう）
- ㋕ 低気圧（ていきあつ）
- ㋖ 日本海（にほんかい）
- ㋗ 熱帯低気圧（ねったいていきあつ）
- ㋘ 偏西（へんせい）
- ㋙ 貿易（ぼうえき）

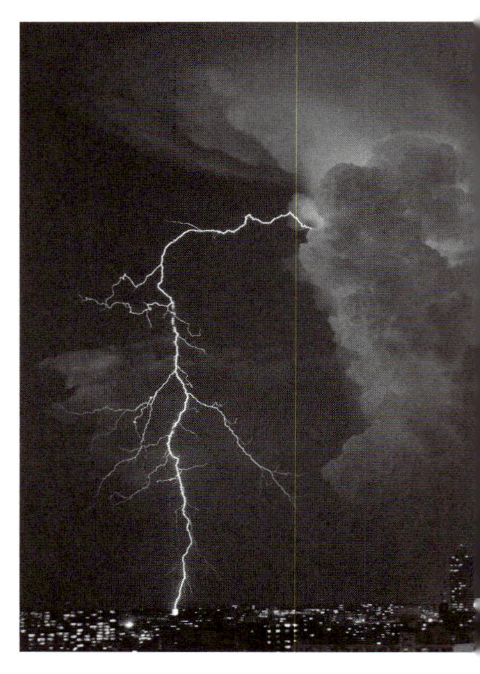

【答え】 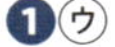 ❶㋒ 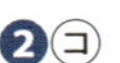  ❷㋙  ❸㋘ ❹㋑ ❺㋐ ❻㋖ ❼㋔  ❽㋕  ❾㋗  ❿㋓

天気予報でよく聞く言葉

❶ 気圧の単位。かつてはミリバールという単位だった。 □□□□□□□

❷ 寒気が暖気の下にもぐりこむ前線。強い雨が降り、気温が下がる。 □□□□

❸ 暖気が寒気の上にはい上がる前線。雨が降るが、通過後は気温が上昇。 □□□□

❹ 暖気と寒気の勢力が同じくらいで、長期間動かなくなった前線。 □□□□

❺ 6～7月に梅の実ができるころ、停滞前線によって起こる長雨 □□

❻ 1～3時間の短時間だけ、局地的に猛烈な勢いで降る雨。 □□□□□

❼ 最高気温が30℃以上の日。 □□□

❽ 最高気温が35℃以上の日。 □□□

❾ 最高気温が0℃未満の日。 □□□

❿ 最低気温が25℃を下らない夜。 □□□

⓫ 最高気温が25℃以上の日。 □□

⓬ 急速に発達する低気圧。冬に大雪、春に暴風雨など、台風並みの被害をもたらす。 □□□□□

⓭ 塩分を含んだ潮風が吹きつけることで、農作物や建造物が受ける被害。 □□

リスト

- ㋐ 塩害（えんがい）
- ㋑ 温暖前線（おんだんぜんせん）
- ㋒ 寒冷前線（かんれいぜんせん）
- ㋓ ゲリラ豪雨（ごう う）
- ㋔ 梅雨（つゆ）
- ㋕ 停滞前線（ていたいぜんせん）
- ㋖ 夏日（なつび）
- ㋗ 熱帯夜（ねったいや）
- ㋘ 爆弾低気圧（ばくだんていきあつ）
- ㋙ ヘクトパスカル
- ㋚ 真夏日（まなつび）
- ㋛ 真冬日（まふゆび）
- ㋜ 猛暑日（もうしょび）

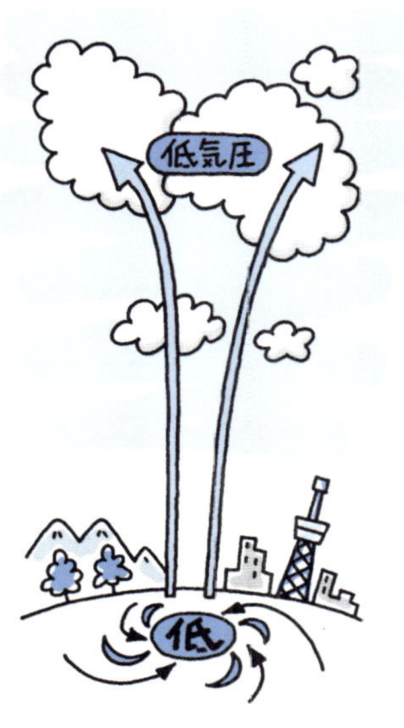

【答え】 ❶㋙ ❷㋒ ❸㋑ ❹㋕ ❺㋔ ❻㋓ ❼㋚ ❽㋜ ❾㋛ ❿㋗ ⓫㋖ ⓬㋘ ⓭㋐
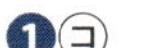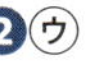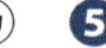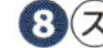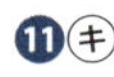

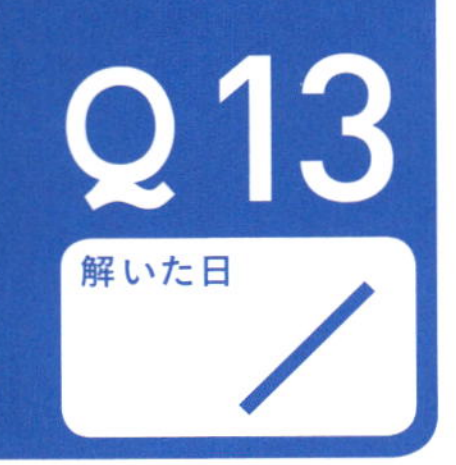

生物

当てはまる言葉をリストから選んで書きましょう。「ナンバーワンの生物」は、当てはまる生物をリストから選んで書きましょう。

生物の基礎知識

リスト

- ㋐ 遺伝子（いでんし）
- ㋑ 核（かく）
- ㋒ 光合成（こうごうせい）
- ㋓ 呼吸（こきゅう）
- ㋔ 細胞（さいぼう）
- ㋕ 染色体（せんしょくたい）
- ㋖ 多細胞（たさいぼう）
- ㋗ 単細胞（たんさいぼう）
- ㋘ ミトコンドリア

❶ 植物や動物のからだをつくる最小単位が［　　］。英語でセル。語源はギリシャ語の「小さな部屋」。

❷ 各細胞内に1個ずつある球形のものを［　］という。中にはDNAが入っている。

❸ DNAは［　　　］のこと。その生物を特徴づける情報がぎっしり書きこまれている。

❹ 細胞分裂のとき現れるDNAは［　　　］とよばれる。染色液によく染まるから。

❺ 細胞内の小さな器官［　　　　　　　］は、細胞に必要なエネルギーを作っている。

❻ 体が1つだけの細胞でできている生物を［　　　］生物という。ミドリムシ、ゾウリムシ、アメーバなどがこれ。

❼ 複数の細胞からなる生物を［　　　］生物という。各部分で細胞の形や機能は違う。

❽ ヒトの［　　］とは、酸素やブドウ糖を使ってエネルギーをつくること。このとき二酸化炭素を吐く。

❾ ［　　　］とは、光のエネルギーを使って二酸化炭素と水からデンプンなどをつくること。このとき酸素ができる。

【答え】❶㋔　❷㋑　❸㋐　❹㋕　❺㋘　❻㋗　❼㋖　❽㋓　❾㋒

ナンバーワンの生物

❶ 地球最大の動物（体長約33.5m）

❷ 陸上で最大の動物（体長約7.5m）

❸ 世界最小の哺乳類（体長約3cm）

❹ 陸上で最速の動物（約112km/h）

❺ 海で最速の動物（約109km/h）

❻ 最も高くジャンプできる動物（約7m）

❼ 最も深く海にもぐれる動物（約3200m）

❽ 世界最大のカブトムシ（体長約180mm）

❾ 産む卵の数が最多の動物（3~7億個）

❿ 最大の卵を産む動物（長さ約20cm）

⓫ 世界最大の植物（高さ約84m）

⓬ 世界最大の花（直径1m以上）

⓭ 世界最大の実（長さ約70cm）

⓮ 史上最大の恐竜（体長約33m）

リスト

- ㋐ アフリカゾウ
- ㋑ キティブタバナコウモリ
- ㋒ ジャックフルーツ
- ㋓ シロナガスクジラ
- ㋔ セコイアデンドロン
- ㋕ ダチョウ
- ㋖ チーター
- ㋗ ディプロドクス
- ㋘ バショウカジキ
- ㋙ ピューマ
- ㋚ ヘラクレスオオカブト
- ㋛ マッコウクジラ
- ㋜ マンボウ
- ㋝ ラフレシア

【答え】 ❶㋓ ❷㋐ ❸㋑ ❹㋖ ❺㋘ ❻㋙ ❼㋛ ❽㋚ ❾㋜ ❿㋕ ⓫㋔ ⓬㋝ ⓭㋒ ⓮㋗

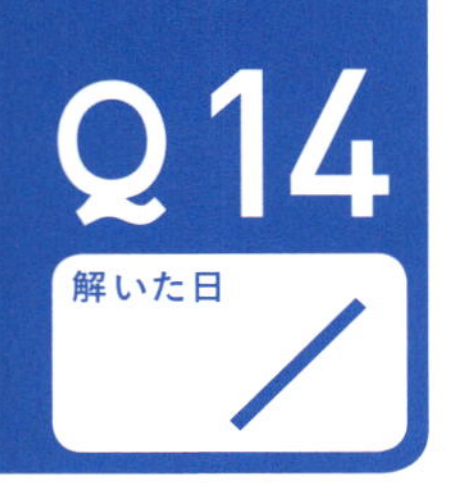

数学

当てはまる数値や言葉をリストから選んで書きましょう。

数値

❶ 三角形の内角の和は ＿＿＿ °

❷ 四角形の内角の和は ＿＿＿ °

❸ 1時間は ＿＿＿ 秒

❹ 1リットルは ＿＿＿ デシリットル

❺ 1mは ＿＿＿ cm

❻ 1kmは ＿＿＿ m

❼ 1㎢は ＿＿＿ ㎡

❽ 1haは ＿＿＿ ㎡

❾ 1mmは ＿＿＿ cm

❿ 1cmは ＿＿＿ m

⓫ 1kgは ＿＿＿ t

リスト

- ㋐ 0.001
- ㋑ 0.01
- ㋒ 0.1
- ㋓ 10
- ㋔ 100
- ㋕ 180
- ㋖ 360
- ㋗ 1000
- ㋘ 3600
- ㋙ 10000
- ㋚ 1000000

【答え】 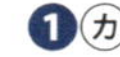 ❶㋕ 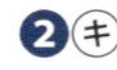 ❷㋖ 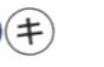 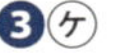 ❸㋘ 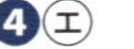 ❹㋓ 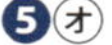 ❺㋔ 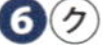 ❻㋗ 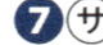 ❼㋚  ❽㋙  ❾㋒ 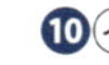 ❿㋑ 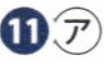 ⓫㋐

数学の基本

❶ …−2、−1、0、1、2…など、小数点をもたない数。

□□

❷ 0より小さい数。

□□□

❸ 0より大きい数。

□□□

❹ 2、$\frac{1}{4}$、$\frac{2}{3}$など、整数や分数で表せる数。

□□□

❺ $\sqrt{2}$、円周率など、分数で表せない数。

□□□

❻ ある整数（や整式）を割り切ることのできる整数（や整式）。

□□

❼ その数自身と1しか❻をもたない整数。

□□

❽「$a^2+b^2=c^2$」は何の定理？

□□□

❾「底辺×高さ÷2」は何の面積の公式？

□□□

❿「底辺×高さ」は何の面積の公式？

□□□□□

⓫「（上底＋下底）×高さ÷2」は何の面積の公式？

□□

⓬「半径×半径×円周率」は何の面積の公式？

□

リスト

- ㋐ 円（えん）
- ㋑ 三角形（さんかくけい）
- ㋒ 三平方（さんへいほう）
- ㋓ 整数（せいすう）
- ㋔ 正の数（せいのすう）
- ㋕ 素数（そすう）
- ㋖ 台形（だいけい）
- ㋗ 負の数（ふのすう）
- ㋘ 平行四辺形（へいこうしへんけい）
- ㋙ 無理数（むりすう）
- ㋚ 約数（やくすう）
- ㋛ 有理数（ゆうりすう）

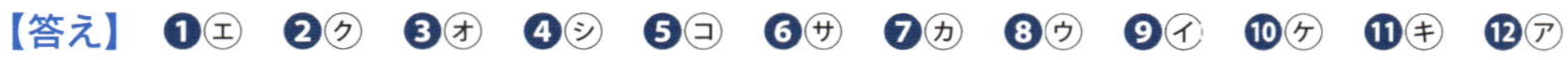

【答え】  ❶㋓ 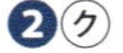 ❷㋗ 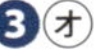 ❸㋔  ❹㋛ 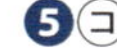 ❺㋙  ❻㋚  ❼㋕   ❽㋒  ❾㋑ 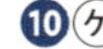 ❿㋘ 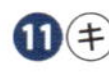 ⓫㋖ 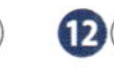 ⓬㋐

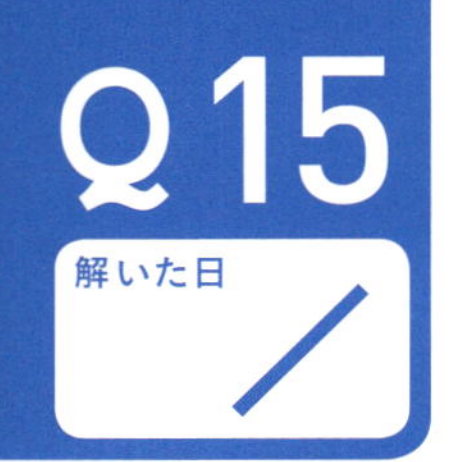

音楽

次の言葉から連想される音楽家を、リストから選んで書きましょう。楽器は、写真の楽器名をリストから選んで書きましょう。

音楽家

❶楽聖　運命　第九　エリーゼのために

□□□□□□

❷神童　アマデウス　トルコ行進曲　フィガロの結婚

□□□□□□

❸歌曲の王　魔王　未完成交響曲　子守唄

□□□□□□

❹バレエ音楽　白鳥の湖　くるみ割り人形　悲愴

□□□□□□□□

❺ピアノの詩人　ピアノ独奏曲　別れの曲

□□□□

❻音楽の父　G線上のアリア　メヌエット

□□□

❼交響曲の父　ドイツ国歌　びっくりシンフォニー

□□□□

❽アメリカ音楽の父　ケンタッキーの我が家　おおスザンナ

□□□□□

❾ロックバンド　リヴァプール　レット・イット・ビー

□・□□□□□

❿キング　ロックンロール　ハウンドドッグ

□□□□□

リスト

㋐ ザ・ビートルズ
㋑ シューベルト
㋒ ショパン
㋓ チャイコフスキー
㋔ ハイドン
㋕ バッハ
㋖ フォスター
㋗ プレスリー
㋘ ベートーベン
㋙ モーツァルト

【答え】❶㋘　❷㋙　❸㋑　❹㋓　❺㋒　❻㋕　❼㋔　❽㋖　❾㋐　❿㋗

楽器

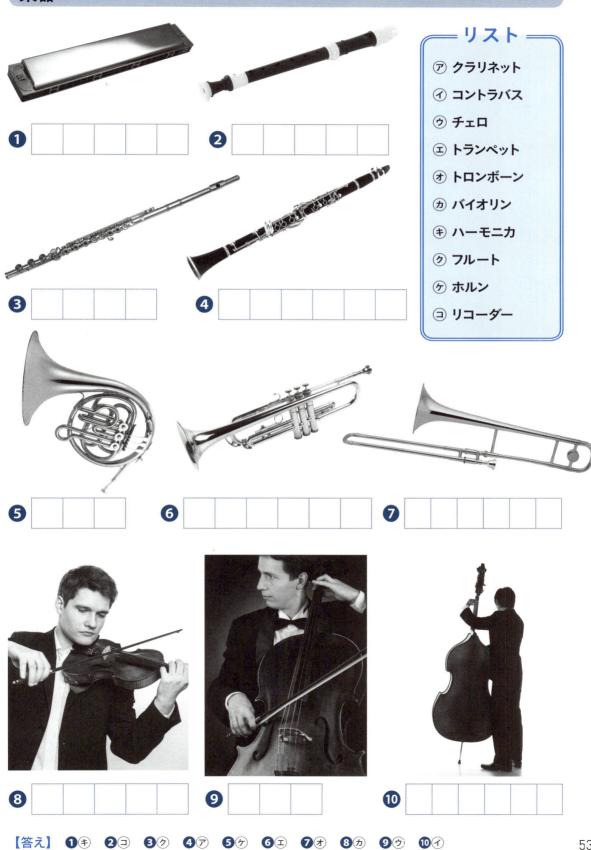

リスト

- ㋐ クラリネット
- ㋑ コントラバス
- ㋒ チェロ
- ㋓ トランペット
- ㋔ トロンボーン
- ㋕ バイオリン
- ㋖ ハーモニカ
- ㋗ フルート
- ㋘ ホルン
- ㋙ リコーダー

【答え】 ❶㋖ ❷㋙ ❸㋗ ❹㋐ ❺㋘ ❻㋓ ❼㋔ ❽㋕ ❾㋒ ❿㋑

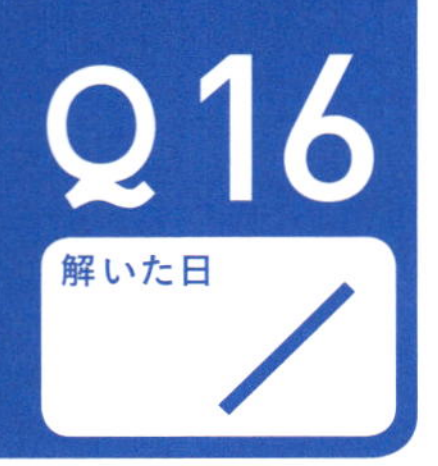

世界の偉人

次の発明・発見・著作物は、誰のものかリストから選んで書きましょう。人物は、当てはまる人名をリストから選んで書きましょう。

発明・発見・著作物

❶蒸気機関の改良と機械での実用。

□□□

❷蓄音機、白熱電球、映写機。

□□□□

❸磁石式電話機。

□□

❹無線機の開発と無線通信の実用化。

□□□□□

❺抗生物質「ペニシリン」。

□□□□□

❻万有引力の法則、微分積分法、光の分析。

□□□□□

❼相対性理論、光量子理論。

□□□□□□□□

❽『ビーグル号航海記』『種の起源』

□□□□□

❾『昆虫記』

□□□□□

❿『資本論』・『共産党宣言』

□□□□

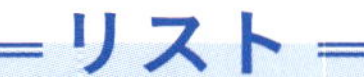

㋐ アインシュタイン
㋑ エジソン
㋒ ダーウィン
㋓ ニュートン
㋔ ファーブル
㋕ フレミング
㋖ ベル
㋗ マルクス
㋘ マルコーニ
㋙ ワット

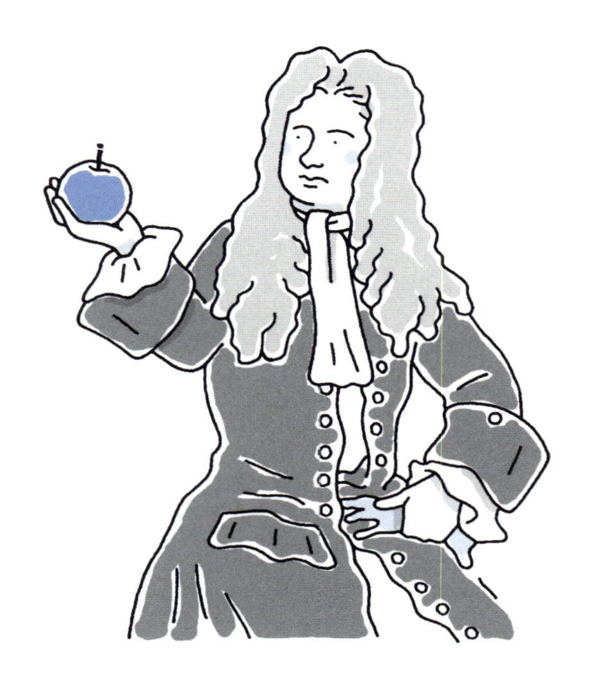

【答え】 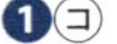 ❶㋙ 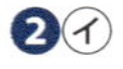 ❷㋑ 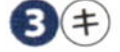 ❸㋖ 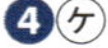 ❹㋘ 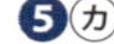 ❺㋕ 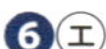 ❻㋓  ❼㋐  ❽㋒  ❾㋔  ❿㋗

人物

❶ モーターと発電機の仕組みを発明した「電磁気学の父」。□□□□□

❷ 地動説を唱え、宗教裁判にかけられたイタリアの科学者。□□□□・□□□□

❸ 放射性元素を研究し、2度のノーベル賞を受賞した女性科学者。□□・□□□□

❹ 人類初の動力飛行に成功した自転車屋さん。□□□□□

❺ 無知を自覚し、正しく生きることを説いた古代ギリシア哲学者。□□□□□

❻ 革命後のフランスを救い、皇帝になった軍人。□□□□□

❼ 奴隷解放宣言を発し、南北戦争で勝利したアメリカ16代大統領。□□□□

❽ 非暴力・不服従を唱えた、インド独立運動の指導者。□□□□□

❾ 史上最大のモンゴル帝国の基礎を築いた皇帝。□□□□・□□

❿ 医療衛生の改善に努め、看護師養成制度を築いた看護師。□□□□□□□□

⓫ インドで孤児や病人の救済を続け、ノーベル平和賞を受賞。□□□・□□□

リスト

- ㋐ ガリレオ・ガリレイ
- ㋑ ガンディー
- ㋒ ソクラテス
- ㋓ チンギス・ハン
- ㋔ ナイティンゲール
- ㋕ ナポレオン
- ㋖ ファラデー
- ㋗ マザー・テレサ
- ㋘ マリ・キュリー
- ㋙ ライト兄弟（きょうだい）
- ㋚ リンカン

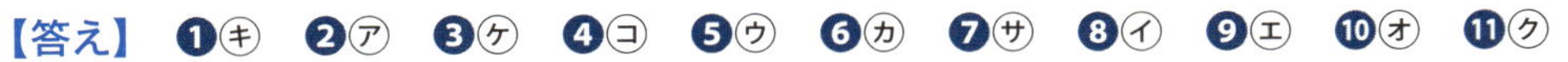
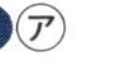

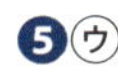
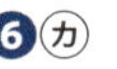
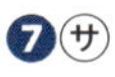
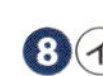
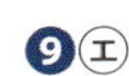

【答え】 ❶㋖ ❷㋐ ❸㋘ ❹㋙ ❺㋒ ❻㋕ ❼㋚ ❽㋑ ❾㋓ ❿㋔ ⓫㋗

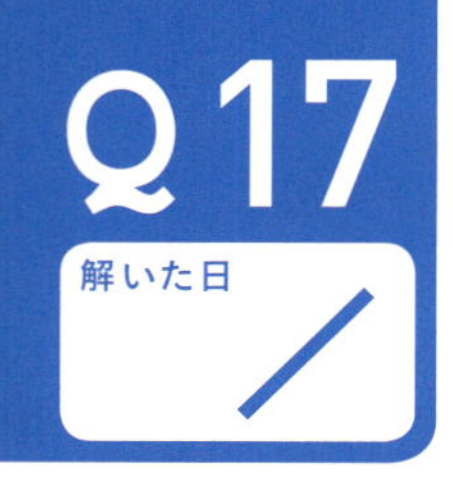

郷土の偉人

著名な出身者は郷土の誇り。それぞれの都道府県ゆかりの人名をリストから選んで書きましょう。

❶ 青森県。ブルースの女王と呼ばれた。

❷ 秋田県。秋田美人といえば。お米の名前にもなった。

❸ 石川県。金沢の川からペンネームをつけた詩人。

❹ 茨城県。時代劇で有名な水戸藩主。

❺ 大分県。海外と貿易したキリシタン大名。

❻ 大阪府。元町奉行与力が世直しに立ち上がる。

❼ 岡山県。巌流島の決闘で有名な剣豪。

❽ 香川県。エレキテルなどを作ったマルチ人間。

❾ 神奈川県。「芸術は爆発だ！」で有名。

❿ 群馬県。同志社を作った教育者。

⓫ 埼玉県。倶利伽羅峠の戦いで有名。恋人は巴御前。

⓬ 佐賀県。国民的アニメ「サザエさん」の原作者。

⓭ 滋賀県。関ヶ原の戦いで徳川家康に惨敗した。

⓮ 静岡県。日本一の自動車会社の基礎を作る。

【答え】 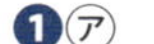 ❶㋐ ❷㋘ ❸㋨ ❹㋥ 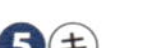 ❺㋖ 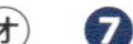 ❻㋔ 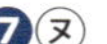 ❼㋦ 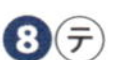 ❽㋢ 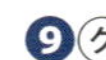 ❾㋗ 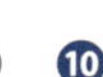 ❿㋟  ⓫㋙ ⓬㋠ ⓭㋑ ⓮㋞

⑮島根県。歌舞伎の祖とされるダンサー。

⑯千葉県。歩いて測量し、日本地図を作った。

⑰徳島県。大塚製薬など大塚グループの祖。

⑱富山県。2人で「オバケのＱ太郎」などを描いた。

⑲長野県。大河ドラマにもなった。本当の名前は信繁。

⑳奈良県。かつては1万円札の顔だった。

㉑新潟県。子どもたちと鞠で遊ぶのが大好きだった僧侶。

㉒広島県。三本の矢で有名な戦国武将。

㉓北海道。巨人、○○、卵焼きといわれた相撲取り。

㉔三重県。『古事記伝』で有名な国学者。

㉕宮崎県。吉村昭の小説『ポーツマスの旗』の主人公。

㉖山形県。海坂藩という架空の藩を生み出した小説家。

㉗山梨県。『赤毛のアン』を翻訳し、朝ドラにも。

㉘和歌山県。麻酔を使って乳がん手術を行った。

リスト

㋐淡谷のり子
㋑石田三成
㋒出雲阿国
㋓伊能忠敬
㋔大塩平八郎
㋕大塚武三郎
㋖大友宗麟
㋗岡本太郎
㋘小野小町
㋙木曽義仲
㋚小村寿太郎
㋛真田幸村
㋜聖徳太子
㋝大鵬
㋞豊田佐吉
㋟新島襄
㋠長谷川町子
㋡華岡青洲
㋢平賀源内
㋣藤子不二雄
㋤藤沢周平
㋥水戸光圀
㋦宮本武蔵
㋧村岡花子
㋨室生犀星
㋩毛利元就
㋪本居宣長
㋫良寛

【答え】⑮㋒ ⑯㋓ ⑰㋕ ⑱㋣ ⑲㋛ ⑳㋜ ㉑㋫ ㉒㋩ ㉓㋝ ㉔㋪ ㉕㋚ ㉖㋤ ㉗㋧ ㉘㋡

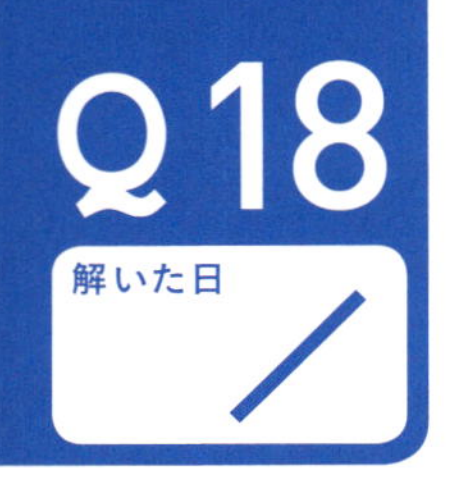

スポーツのレジェンド

次のスポーツ選手たちを、リストから選んで書きましょう。

世界

❶「蝶のように舞い、蜂のように刺す」ボクシングのヘビー級チャンピオン。 □□□□・□□

❷音速の貴公子と呼ばれたブラジルのF1ドライバー。事故で死去。 □□□□□・□□

❸通算714本塁打。野球を人気スポーツに押し上げ、予告ホームランでも有名。 □□□・□□□

❹オランダのスピードスケート選手。札幌冬季五輪で3個の金。 □□□・□□□□

❺ソウル五輪で3個の金。38歳で急死したアメリカの女子陸上選手。 □□□□□□・□□□□□

❻アメリカの競泳選手。ミュンヘン五輪で7個の金。 □□□・□□□□

❼バスケットボールの神様。五輪で金メダル2回獲得。 □□□□・□□□□□

❽チェコの陸上選手で「人間機関車」。ヘルシンキ五輪で長距離三冠。 □□□□・□□□□□

❾サッカーの神様。史上最高とうたわれたブラジルの選手。 □□

❿アメリカのスター陸上選手。五輪で金を9個も獲得。 □□□・□□□

⓫エチオピアの「裸足」のマラソン選手。ローマ、東京五輪で連続金。 □□□・□□□

リスト

- ㋐ アイルトン・セナ
- ㋑ アベベ・ビキラ
- ㋒ アルト・シェンク
- ㋓ エミール・ザトペック
- ㋔ カール・ルイス
- ㋕ フローレンス・ジョイナー
- ㋖ ベーブ・ルース
- ㋗ ペレ
- ㋘ マイケル・ジョーダン
- ㋙ マーク・スピッツ
- ㋚ モハメド・アリ

【答え】 ❶㋚ ❷㋐ ❸㋖ ❹㋒ ❺㋕ ❻㋙ ❼㋘ ❽㋓ ❾㋗ ❿㋔ ⓫㋑

日本

❶一本足打法で通算868本塁打は世界一。国民栄誉賞第1号。

❷メキシコ五輪のサッカーでアジア人初の得点王。

❸16文キックで人気があったプロレスラー。

❹日本人女性初の五輪メダリスト。アムステルダム大会800m走で銀。

❺街頭テレビに人々を釘づけにした、元力士のプロレスラー。

❻五輪で個人総合2連覇。金を8個獲得した体操選手。

❼ベルリン五輪の平泳ぎで金。アナウンサーが「頑張れ」を20回以上絶叫。

❽ジャック・ニクラウスと全米オープンで死闘。

❾大舞台やチャンスに滅法強く、ミスターの名で親しまれた強打者。

❿ロサンゼルス五輪の柔道で、全て一本勝ちで金。

⓫一撃必殺を旗印とした空手家。猛牛も倒した。極真会館を設立。

⓬元WBAライトフライ級チャンピオン。防衛13回。生涯戦績24戦23勝。

⓭1964年の東京五輪で金を獲得した日本バレーボール女子チーム。

⓮鉄人の異名をもつ、2215試合連続出場の日本記録を樹立した野球選手。

リスト

- ㋐ 青木功（あおきいさお）
- ㋑ 王貞治（おうさだはる）
- ㋒ 大山倍達（おおやまますたつ）
- ㋓ 加藤沢男（かとうさわお）
- ㋔ 釜本邦茂（かまもとくにしげ）
- ㋕ 衣笠祥雄（きぬがささちお）
- ㋖ 具志堅用高（ぐしけんようこう）
- ㋗ ジャイアント馬場（ばば）
- ㋘ 東洋の魔女（とうようのまじょ）
- ㋙ 長嶋茂雄（ながしましげお）
- ㋚ 人見絹枝（ひとみきぬえ）
- ㋛ 前畑秀子（まえはたひでこ）
- ㋜ 山下泰裕（やましたやすひろ）
- ㋝ 力道山（りきどうざん）

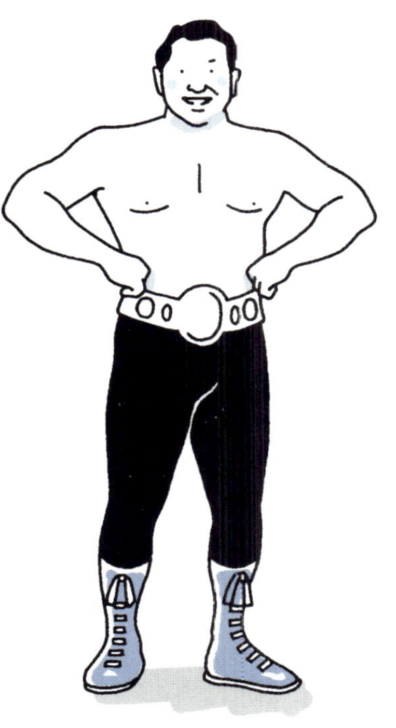

【答え】 ❶㋑ ❷㋔ ❸㋗ ❹㋚ ❺㋝ ❻㋓ ❼㋛ ❽㋐ ❾㋙ ❿㋜ ⓫㋒ ⓬㋖

 ⓭㋘ 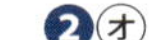 ⓮㋕

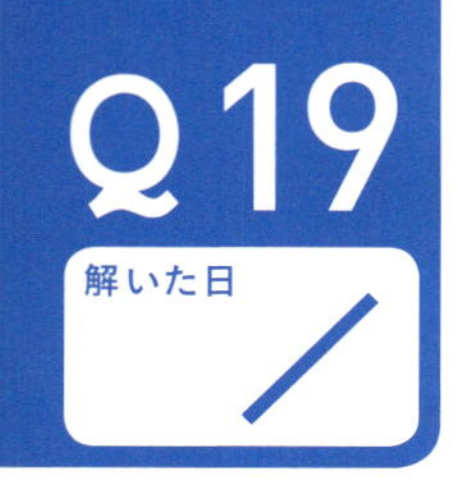

懐かしの洋画①

当てはまる映画のタイトルをリストから選んで書きましょう。

1930〜1950年代

リスト

- ㋐ 雨に唄えば
- ㋑ 駅馬車
- ㋒ エデンの東
- ㋓ カサブランカ
- ㋔ 風と共に去りぬ
- ㋕ 禁じられた遊び
- ㋖ 七年目の浮気
- ㋗ 独裁者
- ㋘ レベッカ
- ㋙ ローマの休日

❶ スカーレット・オハラの生涯を描いた超大作。
（1939年、アメリカ）

□□□□□□□

❷ 西部劇映画の傑作で、ジョン・ウェインの出世作。
（1939年、アメリカ）

□□□

❸ ナチズムを風刺したチャップリンの傑作コメディ。
（1940年、アメリカ）

□□□

❹ ヒッチコック監督のハリウッド初作品。アカデミー賞受賞。
（1940年、アメリカ）

□□□□

❺ ハンフリー・ボガートのセリフ「君の瞳に乾杯」が有名。
（1942年、アメリカ）

□□□□□□

❻ ミュージカル映画の金字塔。雨のなか、歌い踊る。
（1952年、アメリカ）

□□□□□

❼ ギター音楽が印象的。大戦下、両親を亡くした少女の物語。
（1952年、フランス）

□□□□□□□

❽ 王女と新聞記者の1日だけの恋。（1953年、アメリカ）

□□□□□□

❾ スカートがめくれ上がるシーンはあまりにも有名。（1955年、アメリカ）

□□□□□□

❿ ジェームズ・ディーンの映画初主演作。（1955年、アメリカ）

□□□□□

【答え】 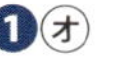
❶㋔

❷㋑
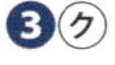
❸㋗
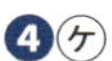
❹㋘
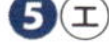
❺㋓
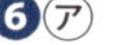
❻㋐
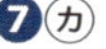
❼㋕

❽㋙
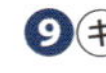
❾㋖

❿㋒

1960年代

❶アラン・ドロンの代表作。(1960年　イタリア・フランス)

❷アカデミー賞5部門受賞。ジャック・レモン、シャーリー・マクレーン主演。(1960年、アメリカ)

❸ブロードウェイミュージカルの映画化。下町を舞台に2つのグループが対立。(1961年、アメリカ)

・

❹ニューヨークを舞台にオードリー・ヘプバーンが魅力を振りまく。(1961年、アメリカ)

❺カトリーヌ・ドヌーヴ主演のミュージカルの傑作。(1964年、フランス)

❻スティーブ・マックイーンの代表作で、軽快な主題曲も大ヒットした。(1963年、アメリカ)

❼ショーン・コネリーがジェームズ・ボンドに扮した2作目。(1963年、イギリス)

❽ジュリー・アンドリュースの歌声とオーストリアの自然が美しい。(1965年、アメリカ)

・　・

❾ダスティン・ホフマンの出世作。主題歌はサイモン＆ガーファンクル。(1967年、アメリカ)

❿人類が下等動物として扱われるというSF映画の傑作。シリーズとなった。(1968年、アメリカ)

リスト

㋐ アパートの鍵貸します
㋑ ウエスト・サイド物語
㋒ サウンド・オブ・ミュージック
㋓ 猿の惑星
㋔ シェルブールの雨傘
㋕ 007ロシアより愛をこめて
㋖ 卒業
㋗ 大脱走
㋘ 太陽がいっぱい
㋙ ティファニーで朝食を

【答え】 ❶㋘ ❷㋐ ❸㋑ ❹㋙ ❺㋔ ❻㋗ ❼㋕ ❽㋒ ❾㋖ ❿㋓

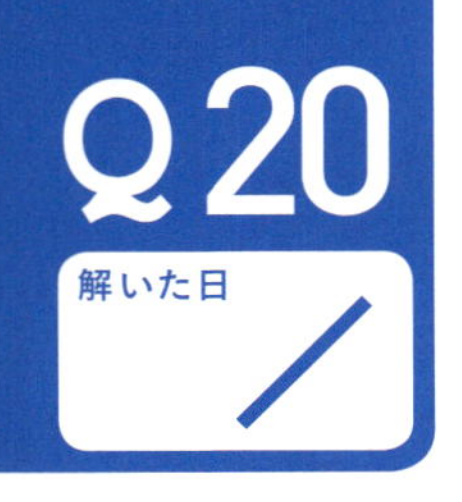

懐かしの洋画②

当てはまる映画のタイトルをリストから選んで書きましょう。

1970年代

❶ ラストシーンの画面いっぱいの花畑が印象に残る。
（1970年　イタリア・フランス・ソ連）

❷「愛とは決して後悔しないこと」のセリフが有名。
（1970年　イギリス）

❸ テーマ曲『メロディ・フェア』とともに大ヒット。
（1971年　イギリス）

❹ マフィアの世界を描いた不朽の名作。
（1972年　アメリカ）

❺ ブルース・リー主演。カンフーが一躍ブームに。
（1973年　アメリカ、香港）

❻ 悪魔祓いを描き、オカルト映画ブームを起こした。
（1973年　アメリカ）

❼ 超高層ビルの火災を描いたパニック映画の最高傑作。
（1974年　アメリカ）

❽ スピルバーグ監督の海洋パニック映画。恐怖をあおる音楽も有名に。
（1975年　アメリカ）

❾ ボクシング映画といえば。主題曲は、今もさまざまな場面で使われる。
（1976年　アメリカ）

❿ 帝国軍と反乱軍の戦いを描く大人気SFシリーズ。
（1977年　アメリカ）

リスト

- ㋐ ある愛の詩
- ㋑ エクソシスト
- ㋒ ゴッドファーザー
- ㋓ ジョーズ
- ㋔ スター・ウォーズ
- ㋕ タワーリング・インフェルノ
- ㋖ 小さな恋のメロディ
- ㋗ ひまわり
- ㋘ 燃えよドラゴン
- ㋙ ロッキー

【答え】❶㋗　❷㋐　❸㋖　❹㋒　❺㋘　❻㋑　❼㋕　❽㋓　❾㋙　❿㋔

1980年代

1 コッポラ監督のベトナム戦争映画。(1980年　アメリカ)

2 離婚と養育権裁判を描き、アカデミー賞5部門受賞。(1980年　アメリカ)

3 19世紀イギリスで、見世物小屋に立つ青年を描いた。(1980年　イギリス、アメリカ)

4 ハリソン・フォード主演の冒険映画の第一作。人気シリーズとなった。(1981年　アメリカ)

5 SFファンタジー。指の長い異星人が子どもたちと交流する。(1982年　アメリカ)

6 海軍士官学校の厳しい日々とロマンスを描く。(1982年　アメリカ)

7 ダンスシーンが印象的な青春映画。主題歌も大ヒットし、アカデミー賞歌曲賞受賞。(1983年　アメリカ)

8 幽霊退治に乗り出す男たちのコメディ。主題歌も世界的なヒットに。(1984年　アメリカ)

9 マイケル・J・フォックスの代表作。車に乗ってタイムトラベル。(1985年　アメリカ)

10 若き戦闘機パイロットたちを描いた、トム・クルーズの出世作。(1986年　アメリカ)

リスト

- ㋐ 愛(あい)と青春(せいしゅん)の旅立(たびだ)ち
- ㋑ E. T.
- ㋒ エレファント・マン
- ㋓ クレイマー、クレイマー
- ㋔ ゴーストバスターズ
- ㋕ 地獄(じごく)の黙示録(もくしろく)
- ㋖ トップガン
- ㋗ バック・トゥ・ザ・フューチャー
- ㋘ フラッシュダンス
- ㋙ レイダース／失(うしな)われたアーク

【答え】 1㋕ 2㋓ 3㋒ 4㋙ 5㋑ 6㋐ 7㋘ 8㋔ 9㋗ 10㋖

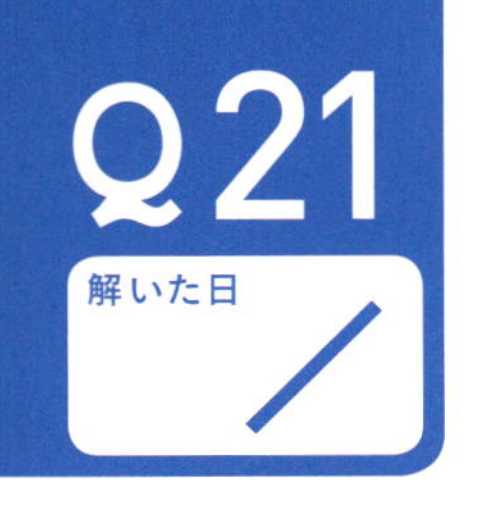

世界の美術館・博物館

当てはまる施設名を、リストから選んで書きましょう。

リスト

- ㋐ ヴァチカン美術館
- ㋑ エルミタージュ美術館
- ㋒ オルセー美術館
- ㋓ 国立故宮博物院
- ㋔ スミソニアン博物館
- ㋕ 大英博物館
- ㋖ ニューヨーク近代美術館
- ㋗ 広島平和記念資料館
- ㋘ メトロポリタン美術館
- ㋙ ルーブル美術館

❶ 宮殿だった建物に、皇帝や貴族の収集品を約300万点所蔵。ダ・ヴィンチやラファエロ、レンブラントの作品が見られる。（ロシア）

❷ 世界最大級の博物館。ロゼッタ・ストーン、パルテノン神殿の彫刻など常時15万点を展示。（イギリス）

❸ 旧駅舎を利用した美術館で、モネ、ドガ、ルノアールなど印象派の作品がずらり。（フランス）

❹ 「モナ・リザ」「ミロのヴィーナス」をはじめとする世界の美術品を30万点所蔵。（フランス）

❺ 歴代ローマ教皇の収集品を収蔵。天井画「最後の審判」があるシスティーナ礼拝堂もここの一部。（ヴァチカン）

❻ ワシントンD.C.にある博物館群で、月の石やライト兄弟の飛行機などがある国立航空宇宙博物館など、20余りの施設がある。（アメリカ）

❼ ゴッホ、ルソー、ピカソなど、近代の名だたる画家の名作を常設。略称MoMA。（アメリカ）

❽ 世界最大級の美術館。ミイラの棺に始まり、印象派、日本の浮世絵なども網羅。フェルメールの所蔵でも知られる。（アメリカ）

❾ 膨大な中国美術工芸品のコレクションで知られる。ヒスイの白菜の彫刻が有名。（台湾）

❿ 原爆の惨状を後世に伝える。（日本）

【答え】 ❶㋑ ❷㋕ ❸㋒ ❹㋙ ❺㋐ ❻㋔ ❼㋖ ❽㋘ ❾㋓ ❿㋗

第2章

平成の出来事

バブル絶頂期から始まった平成時代。
IT 化が一気に広まった時代でもある
平成のさまざまな出来事を思い出してみましょう。

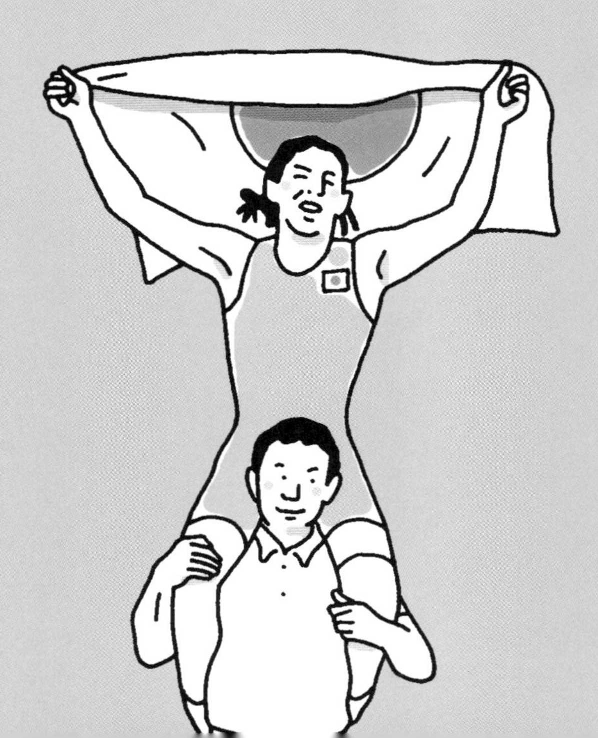

平成重大ニュース①

平成元年から 12 年まで、おもな出来事をまとめました。
当てはまる言葉をリストから選んで書きましょう。

平成

元年(1989) ❶ □□□ 導入
最初は 3%だった

2年 ❷ □□□□□□□□ 放送開始

3年 ❸ □□□□□□□ 開庁

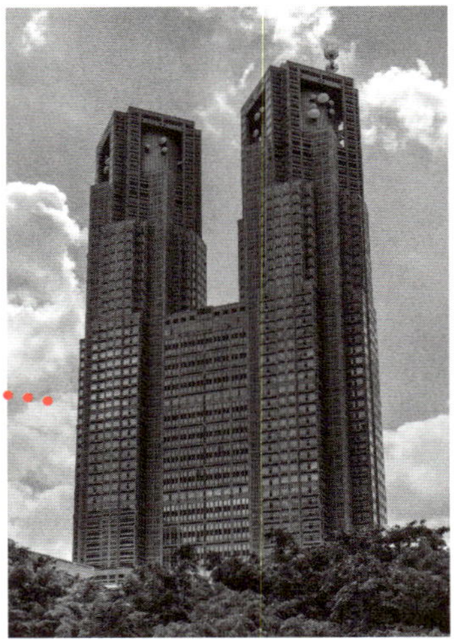

丹下健三の設計で、新宿副都心に建てられた。

4年 ❹ 東海道新幹線 □□□ 運行開始

❺ 長崎県で □□□□□□□ 開業

❻ □□□□□□ 成立
国連平和維持活動で、自衛隊による海外派遣が可能に。

❼ □□ 新幹線開業

❽ □□□ スペースシャトルで宇宙飛行

5年 ❾ □□□□ 開幕
初代年間王者はヴェルディ川崎。

❿ □□□ ご成婚

⓫ □□□□ の8派連立の非自民党内閣成立

⓬ □□□□□□□□□ 開通

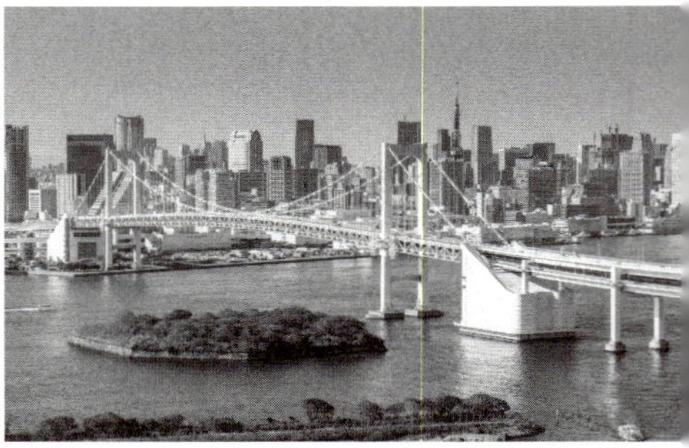

東京都心と臨海副都心を結ぶ全長 798 mの吊り橋。

6年 ⓭ □□□□□□ 開港
世界初の人工島からなる海上空港。

⓮ □□□□□ ノーベル文学賞受賞

【答え】 ❶㋖ ❷㋚ ❸㋛ ❹㋟ ❺㋠ ❻㋣ ❼㋧ ❽㊁ ❾㋕ ❿㋔ ⓫㋤ ⓬㋨ ⓭㋒ ⓮㋑

平成

平成30年には国民栄誉賞受賞。

7年(1995)

⑮ □□・□□ 大震災

⑯ □□□□□□ 事件

8年

⑰ □□□□ 史上初の七冠王

9年

⑱ □□□□ 自主廃業

⑲ □□□□□□□□□ 開通

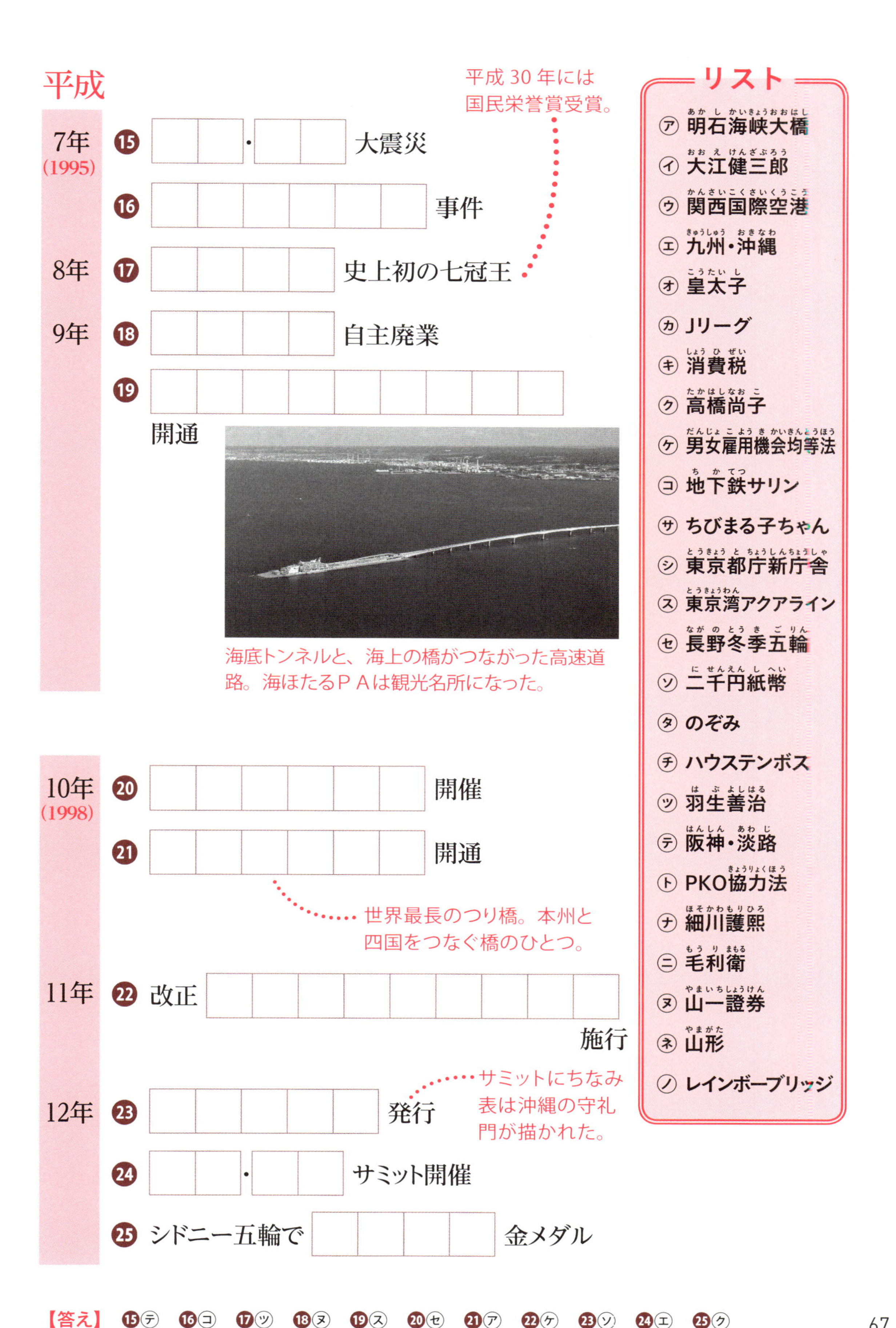

海底トンネルと、海上の橋がつながった高速道路。海ほたるＰＡは観光名所になった。

10年(1998)

⑳ □□□□□□ 開催

㉑ □□□□□□ 開通

世界最長のつり橋。本州と四国をつなぐ橋のひとつ。

11年

㉒ 改正 □□□□□□□□□ 施行

12年

㉓ □□□□□ 発行

サミットにちなみ表は沖縄の守礼門が描かれた。

㉔ □□・□□ サミット開催

㉕ シドニー五輪で □□□□ 金メダル

リスト

- ㋐ 明石海峡大橋
- ㋑ 大江健三郎
- ㋒ 関西国際空港
- ㋓ 九州・沖縄
- ㋔ 皇太子
- ㋕ Jリーグ
- ㋖ 消費税
- ㋗ 高橋尚子
- ㋘ 男女雇用機会均等法
- ㋙ 地下鉄サリン
- ㋚ ちびまる子ちゃん
- ㋛ 東京都庁新庁舎
- ㋜ 東京湾アクアライン
- ㋝ 長野冬季五輪
- ㋞ 二千円紙幣
- ㋟ のぞみ
- ㋠ ハウステンボス
- ㋡ 羽生善治
- ㋢ 阪神・淡路
- ㋣ PKO協力法
- ㋤ 細川護熙
- ㋥ 毛利衛
- ㋦ 山一證券
- ㋧ 山形
- ㋨ レインボーブリッジ

【答え】 ⑮㋢ ⑯㋙ ⑰㋡ ⑱㋦ ⑲㋜ ⑳㋝ ㉑㋐ ㉒㋘ ㉓㋞ ㉔㋓ ㉕㋗

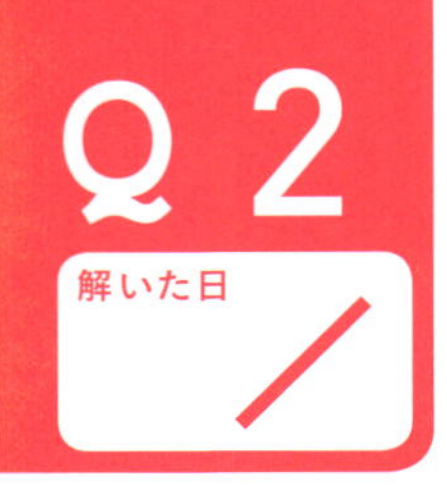

平成重大ニュース②

平成 13 年から 31 年まで、おもな出来事をまとめました。
当てはまる言葉をリストから選んで書きましょう。

平成

13年（2001）
❶ □□□ 開園
ランドの隣に大人向けとして展開。

❷ □□□□□□□□□ 開園

14年
❸ 完全学校週5日制の □□□□□ 始まる

❹ □□□□□□□□□ 開催
日本は決勝トーナメントに進出するも一回戦で敗退。

❺ □□□□・田中耕一ノーベル賞受賞
同じ年に 2 人受賞は日本初。

❻ 北朝鮮の □□□□□ 5人が帰国

17年
❼ □□□□□□ 開港

❽ □□□□ 開催
愛称は「愛・地球博」。冷凍マンモスが目玉のひとつ。

伊勢湾の人工島につくられた。

18年
❾ 侍ジャパン第1回 □□□ 優勝

19年
❿ □□□□ 民営化

アメリカの投資銀行の破綻が世界規模の金融危機を引き起こした。

20年（2008）
⓫ □□□□□□□□ 発生

【答え】 ❶ツ ❷サ ❸ト ❹ス ❺オ ❻ナ ❼コ ❽ア ❾ク ❿テ ⓫ニ

平成

衆議院総選挙で民主党が大勝。

21年(2009)	⑫	□□□□□ 誕生
22年	⑬	□□ 新幹線全線開通
23年	⑭	□□□ 大震災
	⑮	□□ 新幹線鹿児島ルート全線開通
	⑯	なでしこジャパン、サッカー □□□□□□□□□ 優勝
	⑰	□□□□□□ 放送移行開始
24年	⑱	東京 □□□□□□ 開業
	⑲	□□□□ ノーベル生理学・医学賞受賞
26年	⑳	□□□□□□□ 開業
28年	㉑	□□□ 新幹線開業
30年(2018)	㉒	□□□□□ 全米オープン優勝
31年		退位の礼

世界一高い電波塔。高さは 634 m。

地上 300 mの日本一高いビル。百貨店やホテル、美術館などが入る。

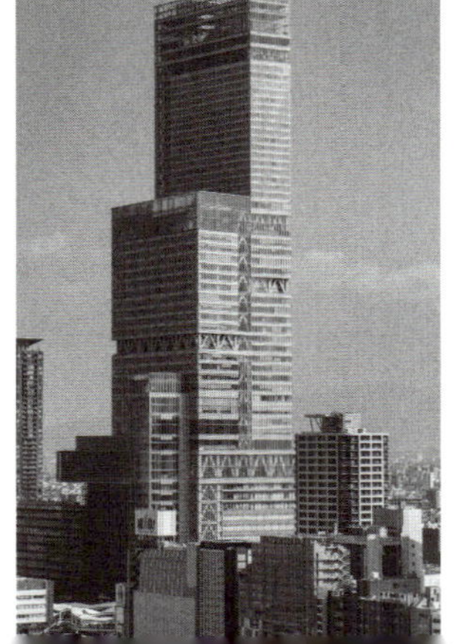

リスト

- ㋐ 愛知万博
- ㋑ あべのハルカス
- ㋒ 大坂なおみ
- ㋓ 九州
- ㋔ 小柴昌俊
- ㋕ 女子ワールドカップ
- ㋖ スカイツリー
- ㋗ WBC
- ㋘ 地上デジタル
- ㋙ 中部国際空港
- ㋚ 東京ディズニーシー
- ㋛ 東北
- ㋜ 日韓ワールドカップ
- ㋝ 東日本
- ㋞ 非自民政権
- ㋟ 北海道
- ㋠ 山中伸弥
- ㋡ USJ
- ㋢ 郵政事業
- ㋣ ゆとり教育
- ㋤ 拉致被害者
- ㋥ リーマンショック

【答え】 ⑫㋞ ⑬㋛ ⑭㋝ ⑮㋓ ⑯㋕ ⑰㋘ ⑱㋖ ⑲㋠ ⑳㋑ ㉑㋟ ㉒㋒

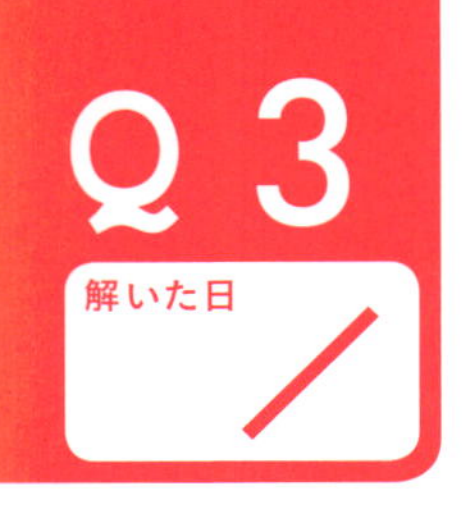

平成を彩った人々

それぞれ当てはまる人名を、リストから選んで書きましょう。

政財界

❶官房長官時代に新元号を発表して注目を集めた。後に首相に。

❷「自民党をぶっ壊す!」など、劇場型政治で圧倒的な支持を得た。

❸「マドンナ旋風」で社会党を大勝させたときの名文句は「山が動いた」。

❹民主党が政権交代を果たしたときの最初の内閣総理大臣。

❺自社さ連立政権で首相になった社会党委員長。

❻民主党政権の首相。在任中に東日本大震災、福島第一原発事故に見舞われた。

❼タレントから政界入りした。「2位じゃダメなんでしょうか」が話題に。

❽ニュースキャスターから政界入り。緑色を身に着け女性初の都知事に。

❾ライブドアの社長にあったとき、球団やニッポン放送の買収を試み、世間を騒がせた。

❿ソフトバンクグループの創業者。東日本大震災の被災者へ巨額の寄付をした。

リスト

- ㋐ 小渕恵三(おぶちけいぞう)
- ㋑ 菅直人(かんなおと)
- ㋒ 小池百合子(こいけゆりこ)
- ㋓ 小泉純一郎(こいずみじゅんいちろう)
- ㋔ 孫正義(そんまさよし)
- ㋕ 土井たか子(どいたかこ)
- ㋖ 鳩山由紀夫(はとやまゆきお)
- ㋗ 堀江貴文(ほりえたかふみ)
- ㋘ 村山富市(むらやまとみいち)
- ㋙ 蓮舫(れんほう)

【答え】 ❶㋐ ❷㋓ ❸㋕ ❹㋖ ❺㋘ ❻㋑ ❼㋙ ❽㋒ ❾㋗ ❿㋔

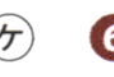

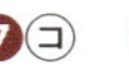

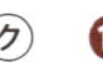

有名人

❶ 平成の歌姫であり、ファッションリーダーとして一大ブームを起こした。

❷ バラエティ、ドラマなど新たなアイドル像を確立した国民的グループ。

❸ たけし・タモリと並ぶお笑いビッグ3の一人。好感度でも常に上位に。

❹ 個性を活かし多分野で活躍しているアイドルグループ。幅広い年齢層に人気。

❺ 巨漢の女装タレント。スバリものをいう姿勢で信頼と好感を得る。

❻ メンバーが加入・卒業を繰り返して成長していった国民的アイドル。

❼ 日本、メジャーリーグで数々の記録を樹立した世界トップレベルの野球選手。

❽ 甲子園春夏連覇を皮切りにプロ入り後も大活躍。「平成の怪物」と呼ばれた。

❾ 「トリプルアクセル」が代名詞のトップスケーター。銀メダリスト。

❿ 冬季五輪2連覇。フィギュアスケート男子の最高峰的存在。

⓫ 全米オープンで準優勝した日本テニス界のスーパースター。

⓬ 史上最年少14歳2か月でプロデビュー。29連勝して歴代最多連勝記録を更新。

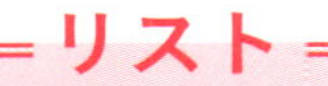

- ㋐ 明石家（あかしや）さんま
- ㋑ 浅田真央（あさだまお）
- ㋒ 安室奈美恵（あむろなみえ）
- ㋓ 嵐（あらし）
- ㋔ イチロー
- ㋕ スマップ
- ㋖ 錦織圭（にしこりけい）
- ㋗ 羽生結弦（はにゅうゆづる）
- ㋘ 藤井聡太（ふじいそうた）
- ㋙ マツコ・デラックス
- ㋚ 松坂大輔（まつざかだいすけ）
- ㋛ モーニング娘（むすめ）。

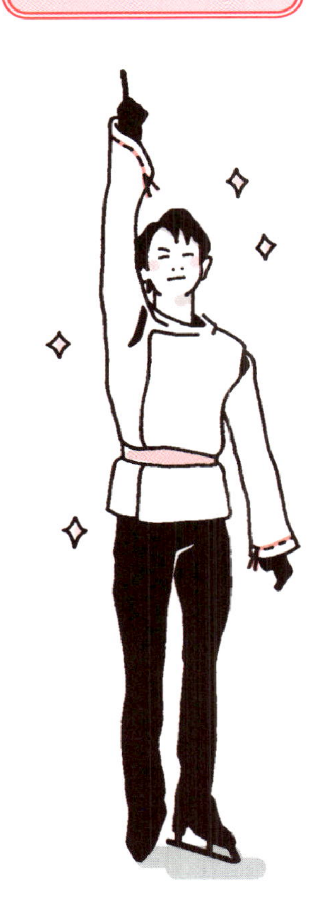

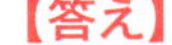
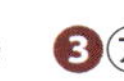
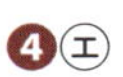
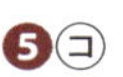

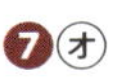
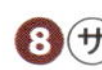
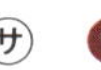
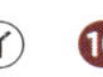

【答え】 ❶㋒ ❷㋕ ❸㋐ ❹㋓ ❺㋙ ❻㋛ ❼㋔ ❽㋚ ❾㋑ ❿㋗ ⓫㋖ ⓬㋘

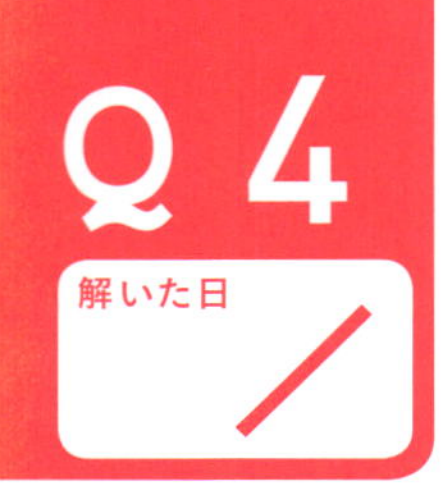

Q4 ブーム・流行語

それぞれに当てはまる言葉をリストから選んで書きましょう。

ブーム

リスト

- ㋐ SantaFe
- ㋑ ジュリアナ東京（とうきょう）
- ㋒ 食（た）べるラー油（ゆ）
- ㋓ たまごっち
- ㋔ タマちゃん
- ㋕ ティラミス
- ㋖ 韓流（はんりゅう）
- ㋗ ふなっしー
- ㋘ フリース
- ㋙ ポケモンGO

❶ イタリア生まれのスイーツ □□□□□ 。
イタ飯と相まって大ブームになった。

❷ 伝説のディスコ □□□□□□□ では
ボディコンの女性たちがお立ち台で踊った。

❸ 150万部以上の売り上げを記録した宮沢りえの
写真集は □□□□□□□ 。

❹ □□□□□ は液晶画面の中でペットを
飼うように世話をして育てる携帯ゲーム。

❺「冬のソナタ」のヨン様人気で、
□□ ブームに火がついた。

❻ 平成10年、ユニクロの名を一躍有名にした
大ヒット商品 □□□□ がブームになった。

❼ 多摩川で発見されたアゴヒゲアザラシに
つけられた名前は □□□□□ 。

❽ 梨の妖精 □□□□□ は
千葉県船橋市の非公認ご当地キャラクター。

❾ □□□□□□ は調味料としてではなく
おかず感覚で食べられるのが新鮮で大ブームに。

❿ □□□□□□ は現実の街中に現れる
キャラクターを捕まえるGPS機能を使ったゲーム。

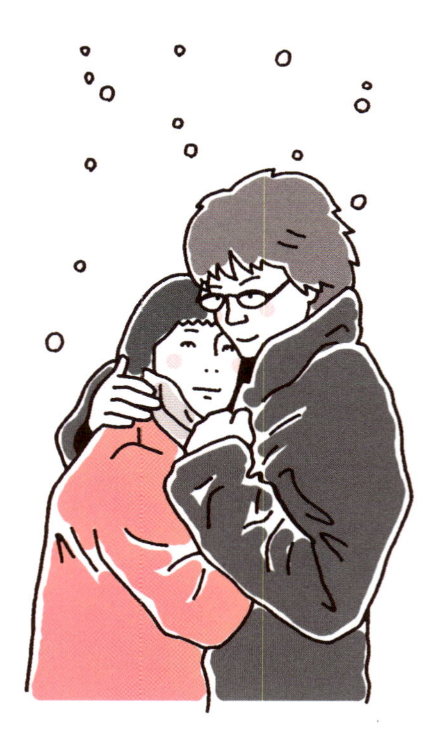

【答え】 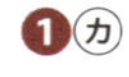 ❶㋕  ❷㋑ 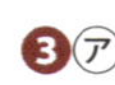 ❸㋐ 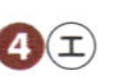 ❹㋓ 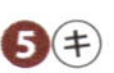 ❺㋖ 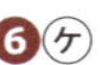 ❻㋘ 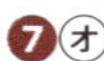 ❼㋔  ❽㋗ 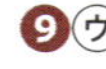 ❾㋒  ❿㋙

流行語

❶ □□□□□□ はバブル時代の傍若無人なおばさんたちを称した言葉。

❷ テレビドラマ「家なき子」の主人公の決め台詞は「同情するなら □□ をくれ」。

❸ 不倫を描いた映画のタイトルから「□□□（する）」が1997年の流行語大賞に。

❹ お笑いコンビ、パイレーツの □□□□□□ は決めポーズと共に人気を集めた。

❺ トリノ冬季五輪金メダルの女子フィギュア・荒川静香の得意技 □□□□□□ が流行。

❻ 天海祐希主演のドラマ「Around40」から広まった □□□□□ は40歳前後の人を表す言葉。

❼ 水木しげるの妻の自伝をドラマ化した朝ドラのタイトルから □□□□ が2010年の流行語大賞に。

❽ お笑い芸人・スギちゃんの持ちネタ □□□□□□□ が大ブレイク。

❾ □□□□□ は東進ハイスクール講師・林修の決め台詞。

❿ 朝ドラ「あまちゃん」で天野アキが多用した岩手県の方言 □□□□□□ が大流行。

⓫ ドラマ「半沢直樹」の決め台詞 □□□ が流行語になった。

⓬ □□□□ は、平昌五輪女子カーリング日本代表メンバーの会話から注目を集めた。

リスト

- ㋐ アラフォー
- ㋑ イナバウアー
- ㋒ 今（いま）でしょ！
- ㋓ オバタリアン
- ㋔ カネ
- ㋕ ゲゲゲの
- ㋖ じぇじぇじぇ
- ㋗ 失楽園（しつらくえん）
- ㋘ そだねー
- ㋙ だっちゅーの
- ㋚ 倍返し（ばいがえし）
- ㋛ ワイルドだろぉ

【答え】 ❶㋓ ❷㋔ ❸㋗ ❹㋙ ❺㋑ ❻㋐ ❼㋕ ❽㋛ ❾㋒ ❿㋖ ⓫㋚ ⓬㋘

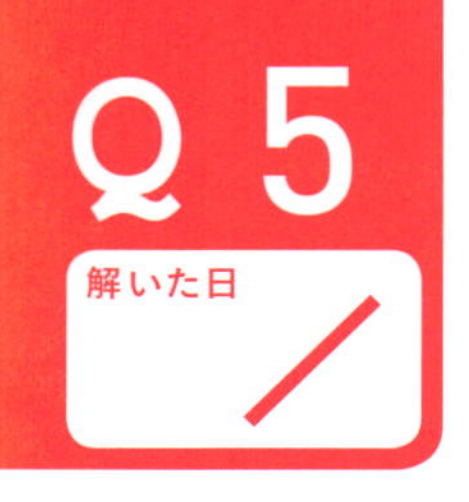

芸能ニュース

それぞれに当てはまる言葉をリストから選んで書きましょう。

テレビ・タレント

❶「101回目のプロポーズ」で武田鉄矢が演じる主人公の□□□□□□□□が流行語に。

❷「進め！電波少年」でヒッチハイクで世界を旅してブレイクしたコンビは□□□。

❸沖縄ブームの火付け役になった朝ドラは□□□□□。

❹教育テレビ「おかあさんといっしょ」で大ヒットした□□□□□□は曲調がタンゴ。

❺宮﨑あおい主演の大河ドラマ□□は女性層の支持を得てヒット作になった。

❻タモリをメインに雑学知識を紹介する□□□□□□は深夜枠からゴールデンに昇格。

❼「世界の果てまでイッテQ！」の珍獣ハンターになった□□□□□□が一躍脚光を浴びた。

❽人気アイドル・嵐司会のバラエティ□□□□□□は幅広いファンに受けた。

❾ドラマ「逃げるは恥だが役に立つ」のエンディングの□□□□がYouTubeで話題に。

❿朝ドラ「あさが来た」でイケメン実業家を演じた□□□□・□□□□の人気が急上昇。

リスト

- ㋐ 篤姫（あつひめ）
- ㋑ 嵐（あらし）にしやがれ
- ㋒ イモトアヤコ
- ㋓ 恋（こい）ダンス
- ㋔ 猿岩石（さるがんせき）
- ㋕ だんご三兄弟（さんきょうだい）
- ㋖ ちゅらさん
- ㋗ ディーン・フジオカ
- ㋘ トリビアの泉（いずみ）
- ㋙ 僕（ぼく）は死（し）にましぇん

【答え】❶㋙ ❷㋔ ❸㋖ ❹㋕ ❺㋐ ❻㋘ ❼㋒ ❽㋑ ❾㋓ ❿㋗

ヒット曲・CM

❶ 安室奈美恵の「CAN YOU CELEBRATE?」は平成の□□□□□の定番曲になった。

❷ SMAPの「世界に一つだけの花」で歌われる□□□□□□が流行語に。

❸ デビュー曲「Automatic」がブレイクした宇多田ヒカルは□□□□□□生まれの帰国子女。

❹「WOW WAR TONIGHT～時には起こせよムーヴメント」H Jungle with tのHは□□□□。

❺ サザンオールスターズの□□□□□□□は平成のラブバラード究極の名曲。

❻ B.B.クィーンズが歌う□□□□□□□□の主題歌「おどるポンポコリン」が大流行。

❼ 松平健が派手な衣装で歌い踊る「マツケンサンバ」は□□□□の振付も大流行。

❽ サントリーなっちゃん！のCM。初代なっちゃんは□□□□。

❾ ソフトバンクCM、上戸彩や犬のお父さんが出演する家族の名は□□□。

❿ リゲインCMソングの中に出てくる□□□□□□□□が当時のバブル期を象徴。

⓫「消臭力」のCMの少年□□□くんのハイトーンボイスは高い注目を集めた。

⓬ サントリー「BOSS」のCMの宇宙人を演じたのは名優トミー・リー・□□□□□。

リスト

- ㋐ オンリーワン
- ㋑ 結婚披露宴（けっこんひろうえん）
- ㋒ ジョーンズ
- ㋓ 白戸家（しらとけ）
- ㋔ 田中麗奈（たなかれな）
- ㋕ ちびまる子ちゃん
- ㋖ TSUNAMI
- ㋗ 24時間戦えますか（じかんたたか）
- ㋘ ニューヨーク
- ㋙ 浜田雅功（はまだまさとし）
- ㋚ 真島茂樹（まじましげき）
- ㋛ ミゲル

【答え】 ❶㋑ ❷㋐ ❸㋘ ❹㋙ ❺㋖ ❻㋕ ❼㋚ ❽㋔ ❾㋓ ❿㋗ ⓫㋛ ⓬㋒

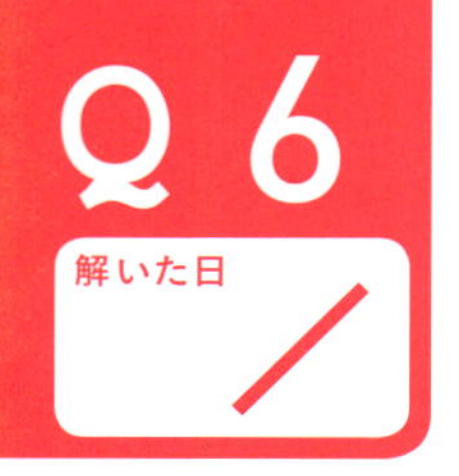

スポーツニュース

それぞれに当てはまる言葉をリストから選んで書きましょう。

野球

❶ 高校野球で星稜高校の松井秀喜が対戦相手から5打席連続 □□ され、騒然となった。

❷ 平成7年、日本人メジャーリーガーとなった野茂英雄は日本人初の □□□ に輝いた。

❸ 高校野球決勝で横浜高校の松坂大輔が □□□□□□□□□ を達成。春夏連覇を果たした。

❹ 守護神として横浜の日本一の原動力になった佐々木主浩の愛称は □□□□□□ 。

❺ 平成13年、北川博敏が放った代打逆転 □□□□ 満塁優勝決定ホームランで近鉄が優勝。

❻ 平成17年からプロ野球で新しく □・□□□□ が行われるようになった。

❼ ワールドベースボールクラシック出場時の野球日本代表の愛称は □□□□□ 。

❽ 平成25年、楽天の田中将大は開幕から □ 連勝し、シーズン連勝の日本プロ野球新記録を樹立。

❾ 平成27年、ソフトバンクの柳田悠岐とヤクルトの山田哲人が □□□□□□□ を達成。

❿ 大谷翔平は投手で日本人最速165キロの記録を持ち優秀な打者でもある □□□ 。

リスト

- ㋐ 敬遠（けいえん）
- ㋑ 侍（さむらい）ジャパン
- ㋒ サヨナラ
- ㋓ 新人王（しんじんおう）
- ㋔ セ・パ交流戦（こうりゅうせん）
- ㋕ トリプルスリー
- ㋖ 24
- ㋗ 二刀流（にとうりゅう）
- ㋘ ノーヒットノーラン
- ㋙ ハマの大魔神（だいまじん）

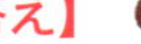【答え】 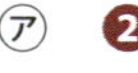❶㋐ 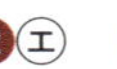❷㋓ 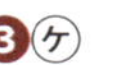❸㋘ 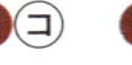❹㋙ 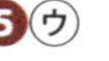❺㋒ 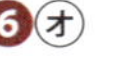❻㋔ ❼㋑ 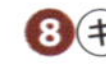❽㋖ 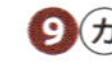❾㋕ 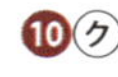❿㋗

スポーツ全般

❶ ボクシングWBC世界バンタム級王者になった辰吉丈一郎の愛称は□□□□□□。

❷ サッカー日本代表はW杯最終予選□□□□□□を乗り越え、4年後初出場を果たす。

❸ トリノ冬季五輪で荒川静香は、アジア選手初の五輪フィギュア□□□□を獲得。

❹ 大相撲で若乃花が横綱に昇進し、史上初の□□□□が誕生した。

❺ シドニー五輪で女子柔道の田村亮子が「最高でも金、□□□□□」で悲願の金メダル。

❻ 平成15年、大相撲で朝青龍が□□□□出身で初の横綱に昇進。

❼ アテネ五輪、北島康介が平泳ぎで2冠達成直後に発した名言は□□□□□□□□。

❽ 平成16年、バスケットボールの田臥勇太が日本初の□□□選手になった。

❾ ゴルフの石川遼が男子ツアー世界最年少優勝を果たしたときの愛称は□□□□□□。

❿ 平成17年、□□□□□□□□□が中央競馬史上2頭目のクラシック無敗三冠馬に。

⓫ 女子W杯ドイツ大会でサッカー日本女子代表□□□□□□□□が優勝した。

⓬ 女子レスリングの吉田沙保里は世界選手権16連覇を記録。称して□□□□□□□。

リスト

- ㋐ NBA
- ㋑ 兄弟横綱(きょうだいよこづな)
- ㋒ 金(きん)メダル
- ㋓ 最低(さいてい)でも金(きん)
- ㋔ チョー気持(きも)ちいい
- ㋕ ディープインパクト
- ㋖ ドーハの悲劇(ひげき)
- ㋗ なでしこジャパン
- ㋘ 浪速(なにわ)のジョー
- ㋙ ハニカミ王子(おうじ)
- ㋚ モンゴル
- ㋛ 霊長類最強女子(れいちょうるいさいきょうじょし)

【答え】 ❶㋘ ❷㋖ ❸㋒ ❹㋑ ❺㋓ ❻㋚ ❼㋔ ❽㋐ ❾㋙ ❿㋕ ⓫㋗ ⓬㋛

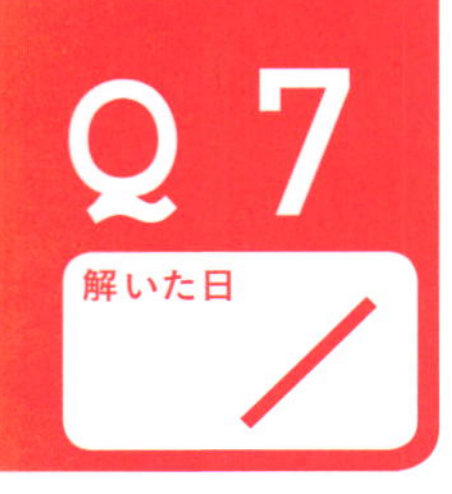

映画

当てはまる映画のタイトルと人名を、リストから選んで書きましょう。

映画作品

❶社交ダンス教室を扱ったハートフル・コメディ。監督は周防正行。

❷実話を基にした映画。レオナルド・ディカプリオ主演でアカデミー賞を総なめ。

❸連続テレビドラマの劇場版。織田裕二扮する青島刑事が人気に。

❹リュック・ベッソン監督のアクション映画。ジャン・レノがこの作品でブレイク。

❺日本アニメの金字塔。興行収入は300億円を超える。

❻ディズニーアニメ史上最高のヒット作。主題歌「Let It Go」も話題に。

❼シリーズ第1作。主演のダニエル・ラドクリフは当時11歳。

❽古き良き日本が舞台。吉岡秀隆が主演した。

❾リチャード・ギア、ジュリア・ロバーツ主演のシンデレラ・ストーリー。

❿怪獣をフルCGで製作したシリーズ初の作品。長谷川博己ほか、豪華キャスト陣も話題に。

リスト

- ㋐ アナと雪の女王
- ㋑ ALWAYS 三丁目の夕日
- ㋒ 踊る大捜査線
- ㋓ Shall we ダンス?
- ㋔ シン・ゴジラ
- ㋕ 千と千尋の神隠し
- ㋖ タイタニック
- ㋗ ハリー・ポッターと賢者の石
- ㋘ プリティ・ウーマン
- ㋙ レオン

 【答え】 ❶㋓ ❷㋖ ❸㋒ ❹㋙ ❺㋕ ❻㋐ ❼㋗ ❽㋑ ❾㋘ ❿㋔

映画スター

❶「ブラック・レイン」の鬼気迫る演技でハリウッドをも圧倒した日本のカリスマ俳優。

❷「万引き家族」ほか多数の作品で存在感が評価された女優。平成30年死去。

❸「のだめカンタービレ」の野田恵役がはまり役になりブレイクした。

❹モデル出身の2枚目俳優。「テルマエ・ロマエ」でのなりきりぶりが話題に。

❺「デスノート」の「L」役を怪演。この演技を機に注目が高まった。

❻アイドル出身でありながら演技の幅は広い。「永遠の0」の演技は絶賛を浴びた。

❼「世界の中心で、愛をさけぶ」のヒロイン・廣瀬亜紀を好演し、多くの映画賞を受賞。

❽映画「ウォーターボーイズ」で一気に注目を集める。「悪人」の演技が海外でも高く評価された。

❾「バトル・ロワイアル」で主演に抜擢。その後も映画、舞台で活躍を続ける。

❿「スピード」「マトリックス」でブレイクしたイケメン人気俳優。

□□□・□□□□

⓫日本が舞台の「ラストサムライ」でも主演したハリウッドの大スター。

□□・□□□□

⓬「パイレーツ・オブ・カリビアン」のキャラクターが印象的な個性派俳優。

□□□□・□□□

リスト

- ㋐ 阿部寛（あべひろし）
- ㋑ 上野樹里（うえのじゅり）
- ㋒ 岡田准一（おかだじゅんいち）
- ㋓ キアヌ・リーブス
- ㋔ 樹木希林（ききりん）
- ㋕ ジョニー・デップ
- ㋖ 妻夫木聡（つまぶきさとし）
- ㋗ トム・クルーズ
- ㋘ 長澤まさみ（ながさわ）
- ㋙ 藤原竜也（ふじわらたつや）
- ㋚ 松田優作（まつだゆうさく）
- ㋛ 松山ケンイチ（まつやま）

【答え】 ❶㋚ ❷㋔ ❸㋑ ❹㋐ ❺㋛ ❻㋒ ❼㋘ ❽㋖ ❾㋙ ❿㋓ ⓫㋗ ⓬㋕

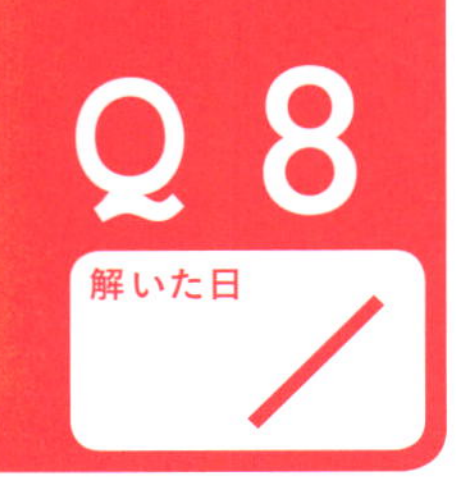

平成の事件簿

それぞれに当てはまる言葉をリストから選んで書きましょう。

事件

❶ 自民党・経世会の □□□ 会長が
佐川急便から受けた5億円の闇献金が判明。

❷ 平成7年、ナトリウム漏洩事故が起き、のちに
廃炉が決まった高速増殖炉は □□□□。

❸ 弁護士一家殺害、松本サリン、地下鉄サリンで
日本中を震撼させた □□□□□□。

❹ 平成8年、大阪府堺市の小学校で大腸菌 □□
□□□ が発生。多くの児童が感染した。

❺ バブル崩壊で □□□□□□□ が
破綻、山一證券が自主廃業し、深刻な金融危機に。

❻ 和歌山市の夏祭りで □□□ にヒ素が混入され4人が死亡、
63人が急性ヒ素中毒になった。

❼ 分譲マンションやホテルなどで □□□□ の不足を偽装していた
ことが発覚。

❽ 平成17年、JR □□□ 線の列車が脱線。
JR史上最悪の鉄道事故となった。

❾ 平成22年、□□□□ 沖で中国漁船と海上保安庁の
巡視船が衝突した。

❿ 東日本大震災の地震と津波により □□□□ 原子力発電所は
全電源喪失。重大な事態となる。

リスト

- ㋐ オウム真理教（しんりきょう）
- ㋑ O−157
- ㋒ 金丸信（かねまるしん）
- ㋓ カレー
- ㋔ 尖閣諸島（せんかくしょとう）
- ㋕ 耐震強度（たいしんきょうど）
- ㋖ 福島第一（ふくしまだいいち）
- ㋗ 福知山（ふくちやま）
- ㋘ 北海道拓殖銀行（ほっかいどうたくしょくぎんこう）
- ㋙ もんじゅ

【答え】 ❶㋒ ❷㋙ ❸㋐ ❹㋑ ❺㋘ ❻㋓ ❼㋕ ❽㋗ ❾㋔ ❿㋖

ニュース

❶ 平成元年、竹下内閣が消費税を導入。
平成9年には税率 □ %に上がった。

❷ TBS記者の □□□□ がソ連の宇宙船ソユーズに搭乗。日本人初の宇宙飛行士に。

❸ 平成に入ると景気が急速に後退。株価、地価が暴落し、□□□ 経済は崩壊した。

❹ 平成5年、日本初の開閉式屋根を持つ多目的ドーム球場 □□ ドームが完成。

❺ 平成6年、小選挙区 □□□□ 並立制が衆議院議員選挙に導入される。

❻ □□ が進み、平成7年4月には1ドル=79円を記録。

❼ 平成7年、□□□□ が東京都知事に、横山ノックが大阪府知事に就任し話題に。

❽ 冬季五輪開催に合わせ、東京と開催地を結ぶ □□ 新幹線が平成9年に開業。

❾ 平成9年、地球温暖化防止京都会議にて □□□□□ が採択された。

❿ 小泉内閣は □□□□□ を争点に衆議院を解散。総選挙は自民党296議席の大勝を収めた。

⓫ 平成16年、□□□□□□ 問題で、選手会は初のストライキを決行。「たかが選手が」の発言が波紋を呼んだ。

⓬ 「□□□□□□ は、あります」の会見が印象的だった捏造問題。「リケジョ（理系女子）」が注目された。

リスト

- ㋐ 青島幸男
- ㋑ 秋山豊寛
- ㋒ 円高
- ㋓ 京都議定書
- ㋔ 5
- ㋕ STAP細胞
- ㋖ 長野
- ㋗ バブル
- ㋘ 比例代表
- ㋙ 福岡
- ㋚ プロ野球再編
- ㋛ 郵政民営化

【答え】 ❶㋔ ❷㋑ ❸㋗ ❹㋙ ❺㋘ ❻㋒ ❼㋐ ❽㋖ ❾㋓ ❿㋛ ⓫㋚ ⓬㋕

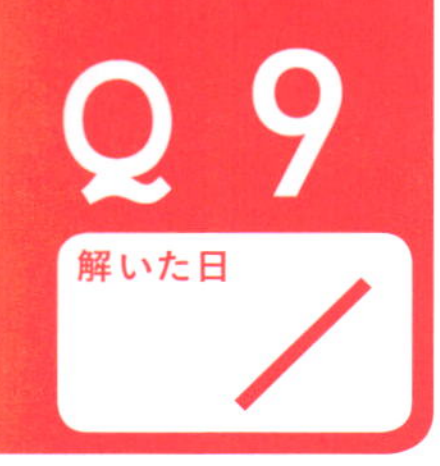

世界のニュース

それぞれに当てはまる言葉をリストから選んで書きましょう。

事件

❶ 平成元年、□□□□□□が崩壊し、翌年、東西ドイツの統一が実現した。

❷ □□□事件は、中国で民主化を求めたデモ隊と軍隊とが衝突した。

❸ ソ連の15の共和国が分離・独立し大統領□□□□□□が辞任して、ソ連は消滅した。

❹ イラクのクウェート侵攻をきっかけに多国籍軍がイラクを空爆し、□□□□が始まった。

❺ 中東和平を進めたイスラエルの□□□首相が平和集会会場で反対派に暗殺された。

❻ 平成8年、ペルーの首都リマにある□□□□□□がテロリストに占拠された。

❼ 平成12年、パリでエールフランス航空の□□□□□機が墜落。多くの死者を出した。

❽ アメリカ同時多発テロで□□□□□□□□センタービルに航空機が突っ込み、爆発炎上した。

❾ 北アフリカ、中東諸国で起きた民衆による大規模な抗議運動は□□□□□と呼ばれた。

❿ 平成29年、マレーシアの空港で北朝鮮の故・金正日の長男、□□□が毒殺された。

リスト

- ㋐ アラブの春（はる）
- ㋑ 金正男（キムジョンナム）
- ㋒ ゴルバチョフ
- ㋓ コンコルド
- ㋔ 天安門（てんあんもん）
- ㋕ 日本大使公邸（にほんたいしこうてい）
- ㋖ ベルリンの壁（かべ）
- ㋗ ラビン
- ㋘ ワールドトレード
- ㋙ 湾岸戦争（わんがんせんそう）

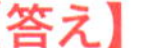【答え】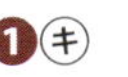 ❶㋖ 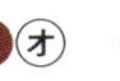 ❷㋔  ❸㋒ 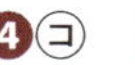 ❹㋙  ❺㋗ 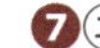 ❻㋕  ❼㋓ 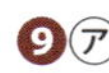 ❽㋘  ❾㋐ ❿㋑

ニュース・出来事

❶ 国民直接選挙によりロシア共和国の初代大統領はボリス・□□□□□。

❷ 平成3年ミャンマーのアウンサン□□□□は非暴力民主化運動でノーベル平和賞を受賞。

❸ 欧州連合(EU)が発足し、平成11年、欧州単一通貨□□□が導入された。

❹ 南アフリカ共和国で初めての全人種参加選挙が行われ、ネルソン・□□□□が大統領に。

❺ 約1世紀半に渡りイギリスの植民地だった□□は、平成9年、中華人民共和国に返還された。

❻ □□□□□□はインドネシアの占領から独立し、21世紀最初の独立国になった。

❼ 新しい感染症□□□□がアジアを中心に世界に広まった。

❽ インドネシア西部の□□□□□□で大規模な地震が発生。死者・行方不明者は30万人を超えた。

❾ 米国南部を襲った大型ハリケーン□□□□□は米国史上最大級の自然災害をもたらした。

❿ アメリカ証券大手□□□□・ブラザーズの破綻は、世界金融危機の引き金になった。

⓫ 平成21年、バラク・□□□が黒人初のアメリカ合衆国大統領になった。

⓬ 「キング・オブ・ポップ」□□□□・□□□□□は、平成21年、コンサート直前に急逝。

リスト

- ㋐ エリツィン
- ㋑ オバマ
- ㋒ カトリーナ
- ㋓ SARS
- ㋔ スーチー
- ㋕ スマトラ島沖(とうおき)
- ㋖ 東(ひがし)ティモール
- ㋗ 香港(ホンコン)
- ㋘ マイケル・ジャクソン
- ㋙ マンデラ
- ㋚ ユーロ
- ㋛ リーマン

【答え】 ❶㋐ ❷㋔ ❸㋚ ❹㋙ ❺㋗ ❻㋖ ❼㋓ ❽㋕ ❾㋒ ❿㋛ ⓫㋑ ⓬㋘

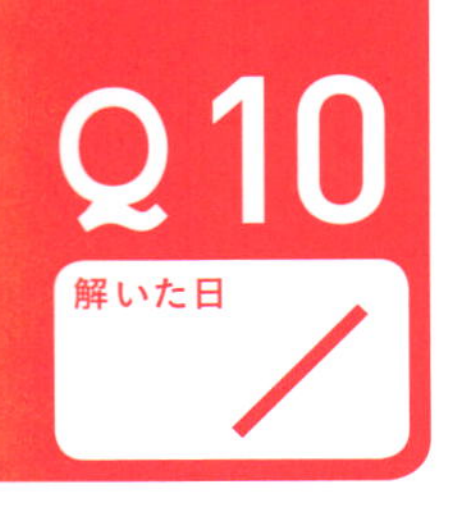

平成のベストセラー

平成のベストセラーです。作者名をリストから選んで書きましょう。

❶ TUGUMI

❷ 愛される理由

❸ 遺書

❹ 脳内革命

❺ 五体不満足

❻ チーズはどこへ消えた?

❼ ハリー・ポッターと賢者の石

❽ バカの壁

❾ 女性の品格

❿ 1Q84

⓫ もし高校野球の女子マネージャーがドラッカーの『マネジメント』を読んだら

⓬ 謎解きはディナーのあとで

⓭ 聞く力

⓮ 火花

⓯ 天才

⓰ 九十歳。何がめでたい

⓱ 漫画君たちはどう生きるか(原作)

リスト

- ㋐ 阿川佐和子
- ㋑ 石原慎太郎
- ㋒ 岩崎夏海
- ㋓ 乙武洋匡
- ㋔ 佐藤愛子
- ㋕ J・K・ローリング
- ㋖ スペンサー・ジョンソン
- ㋗ 二谷友里恵
- ㋘ 春山茂雄
- ㋙ 坂東眞理子
- ㋚ 東川篤哉
- ㋛ 又吉直樹
- ㋜ 松本人志
- ㋝ 村上春樹
- ㋞ 養老孟司
- ㋟ 吉野源三郎
- ㋠ 吉本ばなな

【答え】

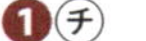
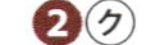
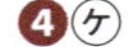

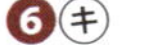

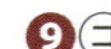

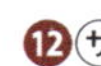
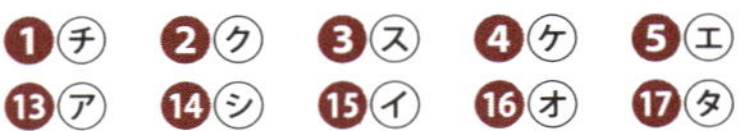

❶㋠ ❷㋗ ❸㋜ ❹㋘ ❺㋓ ❻㋖ ❼㋕ ❽㋞ ❾㋙ ❿㋝ ⓫㋒ ⓬㋚
⓭㋐ ⓮㋛ ⓯㋑ ⓰㋔ ⓱㋟

第3章

ことわざ・熟語

ことわざ、四字熟語、敬語、名言など、
学生のころに習った、またはいつも使っている
言葉について、今一度、確認してみましょう。

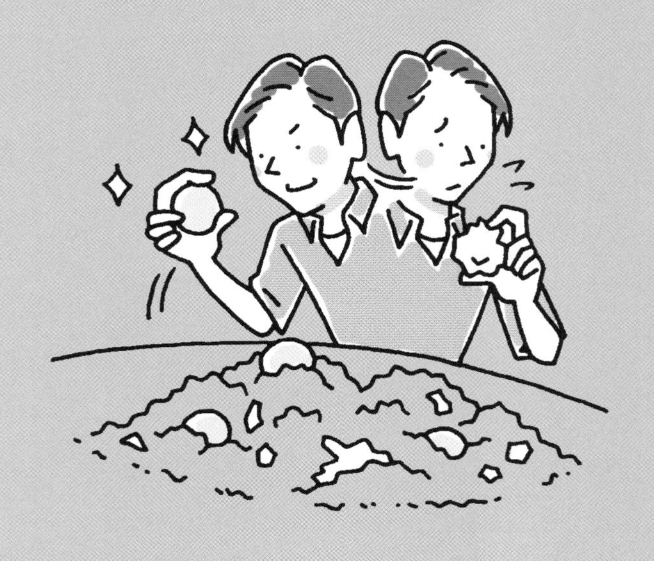

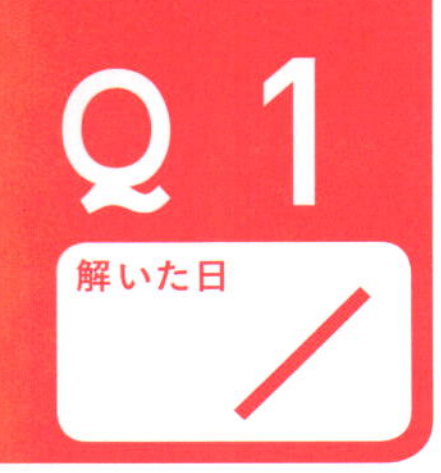

ことわざ①

次の意味を表すことわざを、リストから選んで書きましょう。

ことわざが表す人間のあり方

リスト

- ㋐ 縁の下の力持ち
- ㋑ 亀の甲より年の劫
- ㋒ 苦しいときの神頼み
- ㋓ 弘法は筆を選ばず
- ㋔ 清濁併せ呑む
- ㋕ 蓼食う虫も好き好き
- ㋖ 虎の威を借る狐
- ㋗ 能ある鷹は爪を隠す
- ㋘ 花より団子
- ㋙ 人の褌で相撲を取る

❶ 風流を楽しむより実益を重視する考え。

❷ 陰で努力・援助をすること。

❸ 好みは人によってさまざまであること。

❹ 困ったときにだけ、人に助けを求めること。

❺ 年長者の知恵や経験は尊いということ。

❻ その道の名人は道具のえり好みなどしないということ。

❼ 他人の物を使って自分の用を果たし、利益を図ること。

❽ 本当に実力のある者は、むやみに能力をひけらかさないというたとえ。

❾ 度量が広くて、善人悪人の区別なく、誰でも受け入れること。

❿ 権力者の後ろ盾を得て、偉そうにふるまうこと。

【答え】 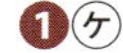 ❶㋘ 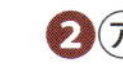 ❷㋐  ❸㋕ 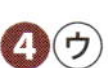 ❹㋒ 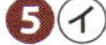 ❺㋑ 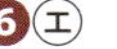 ❻㋓ 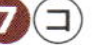 ❼㋙  ❽㋗  ❾㋔ ❿㋖

ことわざが映し出す世の中

❶ 権力のある者には従ったほうがよい。

❷ 悪い行いや噂はすぐに世間に知れ渡る。

❸ そうしてやりたい気持ちはあっても、現実には力が及ばずどうしようもない。

❹ この世は金があればたいていのことは何とかなる。

❺ 無用な発言のせいで、災いを招くこと。

❻ 人から嫌われるような者に限って、世渡りがうまく、出世するものだ。

❼ もめごとなどが起こったことで、以前よりよい関係や結果がもたらされること。

❽ 人の心や友好関係はあてにならないものである。

❾ 物事はいざやってみると、前もって心配するより案外うまくいくものだ。

❿ 小さな行為や努力でも積み重なれば大きな成果となる。

⓫ ほんの少しも根拠がないことにうわさは立たない。

リスト

- ㋐ 悪事千里を走る
- ㋑ 雨降って地固まる
- ㋒ 案ずるより産むが易し
- ㋓ 雉も鳴かずば撃たれまい
- ㋔ 昨日の友は今日の敵
- ㋕ 地獄の沙汰も金次第
- ㋖ 塵も積もれば山となる
- ㋗ ない袖は振れぬ
- ㋘ 長い物には巻かれろ
- ㋙ 憎まれっ子世に憚る
- ㋚ 火のない所に煙は立たぬ

【答え】 ❶㋘ ❷㋐ ❸㋗ ❹㋕ ❺㋓ ❻㋙ ❼㋑ ❽㋔ ❾㋒ ❿㋖ ⓫㋚

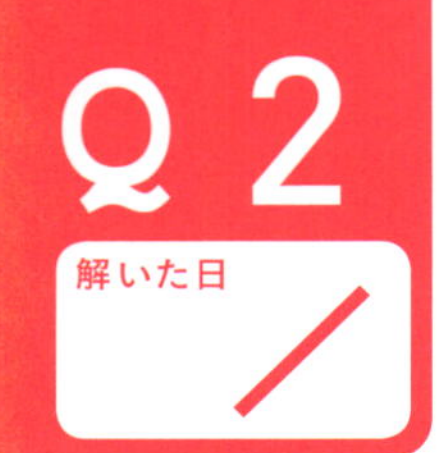

ことわざ②

次のことわざと意味的に対応することわざ、似た意味のことわざをリストから選んで書きましょう。

反対の意味のことわざ

❶ 蛙の子は蛙
（＝子どもは親に似るということ）

❷ 好きこそ物の上手なれ
（＝好きという気持ちが上達のもとである）

❸ 嘘も方便
（＝手段として嘘をつくことが必要な場合もある）

❹ 人を見たら泥棒と思え
（＝人をすぐに信用してはいけない）

❺ 泥棒を捕らえて縄を綯う
（＝事が起きてから慌てて対策を練ること）

❻ 虎穴に入らずんば虎子を得ず
（＝危険を冒さなければ大きな成果は得られない）

❼ 柳の下の泥鰌
（＝たまたま一度成功しても、同じようなことは何度も起こらない）

❽ 羹に懲りて膾を吹く
（＝以前の失敗に懲りて、必要以上の用心をする）

❾ 後は野となれ山となれ
（＝当面のことさえ済めば、後はどうなっても構わない）

リスト

- ㋐ 嘘つきは泥棒の始まり
- ㋑ 君子危うきに近寄らず
- ㋒ 転ばぬ先の杖
- ㋓ 立つ鳥跡を濁さず
- ㋔ 鳶が鷹を生む
- ㋕ 二度あることは三度ある
- ㋖ 喉元過ぎれば熱さを忘れる
- ㋗ 下手の横好き
- ㋘ 渡る世間に鬼はない

【答え】 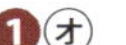 ❶㋔ 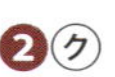 ❷㋗ 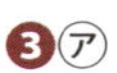 ❸㋐ 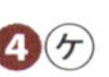 ❹㋘ 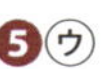 ❺㋒ 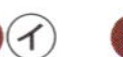 ❻㋑  ❼㋕ 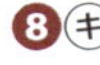 ❽㋖ 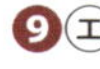 ❾㋓

似た意味のことわざ

リスト

- ㋐ 虻蜂取らず
- ㋑ 石橋を叩いて渡る
- ㋒ 急がば回れ
- ㋓ 猿も木から落ちる
- ㋔ 善は急げ
- ㋕ 月とすっぽん
- ㋖ 泣きっ面に蜂
- ㋗ 糠に釘
- ㋘ 猫に小判
- ㋙ 三つ子の魂百まで

❶ 暖簾に腕押し
(=いくら働きかけても相手から確かな反応がないこと)

❷ 雀百まで踊り忘れず
(=幼い頃に覚えた習慣は忘れないものだ)

❸ 急いては事を仕損じる
(=急ぐときほど、落ち着いて慎重に対処せよということ)

❹ 弱り目に祟り目
(=不幸や不運が重なること)

❺ 河童の川流れ
(=名人や達人も時には失敗する)

❻ 思い立ったが吉日
(=何かをする決心をしたならば、すぐに取りかかるのがよい)

❼ 二兎を追う者は一兎をも得ず
(=一度に二つのことに手を出すと、結局どちらも得られない)

❽ 念には念を入れよ
(=過ちが起きないように、十分に注意したうえにも注意して事を行い、確認せよということ)

❾ 豚に真珠
(=どんなに貴重なものでも価値のわからない者には何の意味もないこと)

❿ 提灯に釣り鐘
(=比較にならないほど両者の釣り合いが取れていないこと)

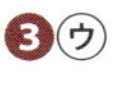
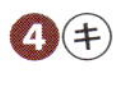
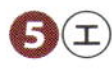
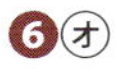
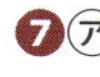
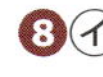
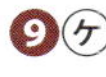

【答え】 ❶㋗ ❷㋙ ❸㋒ ❹㋖ ❺㋓ ❻㋔ ❼㋐ ❽㋑ ❾㋘ ❿㋕

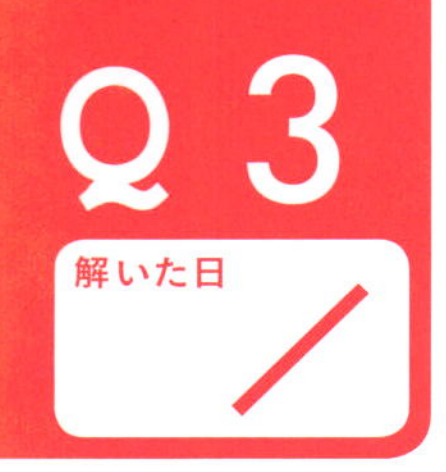

慣用句①

次の意味を表す慣用句を、リストAとリストBの語を組み合わせて書きましょう。

慣用句の完成

❶ 動作や態度などが、その人の職業や地位にぴったりと合っている。

❷ これ以上やっても見込みがないと、諦めて途中でやめてしまう。

❸ 仕事などの調子が出てきて、積極的に取り組むようになる。

❹ 利益や自分の都合を考えて、数をごまかす。

❺ 気持ちを引き締めて、真摯に物事に対応する。

❻ はかどらず、物事の決着がつかない。

❼ 意外に才能や力量があって侮れない。

❽ 順調にいっているときに邪魔をして不調にしてしまう。

❾ 自ら大切に世話をして育て上げる。

❿ 互いに力を出して激しく競い合う。

リストA

- ㋐ 脂(あぶら)が
- ㋑ 板(いた)に
- ㋒ 襟(えり)を
- ㋓ さじを
- ㋔ 鯖(さば)を
- ㋕ しのぎを
- ㋖ 隅(すみ)に
- ㋗ 手塩(てしお)に
- ㋘ 水(みず)を
- ㋙ らちが

リストB

- ㋚ あかない
- ㋛ 置(お)けない
- ㋜ かける
- ㋝ 削(けず)る
- ㋞ 差(さ)す
- ㋟ 正(ただ)す
- ㋠ つく
- ㋡ 投(な)げる
- ㋢ 乗(の)る
- ㋣ 読(よ)む

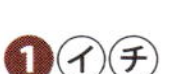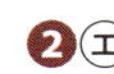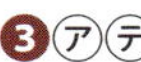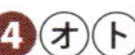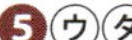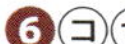

【答え】 ❶㋑㋠ ❷㋓㋡ ❸㋐㋢ ❹㋔㋣ ❺㋒㋟ ❻㋙㋚ ❼㋖㋛ ❽㋘㋞ ❾㋗㋜ ❿㋕㋝

体の部位名を使った慣用句の完成

❶ 他に気を取られずに、落ち着いて一つの物事に取り組む。

❷ 偉そうな態度で人に指図をする。

❸ 言ってはならないことまで、ついうっかり言ってしまう。

❹ 仲間の成功を邪魔したり、物事の進行を妨げたりする。

❺ 対等の地位に立ったり、同程度の力や勢いを持ったりする。

❻ 頑固で融通がきかず、柔軟な考え方ができない。

❼ 度重なって、飽きて嫌になったり不快に感じたりする。

❽ 隠し立てなどしないで、本心を打ち明けて話す。

❾ ひどく驚いたり感心したりする。

❿ 程度があまりにひどく、見過ごすことができない。

リストA

- ㋐ あごで
- ㋑ 足(あし)を
- ㋒ 頭(あたま)が
- ㋓ 肩(かた)を
- ㋔ 口(くち)が
- ㋕ 腰(こし)を
- ㋖ 舌(した)を
- ㋗ 鼻(はな)に
- ㋘ 腹(はら)を
- ㋙ 目(め)に

リストB

- ㋚ 余(あま)る
- ㋛ かたい
- ㋜ 据(す)える
- ㋝ 滑(すべ)る
- ㋞ 使(つか)う
- ㋟ つく
- ㋠ 並(な)べる
- ㋡ 引(ひ)っ張(ぱ)る
- ㋢ 巻(ま)く
- ㋣ 割(わ)る

【答え】 ❶㋕㋜ ❷㋐㋞ ❸㋔㋝ ❹㋑㋡ ❺㋓㋠ ❻㋒㋛ ❼㋗㋟ ❽㋘㋣ ❾㋖㋢ ❿㋙㋚

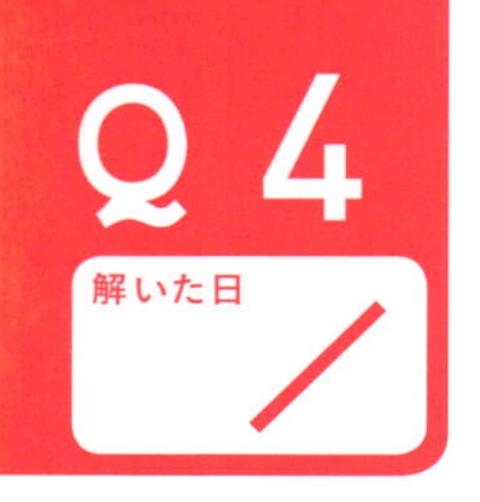

慣用句②

次の意味を表す慣用句を、リストから選んで書きましょう。

人間の感情や行動、様子に関係のある慣用句

❶ 非常に激しく怒る。

❷ ひどく恥ずかしい思いをする。

❸ 尻込みする。ためらう。

❹ 急に元気をなくし、しょげてしまうこと。

❺ 恨みに思い、いつまでも忘れずにいる。

❻ 不平や不満が解消して、気持ちがすっきりする。

❼ 今さらどうにもならないことをひどく後悔する。

❽ ひどく冷淡にあしらったり、無愛想な応対をしたりする。

❾ 自分の都合ばかり考えて、身勝手である。

❿ たいしたことはないと見くびって侮る。

リスト

㋐ 青菜に塩
㋑ 色をなす
㋒ 顔から火が出る
㋓ 木で鼻をくくる
㋔ 高をくくる
㋕ 二の足を踏む
㋖ 根に持つ
㋗ ほぞをかむ
㋘ 虫がいい
㋙ 溜飲が下がる

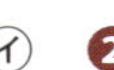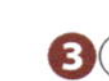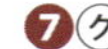
【答え】 ❶㋑ ❷㋒ ❸㋕ ❹㋐ ❺㋖ ❻㋙ ❼㋗ ❽㋓ ❾㋘ ❿㋔

世の中や暮らし、人間関係に関係のある慣用句

❶ 二人の仲がしっくりこず、うまくいかないこと。

❷ 後味の悪い思いやつらい経験をする。

❸ 立身出世を成し遂げて故郷に帰る。

❹ 時機を失ってしまい、後悔してもどうにもならないこと。

❺ ひどく貧しい生活をしていたり、極端な倹約をしていたりすること。

❻ どこからともなく伝わってくる消息やうわさ。

❼ 信じていた人に裏切られて、ひどい目にあわされる。

❽ 物事を行うときに、金銭を惜しげもなく使う。

❾ 経済的に自立できず、親の援助を受けて生活すること。

❿ 仕事もせずに、安楽に暮らしていること。

⓫ 生活の手段をなくし、とても困る。

リスト

- ㋐ 後の祭り
- ㋑ 風の便り
- ㋒ 金に糸目をつけない
- ㋓ 苦汁をなめる
- ㋔ すねをかじる
- ㋕ 反りが合わない
- ㋖ 爪に火をともす
- ㋗ 煮え湯を飲まされる
- ㋘ 錦を飾る
- ㋙ 左うちわ
- ㋚ 路頭に迷う

【答え】 ❶㋕ ❷㋓ ❸㋘ ❹㋐ ❺㋖ ❻㋑ ❼㋗ ❽㋒ ❾㋔ ❿㋙ ⓫㋚

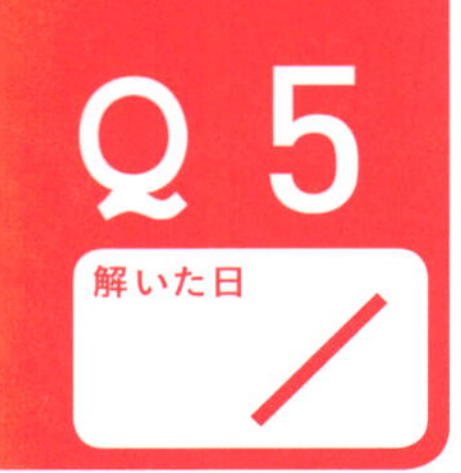

敬語

以下に示した語の尊敬語・謙譲語をリストから選んで書きましょう。使い方は、下線部を適切な敬語表現に直した場合の言い方をリストから選んで書きましょう。

敬意を表す言い方

例:「いる」の尊敬語は「いらっしゃる」、謙譲語は「おる」

❶言う　尊敬語 □□□□□　謙譲語 □□□□□

❷見る　尊敬語 □□□□□　謙譲語 □□□□

❸見せる　尊敬語 □□□□□□　謙譲語 □□□□□□

❹食べる　尊敬語 □□□□□　謙譲語 □□□□

❺聞く　尊敬語 □□□□□□　謙譲語 □□□□

❻する　尊敬語 □□□　謙譲語 □□□

❼思う　尊敬語 □□□□□□　謙譲語 □□□

リスト

㋐ いたす
㋑ いただく
㋒ うかがう
㋓ お思(おも)いになる
㋔ お聞(き)きになる
㋕ おっしゃる
㋖ お見(み)せになる
㋗ ご覧(らん)に入れる
㋘ ご覧(らん)になる
㋙ 存(ぞん)じる
㋚ なさる
㋛ 拝見(はいけん)する
㋜ 召(め)し上(あ)がる
㋝ 申(もう)し上(あ)げる

【答え】 ❶尊敬語㋕・謙譲語㋝　❷尊敬語㋘・謙譲語㋛　❸尊敬語㋖・謙譲語㋗　❹尊敬語㋜・謙譲語㋑　❺尊敬語㋔・謙譲語㋒　❻尊敬語㋚・謙譲語㋐　❼尊敬語㋓・謙譲語㋙

敬語の使い方

❶こんなところで先生に会うとは思ってもみませんでした。

❷（取引先に対して）課長の小林も、改めてご挨拶に来ると申しておりました。

❸田中様というお客様がお見えになっています。

❹クーポンを利用するお客様には、さらに10％引きのサービスをいたします。

❺お近くにお越しの際は、我が家にもぜひお立ち寄りください。

❻先生がいるときに改めておうかがいしたく存じます。

❼末筆ながら、あなたの会社のますますのご発展をお祈り申し上げます。

❽アンケートにお答えいただいた方全員に、記念品をやることにいたしました。

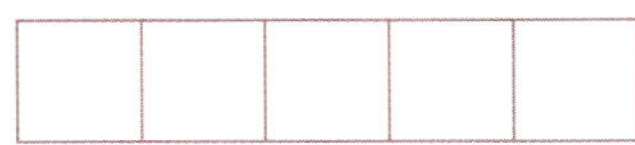

❾あちらの窓口で聞いてください。

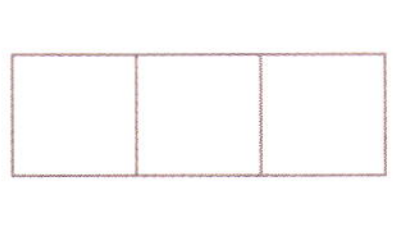

❿当社では、取り扱いがございません。

リスト

㋐ うかがう
㋑ お出(い)でになる
㋒ お尋(たず)ね
㋓ おっしゃる
㋔ お目(め)にかかる
㋕ 貴社(きしゃ)
㋖ ご利用(りよう)になる
㋗ 差(さ)し上(あ)げる
㋘ 拙宅(せったく)
㋙ 弊社(へいしゃ)

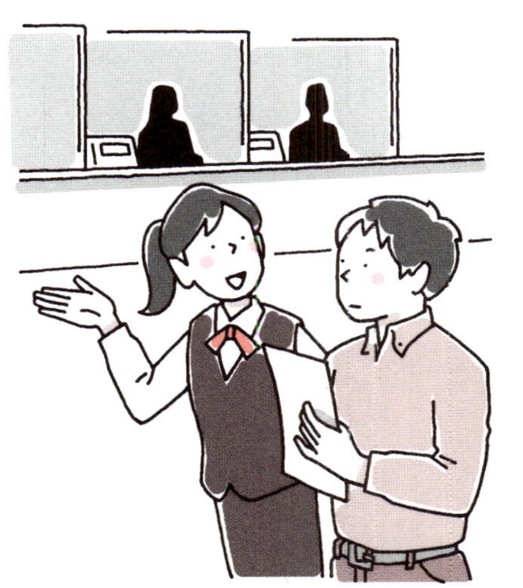

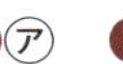

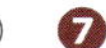

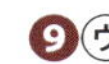

【答え】❶㋔ ❷㋐ ❸㋓ ❹㋖ ❺㋘ ❻㋑ ❼㋕ ❽㋗ ❾㋒ ❿㋙

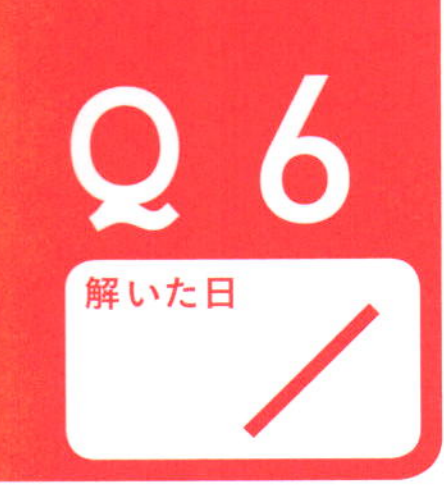

間違いやすい言葉

次の意味の言葉をリストから選んで書きましょう。言い回しを間違いやすい言葉は、正しい使い方と間違いやすい使い方をリストの記号で答えましょう。

意味を間違いやすい言葉

＊×は間違いやすい意味

リスト

- ㋐ うがった見方
- ㋑ 割愛
- ㋒ 気が置けない
- ㋓ 姑息
- ㋔ さわり
- ㋕ 世間ずれ
- ㋖ 手をこまねく
- ㋗ 煮詰まる
- ㋘ 憮然
- ㋙ 役不足

❶ 失望してぼんやりする様子。
×腹を立てている様子

❷ 一時しのぎ。
×ひきょうである

❸ 結論の出る段階になる。
×結論の出せない状態になる。

❹ 話などの要点。
×話などの最初部分。

❺ 相手に気を遣わずにすむ。
×相手に気を遣ってしまう。

❻ 何もせずに傍観する。
×準備をして待ち構える。

❼ 物事の本質をとらえた見方。
×はなから疑ってかかる見方。

❽ 本人の力量に比べて役目が軽すぎること。
×本人の力量に比べて役目が重すぎること。

❾ 世間で苦労してきてずるがしこくなっている。
×世間一般の考えから外れている。

❿ 惜しいと思いながらも思い切って省略する。
×不要なものをはぶく。

【答え】❶㋘ ❷㋓ ❸㋗ ❹㋔ ❺㋒ ❻㋖ ❼㋐ ❽㋙ ❾㋕ ❿㋑

言い回しを間違いやすい言葉

❶ 卑劣なやり方で、失敗させられること。

〇 □　× □

❷ 非常に混乱したさま。

〇 □　× □

❸ 激しい怒りが込み上げてくること。

〇 □　× □

❹ 心のこもっていない上辺だけの巧みな話し方。

〇 □　× □

❺ 存続するか滅亡するかという重大な局面。

〇 □　× □

❻ することや話題がなくなり、時間を持て余すこと。

〇 □　× □

❼ 実力があって、堂々としていること。

〇 □　× □

❽ 眠りからさめたときの気分が悪いこと。

〇 □　× □

❾ いよいよ、ますます。

〇 □　× □

❿ わずかの時間も無駄にしない様子。

〇 □　× □

リスト

- ㋐ 足下(あしもと)をすくわれる
- ㋑ 足(あし)をすくわれる
- ㋒ 怒(いか)り心頭(しんとう)に達(たっ)する
- ㋓ 怒(いか)り心頭(しんとう)に発(はっ)する
- ㋔ いやがうえにも
- ㋕ いやがおうにも
- ㋖ 上(うえ)や下(した)への大騒(おおさわ)ぎ
- ㋗ 上(うえ)を下(した)への大騒(おおさわ)ぎ
- ㋘ 押(お)しも押(お)されぬ
- ㋙ 押(お)しも押(お)されもせぬ
- ㋚ 口先三寸(くちさきさんずん)
- ㋛ 舌先三寸(したさきさんずん)
- ㋜ 寸暇(すんか)を惜(お)しまず
- ㋝ 寸暇(すんか)を惜(お)しんで
- ㋞ 存亡(そんぼう)の機(き)
- ㋟ 存亡(そんぼう)の危機(きき)
- ㋠ 寝覚(めざ)めが悪(わる)い
- ㋡ 目覚(めざ)めが悪(わる)い
- ㋢ 間(ま)が持(も)たない
- ㋣ 間(ま)が持(も)てない

【答え】 ❶〇㋑×㋐　❷〇㋗×㋖　❸〇㋓×㋒　❹〇㋛×㋚　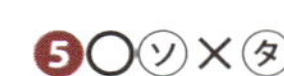❺〇㋞×㋟　❻〇㋣×㋢
❼〇㋙×㋘　❽〇㋠×㋡　❾〇㋔×㋕　❿〇㋝×㋜

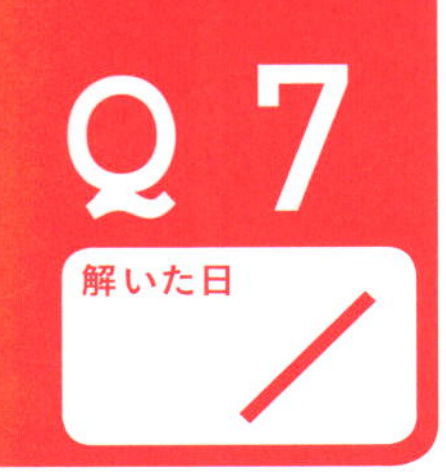

四字熟語①

次の意味を表す四字熟語を、リストにある漢字を使って完成させましょう。何回も使う字もあります。

数字を使った四字熟語

リスト
㋐ 一
㋑ 二
㋒ 三
㋓ 四
㋔ 七
㋕ 八
㋖ 九
㋗ 十
㋘ 百
㋙ 千
㋚ 万

❶ 一人を罰して、他の多くの人々が同じような罪を犯さないように戒めとすること。

	罰		戒

❷ 何度失敗をしても、くじけずに立ち上がって奮闘すること。

	転		起

❸ あれこれと悩み苦しむこと。

	苦		苦

❹ さまざまな種類があり、それぞれに違いがあること。

	差		別

❺ 値段がとても安いこと。

	束		文

❻ 好みや性格などは、一人一人みな異なっていること。

	人		色

❼ 長い年月がたっても、少しも変わらず同じさまであること。

	年		日

❽ 依頼したり敬意や謝意を表したりするときに何度も頭を下げること。

	拝		拝

❾ 労せずして一時に大きな利益を得ること。

	攫		金

❿ 人並み外れた能力や経験をもっている人材。

	騎	当	

【答え】 ❶㋐㋘ ❷㋔㋕ ❸㋓㋕ ❹㋙㋚ ❺㋑㋒ ❻㋗㋗ ❼㋗㋐ ❽㋒㋖ ❾㋐㋙ ❿㋐㋙

対義の漢字を使った四字熟語

❶ 慌てふためいてあちらこちらへと動き回り、混乱すること。

	往		往

❷ 情勢などがよくなったり悪くなったりすること。

一		一	

❸ きわめてわずかな時間、期間。

一		一	

❹ 時節に合わない、無用のもの、役に立たないもののたとえ。

	炉		扇

❺ 危機的、絶望的な状況であったのを立て直すこと。

起		回	

❻ 出だしは勢いが盛んですばらしいが、終わりは勢いがなくなってしまうこと。

竜		蛇	

❼ 仕事や用事のために、あちこち忙しく駆け巡ること。

	奔		走

❽ 細かい点で違いはあるものの、ほぼ同じであること。

	同		異

❾ 優れたものとつまらないものが入り混じっていること。

		混	淆

❿ 本質的で重要なことと、どうでもよいつまらないこととを取り違えること。

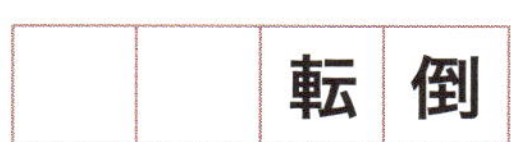

		転	倒

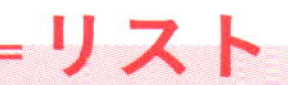

リスト

- ㋐ 右
- ㋑ 夏
- ㋒ 玉
- ㋓ 左
- ㋔ 死
- ㋕ 小
- ㋖ 進
- ㋗ 生
- ㋘ 西
- ㋙ 石
- ㋚ 夕
- ㋛ 退
- ㋜ 大
- ㋝ 朝
- ㋞ 冬
- ㋟ 頭
- ㋠ 東
- ㋡ 尾
- ㋢ 本
- ㋣ 末

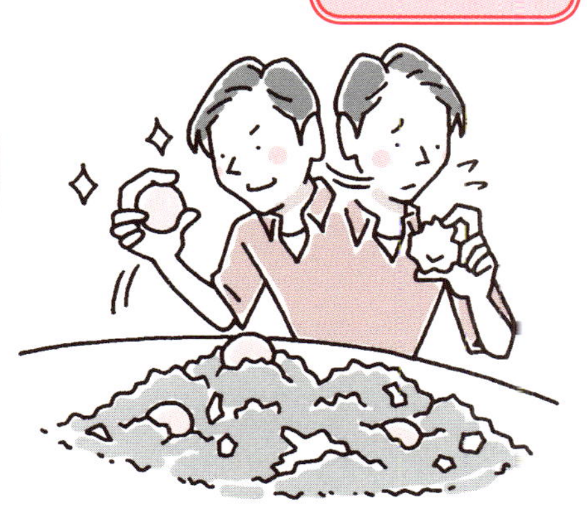

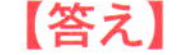

【答え】 ❶㋐㋓ ❷㋖㋛ ❸㋝㋚ ❹㋑㋞ ❺㋔㋗ ❻㋟㋡ ❼㋠㋘ ❽㋜㋕ ❾㋒㋙ ❿㋢㋣

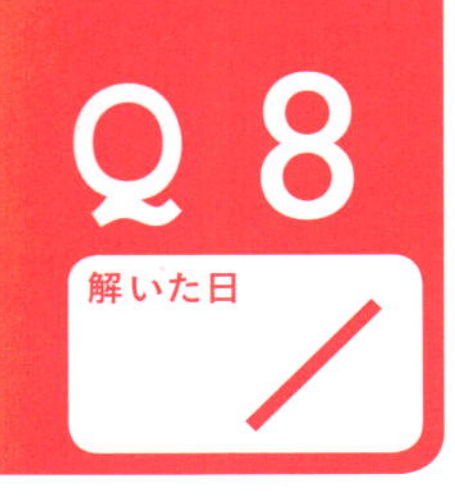

四字熟語②

次の意味を表す四字熟語を、リストから選んで書きましょう。

表記を間違えやすい四字熟語 ＊リストの平仮名表記の部分は漢字に直しましょう。

❶ とうてい逃れることができそうにない、危険な状況や立場にあること。

□□□□

❷ 自分に一定の考えがなく、人の意見にわけもなく同調すること。

□□□□

❸ 他人に対する態度が図々しく、恥知らずなさま。

□□□□

❹ 言外に深い意味を含んでいること。

□□□□

❺ 自分の責任などを他の人になすりつけること。

□□□□

❻ あと少しで大変なことになるというまでに、危うい状況が迫ること。

□□□□

❼ やましさや隠し事が一切ないこと。疑いが晴れ、無罪であることが明らかになること。

□□□□

❽ 前置きなしでいきなり本題に入ること。

□□□□

❾ 多くの人が同じ内容の発言をすること。多くの人の意見が一致すること。

□□□□

❿ 大勢の人が取り巻いて見ていること。

□□□□

リスト

- ㋐ いく同音（どうおん）
- ㋑ 意味（いみ）しんちょう
- ㋒ 危機（きき）いっぱつ
- ㋓ 厚顔（こうがん）むち
- ㋔ 衆人（しゅうじん）かんし
- ㋕ せいてん白日（はくじつ）
- ㋖ 責任（せきにん）てんか
- ㋗ ぜったい絶命（ぜつめい）
- ㋘ たんとう直入（ちょくにゅう）
- ㋙ ふわ雷同（らいどう）

【答え】 ❶㋗絶体 ❷㋙付和（附和） ❸㋓無恥 ❹㋑深長 ❺㋖転嫁 ❻㋒一髪 ❼㋕青天 ❽㋘単刀 ❾㋐異口 ❿㋔環視

故事来歴のある四字熟語

❶ 仲の悪いもの同士が同じ場所に居合わせたり、協力したりすること。

❷ 周囲が敵や反対者ばかりで味方のいないさま。

❸ 学問の道が多方面に分かれていて真理がつかみにくいこと。方針が多すぎて判断に迷うこと。

❹ 物事を完成させるうえでの最後の大切な仕上げ。

❺ 自分の力量を知らずに、偉そうな態度をとること。

❻ 将来の目的達成のために、長い間苦難を耐え忍ぶこと。

❼ 子どもの教育には環境が大切であること。

❽ 血気にはやる向こう見ずなふるまいや命知らずの行動。

❾ 目先の違いにばかりとらわれ、同じ結果となることに気づかないこと。口先で巧みにごまかし、だますこと。

❿ 現在の状態がわからず、方針や見込みが立たなくて判断に迷うこと。

リスト

- ㋐ 臥薪嘗胆（がしんしょうたん）
- ㋑ 画竜点睛（がりょうてんせい）
- ㋒ 呉越同舟（ごえつどうしゅう）
- ㋓ 五里霧中（ごりむちゅう）
- ㋔ 四面楚歌（しめんそか）
- ㋕ 多岐亡羊（たきぼうよう）
- ㋖ 朝三暮四（ちょうさんぼし）
- ㋗ 暴虎馮河（ぼうこひょうが）
- ㋘ 孟母三遷（もうぼさんせん）
- ㋙ 夜郎自大（やろうじだい）

【答え】 ❶㋒ ❷㋔ ❸㋕ ❹㋑ ❺㋙ ❻㋐ ❼㋘ ❽㋗ ❾㋖ ❿㋓

名言・著名作品の一節

以下は名言や著名作品の一節です。空欄に当てはまる言葉をリストから選んで書きましょう。

名言

❶ 人は城、人は□□、人は堀、□□は味方、讎（あだ）は敵なり。（武田信玄の言葉と伝わる）

❷ なせばなるなさねばならぬ何事もならぬは人の□□□なりけり。（上杉鷹山の言葉と伝わる）

❸ 人の一生は□□を負うて□□□を行くがごとし。急ぐべからず。（徳川家康の言葉と伝わる）

❹ □□滅却すれば□もまた涼し。（戦国時代の僧侶・快川紹喜）

❺ やってみせ言って聞かせてさせてみせ□□□やらねば人は動かじ。（海軍大将・山本五十六）

❻ □□、忘るべからず。（世阿弥『花鏡』）

❼ 秘すれば□。（世阿弥『風姿花伝』）

❽ 元始、女性は実に□□であった。（平塚らいてう『青鞜』発刊の辞）

❾ □□は忘れたころにやってくる。（科学者、随筆家・寺田寅彦の言葉として伝わる）

❿ 世の人は□□を何とも言わば言え 我が成すことは□□のみぞ知る。（坂本龍馬）※同じ言葉が入ります

⓫ □□□というは死ぬことと見つけたり。（山本常朝『葉隠』）

⓬ 勝ちに□□□の勝ちあり、負けに□□□の負けなし。（平戸藩主・松浦静山）※同じ言葉が入ります

リスト

- ㋐ 石垣（いしがき）
- ㋑ 重荷（おもに）
- ㋒ 初心（しょしん）
- ㋓ 心頭（しんとう）
- ㋔ 太陽（たいよう）
- ㋕ 天災（てんさい）
- ㋖ 遠き道（とおきみち）
- ㋗ 情け（なさけ）
- ㋘ なさぬ
- ㋙ 花（はな）
- ㋚ 火（ひ）
- ㋛ 不思議（ふしぎ）
- ㋜ 武士道（ぶしどう）
- ㋝ ほめて
- ㋞ われ

【答え】 ❶㋐㋗ ❷㋘ ❸㋑㋖ ❹㋓㋚ ❺㋝ ❻㋒ ❼㋙ ❽㋔ ❾㋕ ❿㋞ ⓫㋜ ⓬㋛

著名作品の冒頭

❶ 今は昔、□□□□といふものありけり。(『竹取物語』)

❷ □もすなる□□いふものを、
□もしてみむ、とてするなり。(紀貫之『土佐日記』)

❸ 春は□□□□。やうやう白くなりゆく
□□、すこしあかりて、紫だちたる雲の細く
たなびきたる。(清少納言『枕草子』)

❹ いづれの□□にか、女御更衣あまたさぶらい
たまひける中に…(紫式部『源氏物語』)

❺ ゆく河の流れは□□□して、しかももとの
□にあらず。(鴨長明『方丈記』)

❻ 祇園精舎の鐘の声、□□□□の響きあり。
沙羅双樹の花の色、□□□□の理をあらはす。
(『平家物語』)

❼ □□□□□□ままに日暮らしすずりに
向かひて、心にうつりゆく□□□□□を…
(吉田兼好『徒然草』)

❽ 月日は□□□□□にして、行きかふ年も
また□□なり。(松尾芭蕉『おくのほそ道』)

❾ 山路を登りながら、かう考へた。智に働けば□が立つ。情に棹させば流される。
意地を通せば□□だ。兎角に□□□は住みにくい。(夏目漱石『草枕』)

❿ 木曽路はすべて□□□である。(島崎藤村『夜明け前』)

⓫ □□の長いトンネルを抜けると雪国であった。□□□が白く
なった。(川端康成『雪国』)

リスト

- ㋐ あけぼの
- ㋑ 男(おとこ)
- ㋒ 御時(おおんとき)
- ㋓ 女(おんな)
- ㋔ 角(かど)
- ㋕ 窮屈(きゅうくつ)
- ㋖ 国境
- ㋗ 盛者必衰(じょうしゃひっすい)
- ㋘ 諸行無常(しょぎょうむじょう)
- ㋙ 絶(た)えず
- ㋚ 竹取(たけとり)の翁(おきな)
- ㋛ 旅人(たびびと)
- ㋜ つれづれなる
- ㋝ 日記(にき)
- ㋞ 人(ひと)の世(よ)
- ㋟ 百代(はくたい)の過客(かかく)
- ㋠ 水(みず)
- ㋡ 山際(やまぎわ)
- ㋢ 山(やま)の中(なか)
- ㋣ よしなし事(ごと)
- ㋤ 夜(よる)の底(そこ)

【答え】 ❶㋚ ❷㋑㋝㋓ ❸㋐㋡ ❹㋒ ❺㋙㋠ ❻㋘㋗ ❼㋜㋣ ❽㋟㋛ ❾㋔㋕㋞ ❿㋢ ⓫㋖㋤

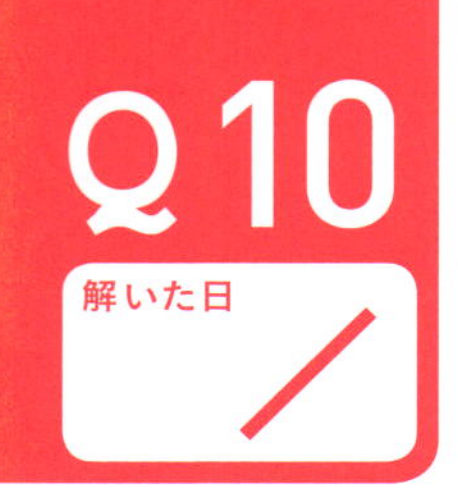

ものの数え方

次のものはどう数えるでしょうか。単位をリストから選んで書きましょう。

＊一般的な単位をあげました。他の数え方があるものもあります。

❶ イカ
❷ クジラ
❸ カーネーション
❹ ブドウ
❺ 盆栽
❻ 栗（イガ）
❼ 木の葉
❽ キャベツ
❾ 豆腐
❿ たらこ
⓫ すだれ
⓬ たんす
⓭ 箸
⓮ 鏡
⓯ 甲冑
⓰ 船
⓱ 飛行機
⓲ 椅子
⓳ 洋服
⓴ 神様
㉑ 刀
㉒ 植木・苗
㉓ ウサギ
㉔ 一回分の薬
㉕ ピアノ
㉖ 古墳
㉗ 詩

リスト

㋐ 株（かぶ）	㋙ 玉（たま）	㋢ 服（ふく）
㋑ 機（き）	㋚ 着（ちゃく）	㋣ 房（ふさ）
㋒ 基（き）	㋛ 丁（ちょう）	㋤ 振（ふり）
㋓ 脚（きゃく）	㋜ 張（ちょう）	㋥ 編（へん）
㋔ 具（ぐ）	㋝ 頭（とう）	㋦ 鞠（まり）
㋕ 棹（さお）	㋞ 杯（はい）	㋧ 面（めん）
㋖ 隻（せき）	㋟ 柱（はしら）	㋨ 葉（よう）
㋗ 膳（ぜん）	㋠ 鉢（はち）	㋩ 輪（りん）
㋘ 台（だい）	㋡ 腹（はら）	㋪ 羽（わ）

【答え】 ❶㋞ ❷㋝ ❸㋩ ❹㋣ ❺㋠ ❻㋦ ❼㋨ ❽㋙ ❾㋛ ❿㋡ ⓫㋜ ⓬㋕ ⓭㋗ ⓮㋧ ⓯㋔ ⓰㋖ ⓱㋑ ⓲㋓ ⓳㋚ ⓴㋟ ㉑㋤ ㉒㋐ ㉓㋪ ㉔㋢ ㉕㋘ ㉖㋒ ㉗㋥

第4章

昭和の出来事

敗戦、高度経済成長、そしてバブルへと、
昭和はまさに激動の時代。記憶をたどって、
懐かしい出来事を思い出しましょう。

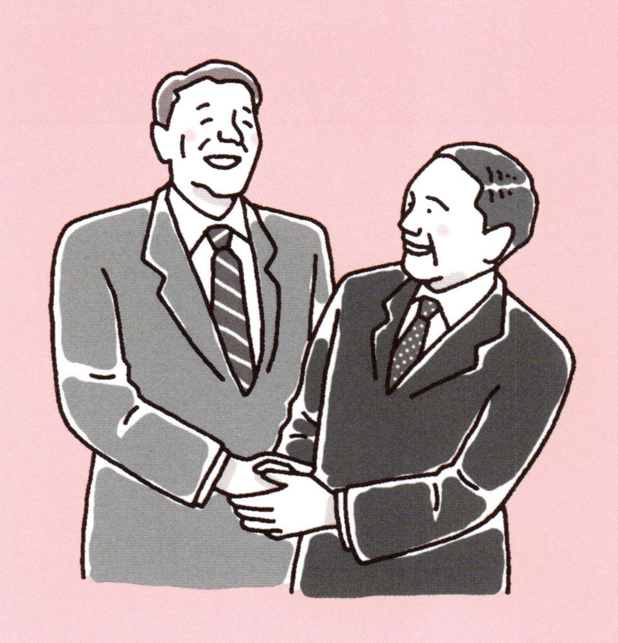

Q1

解いた日 ／

昭和戦後の重大ニュース

昭和 30 年代から 60 年代まで、おもな出来事をまとめました。
当てはまる言葉をリストから選んで書きましょう。

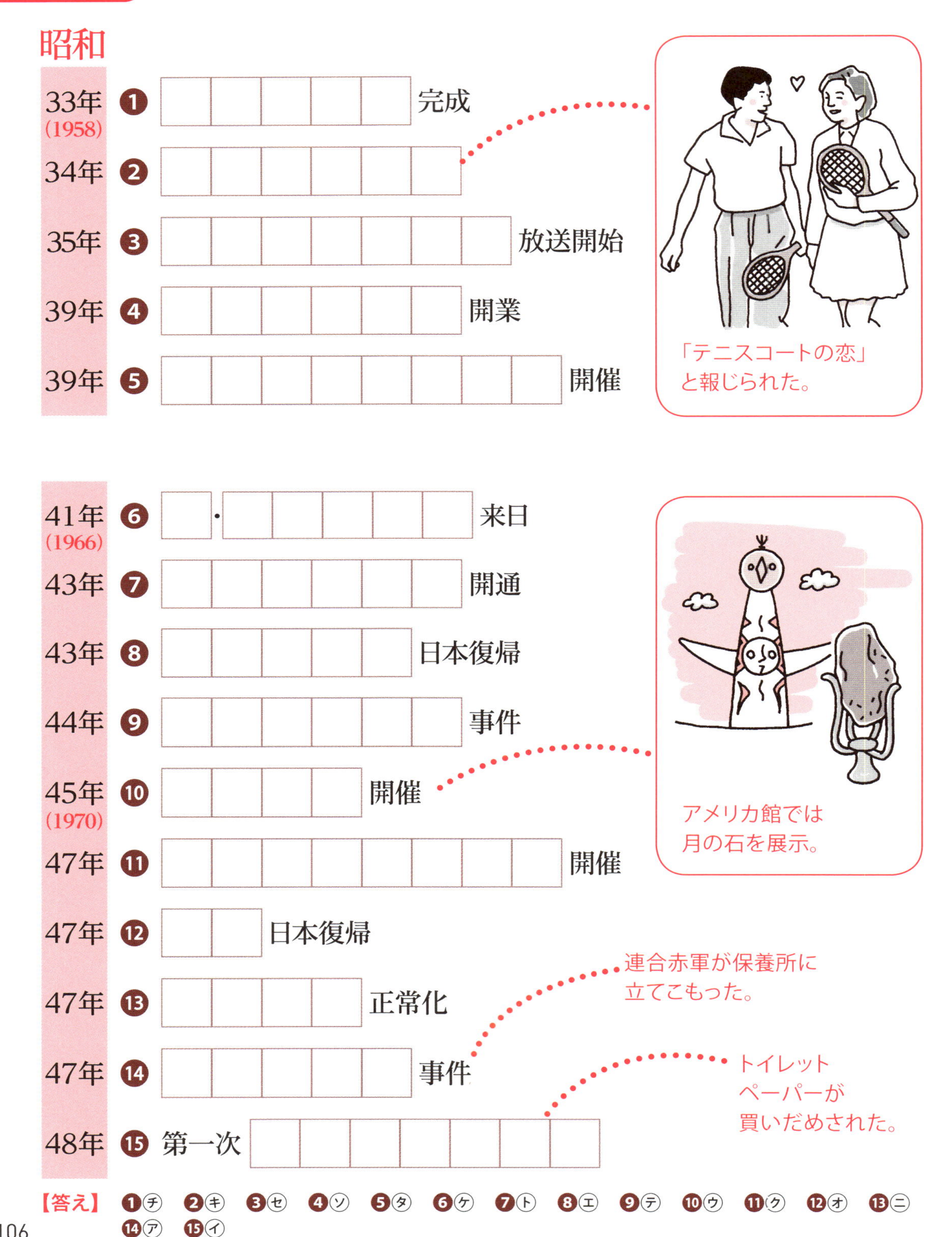

昭和
33年 (1958) ❶ □□□□□ 完成
34年 ❷ □□□□□□
35年 ❸ □□□□□□□ 放送開始
39年 ❹ □□□□□□ 開業
39年 ❺ □□□□□□□□ 開催
「テニスコートの恋」と報じられた。
41年 (1966) ❻ □・□□□□□ 来日
43年 ❼ □□□□□□ 開通
43年 ❽ □□□□□ 日本復帰
44年 ❾ □□□□□□ 事件
45年 (1970) ❿ □□□□ 開催
47年 ⓫ □□□□□□□□ 開催
アメリカ館では月の石を展示。
47年 ⓬ □□ 日本復帰
47年 ⓭ □□□□ 正常化
47年 ⓮ □□□□□ 事件
連合赤軍が保養所に立てこもった。
48年 ⓯ 第一次 □□□□□□□
トイレットペーパーが買いだめされた。

【答え】 ❶チ ❷キ ❸セ ❹ソ ❺タ ❻ケ ❼ト ❽エ ❾テ ❿ウ ⓫ク ⓬オ ⓭ニ ⓮ア ⓯イ

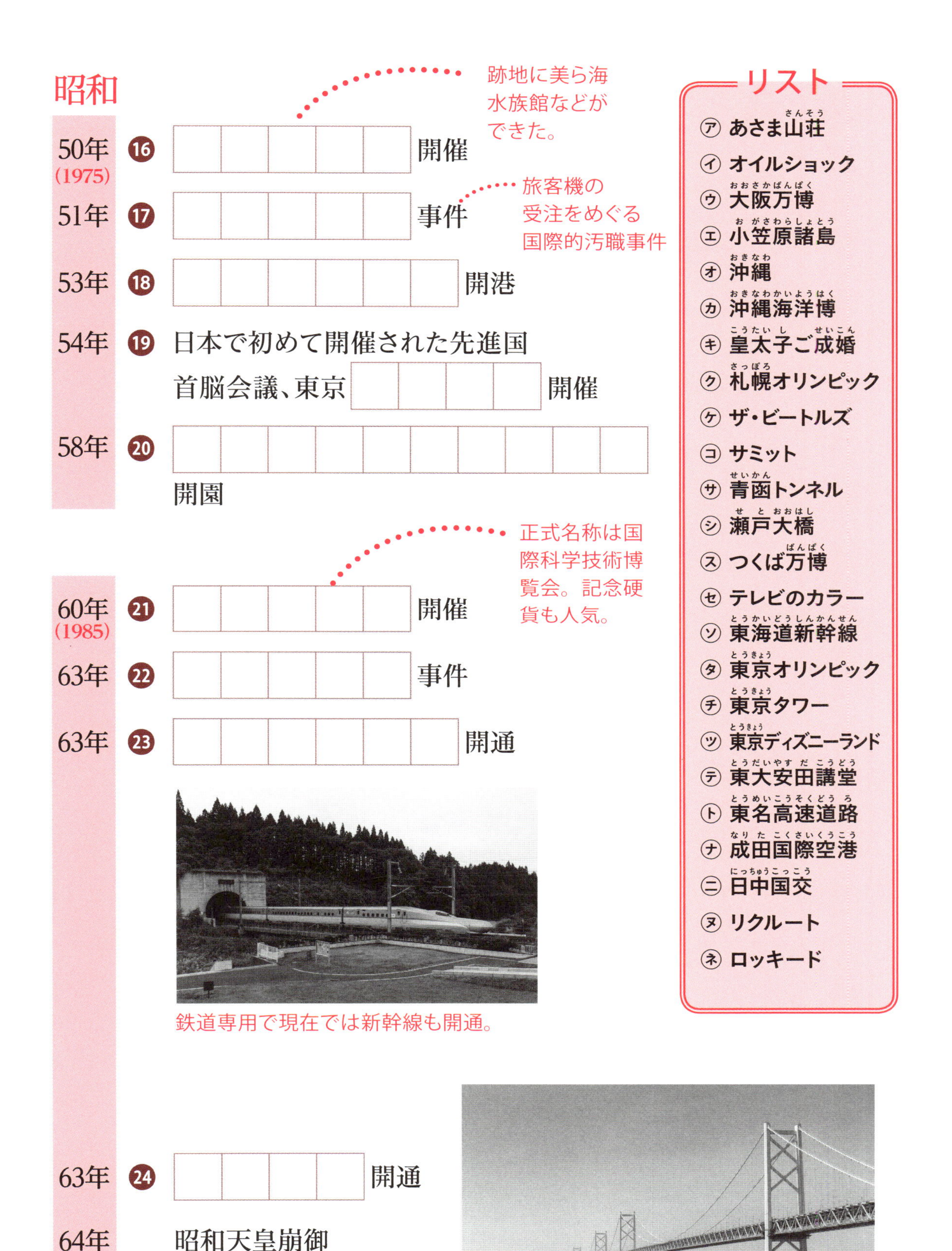

昭和

50年 (1975)	16	□□□□□ 開催
51年	17	□□□□□ 事件
53年	18	□□□□□□ 開港
54年	19	日本で初めて開催された先進国首脳会議、東京 □□□□ 開催
58年	20	□□□□□□□□□□ 開園
60年 (1985)	21	□□□□□ 開催
63年	22	□□□□□ 事件
63年	23	□□□□□□ 開通
63年	24	□□□□ 開通
64年		昭和天皇崩御

跡地に美ら海水族館などができた。

旅客機の受注をめぐる国際的汚職事件

正式名称は国際科学技術博覧会。記念硬貨も人気。

鉄道専用で現在では新幹線も開通。

岡山県倉敷と香川県坂出を結ぶ。

リスト

- ㋐ あさま山荘
- ㋑ オイルショック
- ㋒ 大阪万博
- ㋓ 小笠原諸島
- ㋔ 沖縄
- ㋕ 沖縄海洋博
- ㋖ 皇太子ご成婚
- ㋗ 札幌オリンピック
- ㋘ ザ・ビートルズ
- ㋙ サミット
- ㋚ 青函トンネル
- ㋛ 瀬戸大橋
- ㋜ つくば万博
- ㋝ テレビのカラー
- ㋞ 東海道新幹線
- ㋟ 東京オリンピック
- ㋠ 東京タワー
- ㋡ 東京ディズニーランド
- ㋢ 東大安田講堂
- ㋣ 東名高速道路
- ㋤ 成田国際空港
- ㋥ 日中国交
- ㋦ リクルート
- ㋧ ロッキード

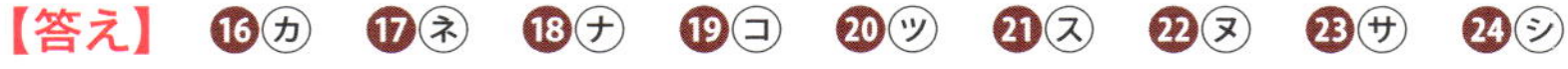
【答え】 16㋕ 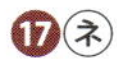 17㋧ 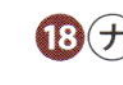 18㋤ 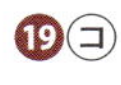 19㋙  20㋡ 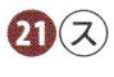 21㋜ 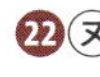 22㋦ 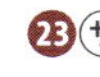 23㋚  24㋛

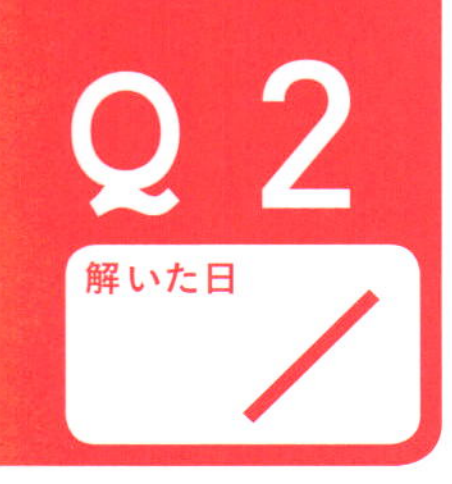

昭和の暮らし

それぞれ当てはまる言葉をリストから選んで書きましょう。

暮らしの道具

❶ つま先とかかとを前後に動かして □□□□□□ で縫う。

❷ レコード盤代わりの □□□□□ は雑誌の付録にも利用された。

❸ 昭和38年に誕生した □□□□□□ は、世界初の電気式蚊取り器。

❹ 洋風モダンな家にはサイドボードやローテーブルを設えた □□□ があった。

❺ 昭和30年代、電気冷蔵庫、電気洗濯機、□□□□□ の普及で家事の時間が短縮した。

❻ 昭和40年代からそれまでの白熱灯から □□□ が広く家庭に普及した。

❼ □□□□ は昭和の家族団欒（だんらん）を象徴するアイテム。

❽ 戦後、真空管に代わり □□□□□□ が電子機器の主役になった。

❾ 高度成長期、庶民が憧れた3Cは、カラーテレビ、クーラーと □□ 。

❿ 昭和55年に登場した温水洗浄便座 □□□□□□□ 。キャッチコピーは「おしりだって洗ってほしい」。

リスト

- ㋐ 足踏（あしぶ）みミシン
- ㋑ ウォシュレット
- ㋒ 応接間（おうせつま）
- ㋓ カー
- ㋔ 蛍光灯（けいこうとう）
- ㋕ ソノシート
- ㋖ ちゃぶ台（だい）
- ㋗ 電気炊飯器（でんきすいはんき）
- ㋘ トランジスタ
- ㋙ ベープマット

【答え】❶㋐ ❷㋕ ❸㋙ ❹㋒ ❺㋗ ❻㋔ ❼㋖ ❽㋘ ❾㋓ ❿㋑

生活と流行

❶ 恐いもののたとえといえば
□□□□□□□。

❷ 高度経済成長の担い手として、地方から多くの若者が
□□□□で大都市に移動した。

❸ 昭和の子どもの遊びの定番。男の子はメンコ、
女の子は□□□□。

❹ 今でいう健康食品。幼稚園などで
1粒配られていた□□□□□□。

❺ □□□□□で力道山のプロレスを
みんなで観戦!

❻ JRの□□□□は
国鉄時代、「鉄道弘済会売店」だった。

❼ 酒屋や米屋などの御用聞きは玄関ではなく、
台所と通じる□□□に顔を出した。

❽ 不二家が昭和26年に発売した「ママの味」の
ソフトキャンデーは□□□□。

❾ 駄菓子でありながら□□□□□□□□は
ちょっと大人のパッケージ。

❿ 日本のダイエット甘味料の草分け商品は□□□□□□□。

⓫ 和風カップ麺といえば、赤いきつねと□□□□□。

⓬ 「24時間戦えますか」がキャッチフレーズのドリンク剤は□□□□。

リスト

- ㋐ 街頭テレビ
- ㋑ 勝手口
- ㋒ 肝油ドロップ
- ㋓ キヨスク
- ㋔ ココアシガレット
- ㋕ ゴム跳び
- ㋖ 地震雷火事親父
- ㋗ 集団就職
- ㋘ シュガーカット
- ㋙ 緑のたぬき
- ㋚ ミルキー
- ㋛ リゲイン

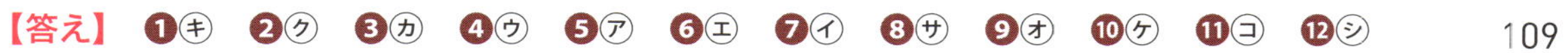
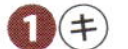
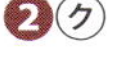
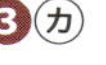
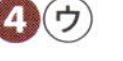
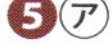
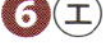
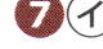
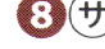

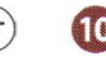
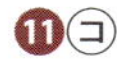

【答え】 ❶㋖ ❷㋗ ❸㋕ ❹㋒ ❺㋐ ❻㋓ ❼㋑ ❽㋚ ❾㋔ ❿㋘ ⓫㋙ ⓬㋛

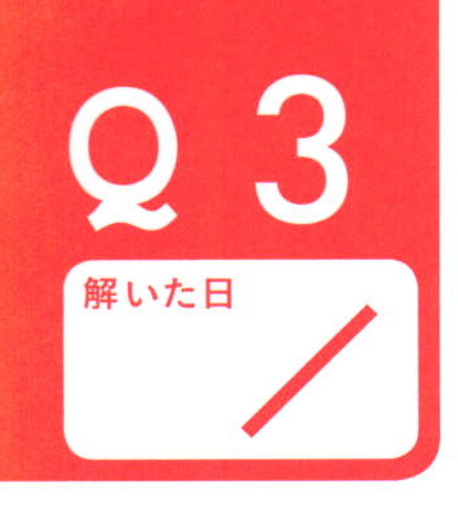

Q3

解いた日　／

昭和の政財界人

それぞれ当てはまる人名を、リストから選んで書きましょう。

首相

❶ 1974年ノーベル平和賞を受賞。　□□□□

❷ 1951年サンフランシスコ平和条約を締結した。　□□□

❸ 1955年自由民主党を結成し初代総裁に就任。　□□□□

❹ 日本列島改造論を唱えたり、日中国交正常化を実現。　□□□□

❺ 政治資金規正法の改正、ロッキード事件の真相究明など、政治浄化を目指した。　□□□□

❻ 1978年、日中平和友好条約を締結。　□□□□

❼ 首相在任中に急死。「アーウー宰相」「讃岐の鈍牛」の異名も。　□□□□

❽ 首相就任時のキャッチフレーズは「和（信頼と合意）の政治」。　□□□□

❾ 外交ではレーガン米大統領と盟友関係を築いた。　□□□□□

❿ 日本で初めて消費税を導入。　□□□

リスト

- ㋐ 大平正芳（おおひらまさよし）
- ㋑ 佐藤栄作（さとうえいさく）
- ㋒ 鈴木善幸（すずきぜんこう）
- ㋓ 竹下登（たけしたのぼる）
- ㋔ 田中角栄（たなかかくえい）
- ㋕ 中曽根康弘（なかそねやすひろ）
- ㋖ 鳩山一郎（はとやまいちろう）
- ㋗ 福田赳夫（ふくだたけお）
- ㋘ 三木武夫（みきたけお）
- ㋙ 吉田茂（よしだしげる）

【答え】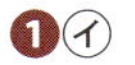 ❶㋑  ❷㋙ 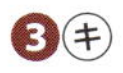 ❸㋖ 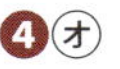 ❹㋔ 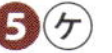 ❺㋘ 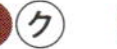 ❻㋗  ❼㋐  ❽㋒ 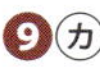 ❾㋕ ❿㋓

財界人

❶「経営の神様」と呼ばれたパナソニックの創業者。

❷「女今太閤」と呼ばれた吉本興業の創業者。

❸自動車修理工から「世界のホンダ」を創り上げた。

❹「日本のウイスキーの父」と呼ばれる、ニッカウヰスキーの創業者。

❺世界初の即席ラーメン「チキンラーメン」を発売した日清食品の社長。

❻1946年、井深大とともに東京通信工業（現ソニー）を設立。

❼出版事業を通じ、日本文化の向上に寄与した岩波書店の創業者。

❽第16代日本銀行総裁。

❾キャノンをカメラの世界メーカーに育てた初代社長。

❿戦後、京都で「ワコール」を創業。一代で女性下着トップメーカーに。

⓫経営難に陥った石川島重工業や東京芝浦電気を再建。経団連第4代会長。

⓬ベビー子供服ファミリアの創業者。連続テレビ小説『べっぴんさん』のモデル。

リスト

- ㋐ 安藤百福（あんどうももふく）
- ㋑ 岩波茂雄（いわなみしげお）
- ㋒ 渋沢敬三（しぶさわけいぞう）
- ㋓ 竹鶴政孝（たけつるまさたか）
- ㋔ 塚本幸一（つかもとこういち）
- ㋕ 土光敏夫（どこうとしお）
- ㋖ 坂野惇子（ばんのあつこ）
- ㋗ 本田宗一郎（ほんだそういちろう）
- ㋘ 松下幸之助（まつしたこうのすけ）
- ㋙ 御手洗毅（みたらいたけし）
- ㋚ 盛田昭夫（もりたあきお）
- ㋛ 吉本せい（よしもと）

【答え】 ❶㋘ ❷㋛ ❸㋗ ❹㋓ ❺㋐ ❻㋚ ❼㋑ ❽㋒ ❾㋙ ❿㋔ ⓫㋕ ⓬㋖

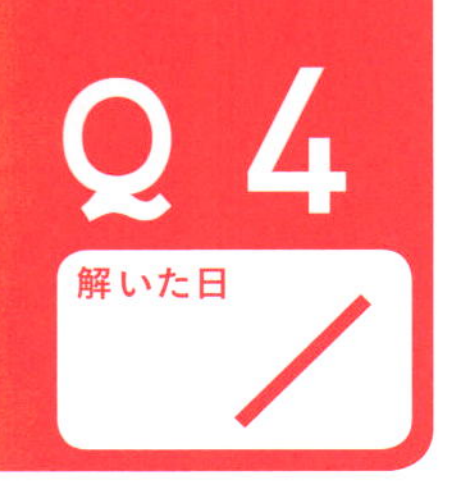

テレビとラジオ

それぞれ当てはまる番組名をリストから選んで書きましょう。

1969年以前

❶ 昭和21年、NHKラジオで放送された日本初のクイズバラエティ。

❷ ザ・ピーナッツを有名にした歌とコントの音楽バラエティ番組。

❸ 現在も放送を続けている人気深夜ラジオ番組。

❹ 藤田まことと白木みのるの名コンビによる爆笑時代劇。

❺ 昭和40年に始まった日本初の深夜ワイドショー。

❻ ドン・ガバチョやトラヒゲなど、個性的なキャラクターが活躍する人形劇。

❼ 長谷川町子原作の国民的長寿番組。

❽「みどり先生」が登場する子ども番組の草分け。

❾ 城達也がパーソナリティを務めたFMラジオ番組。

❿ 森光子が主演した銭湯が舞台のホームドラマ。

リスト

- ㋐ 11PM
- ㋑ オールナイトニッポン
- ㋒ サザエさん
- ㋓ ジェットストリーム
- ㋔ 時間ですよ
- ㋕ シャボン玉ホリデー
- ㋖ てなもんや三度笠
- ㋗ 話の泉
- ㋘ ひょっこりひょうたん島
- ㋙ ロンパールーム

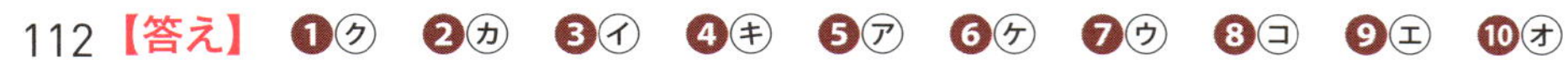
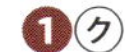
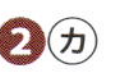

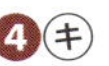

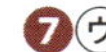

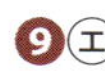

【答え】 ❶㋗ ❷㋕ ❸㋑ ❹㋖ ❺㋐ ❻㋘ ❼㋒ ❽㋙ ❾㋓ ❿㋔

1970年以降

❶常田富士男と市原悦子の語りで有名な短編アニメ番組。

❷「マカロニ」「ジーパン」などのニックネームを持つ刑事が活躍する刑事ドラマ。

❸テレビドラマの最高視聴率記録を持つNHK連続テレビ小説。海外でも人気に。

❹視聴者参加のオーディション番組。森昌子、桜田淳子、山口百恵などがここからデビューした。

❺笹沢左保原作の時代劇。主人公の口癖は流行語にもなった。

❻視聴者が参加する恋愛バラエティ。司会はとんねるず。

❼アメリカの「セサミストリート」をモデルに作られた子供向け教育番組。

❽人気お笑い芸人が多数出演した大ヒットお笑いバラエティ。

❾大橋巨泉司会のクイズ番組。レギュラー陣のユニークな解答ぶりも評判に。

❿脚本の山田太一の代表作となったドラマ。悩みながら成長する若者を描いた。

⓫「おニャン子クラブ」がデビューした人気バラエティ番組。

⓬愛川欽也、楠田枝里子の司会で世界各地の情報を紹介したクイズ番組。

リスト

- ㋐ おしん
- ㋑ オレたちひょうきん族
- ㋒ クイズダービー
- ㋓ 木枯し紋次郎
- ㋔ スター誕生！
- ㋕ 太陽にほえろ！
- ㋖ なるほど！ザ・ワールド
- ㋗ ねるとん紅鯨団
- ㋘ ひらけ！ポンキッキ
- ㋙ ふぞろいの林檎たち
- ㋚ まんが日本昔ばなし
- ㋛ 夕やけニャンニャン

【答え】 ❶㋚ ❷㋕ ❸㋐ ❹㋔ ❺㋓ ❻㋗ ❼㋘ ❽㋑ ❾㋒ ❿㋙ ⓫㋛ ⓬㋖

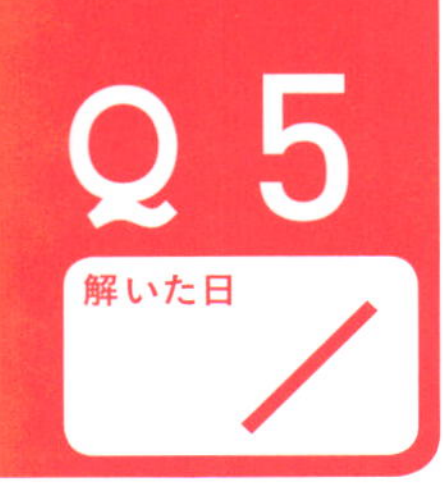

映画とスター

映画のタイトルと、スターの名前をそれぞれリストから選んで書きましょう。

映画作品

❶ 三船敏郎と石原裕次郎が各々プロダクションを立ち上げてすぐの共作。

❷ 竹山道雄の児童文学を昭和31年、市川崑監督が映画化。三國連太郎らが出演。

❸ 円谷英二の特撮技術が光った怪獣映画の代表作。

❹ 日本映画初、ベネチア国際映画祭金獅子賞受賞。黒澤明監督の名作。

❺ 舞台は瀬戸内海の小豆島。高峰秀子が主演の教師役。

❻ 石坂浩二扮する私立探偵金田一耕助シリーズの第一作。

❼ 昭和54年公開のアニメ映画。ゴダイゴの主題歌もヒット。

❽ パニック映画の大作。出演は小林桂樹、丹波哲郎、藤岡弘、いしだあゆみなど。

❾ 仲代達矢と八千草薫が夫婦を演じた、人気動物映画。

❿ 映画の撮影所が舞台の風間杜夫の出世作。階段落ちのシーンが有名。

リスト

- ㋐ 犬神家の一族（いぬがみけのいちぞく）
- ㋑ 蒲田行進曲（かまたこうしんきょく）
- ㋒ 銀河鉄道999（ぎんがてつどう）
- ㋓ 黒部の太陽（くろべのたいよう）
- ㋔ ゴジラ
- ㋕ 二十四の瞳（にじゅうしのひとみ）
- ㋖ 日本沈没（にっぽんちんぼつ）
- ㋗ ハチ公物語（こうものがたり）
- ㋘ ビルマの竪琴（たてごと）
- ㋙ 羅生門（らしょうもん）

 【答え】 ❶㋓ ❷㋘ ❸㋔ ❹㋙ ❺㋕ ❻㋐ ❼㋒ ❽㋖ ❾㋗ ❿㋑

映画スター

❶ 小津安二郎監督作品に出演し、「永遠の処女」と呼ばれた日本を代表する女優。

❷ 黒澤明監督の多くの作品で主演し、世界でもその名を知られる名優。

❸ 俳優・歌手・コメディアンと多芸。「ニッポン無責任時代」の主役で人気に。

❹ 「太陽の季節」でデビュー。続く作品では主演し、一躍スターとなる。

❺ 「君の名は」のヒロインを演じてトップ女優に。その後、パリに移住した。

❻ 新派の女優だが、「男はつらいよ」の初代マドンナとして映画デビューした。

❼ 「キューポラのある街」のヒロイン役が注目され、多くのファンを作った。

❽ 任侠映画のトップスター。後年は不器用な男を演じた。

❾ 歌手としてデビュー。「伊豆の踊子」に主演し、女優としても注目された。

❿ 「野性の証明」でデビューし、「セーラー服と機関銃」の大ヒットで有名に。

⓫ 「八甲田山」で演じた神田大尉の台詞「天は我々を見放した」は当時の流行語に。

⓬ 「時をかける少女」で映画デビューした「角川三人娘」のひとり。

リスト

- ㋐ 石原裕次郎（いしはらゆうじろう）
- ㋑ 植木等（うえきひとし）
- ㋒ 岸恵子（きしけいこ）
- ㋓ 北大路欣也（きたおおじきんや）
- ㋔ 高倉健（たかくらけん）
- ㋕ 原節子（はらせつこ）
- ㋖ 原田知世（はらだともよ）
- ㋗ 光本幸子（みつもとさちこ）
- ㋘ 三船敏郎（みふねとしろう）
- ㋙ 薬師丸ひろ子（やくしまるひろこ）
- ㋚ 山口百恵（やまぐちももえ）
- ㋛ 吉永小百合（よしながさゆり）

【答え】 ❶㋕ ❷㋘ ❸㋑ ❹㋐ ❺㋒ ❻㋗ ❼㋛ ❽㋔ ❾㋚ ❿㋙ ⓫㋓ ⓬㋖

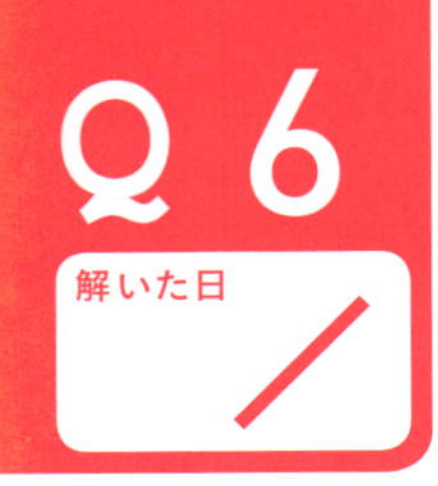

昭和のヒット曲

以下のヒット曲のアーティストは誰でしょうか。リストから選んで書きましょう。

1969年以前

❶上を向いて歩こう
❷コーヒー・ルンバ
❸ヴァケイション
❹恋のバカンス
❺風に吹かれて
❻君といつまでも
❼イエスタデイ
❽星影のワルツ
❾バラが咲いた
❿どしゃぶりの雨の中で
⓫夕陽が泣いている
⓬三百六十五歩のマーチ
⓭サウンド・オブ・サイレンス
⓮シェリーに口づけ
⓯ブルー・シャトー
⓰帰ってきたヨッパライ

リスト

㋐ 加山雄三（かやまゆうぞう）
㋑ コニー・フランシス
㋒ サイモン&ガーファンクル
㋓ 坂本九（さかもときゅう）
㋔ ザ・スパイダース
㋕ ザ・ビートルズ
㋖ ザ・ピーナッツ
㋗ ザ・フォーク・クルセダーズ
㋘ ジャッキー吉川（よしかわ）とブルー・コメッツ
㋙ 水前寺清子（すいぜんじきよこ）
㋚ 千昌夫（せんまさお）
㋛ 西田佐知子（にしださちこ）
㋜ ボブ・ディラン
㋝ マイク眞木（まき）
㋞ ミッシェル・ポルナレフ
㋟ 和田アキ子（わだあきこ）

【答え】 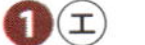❶㋓ ❷㋛ ❸㋑ ❹㋖ ❺㋜ ❻㋐ ❼㋕ ❽㋚ 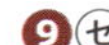❾㋝ ❿㋟ 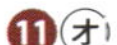⓫㋔ 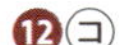⓬㋙ ⓭㋒ ⓮㋞ ⓯㋘ ⓰㋗

1970年以降

❶黒猫のタンゴ □□□□□

❷ヴィーナス □□□□□・□□□

❸また逢う日まで □□□□□

❹イマジン □□□・□□□

❺ビューティフル・サンデー □□□□・□□□

❻喝采 □□□□□□

❼神田川 南こうせつと□□□□

❽イエスタデイ・ワンス・モア □□□□□□□

❾あなた □□□□

❿およげ！たいやきくん □□□□

⓫ダンシング・クイーン □□

⓬恋のナイト・フィーバー □□□□□

⓭UFO □□□・□□□□

⓮ストレンジャー □□□・□□□□

⓯魅せられて □□□□・□□□

⓰待つわ □□□

⓱スリラー □□□□・□□□□□

⓲ライク・ア・ヴァージン □□□□

リスト

- ㋐ アバ
- ㋑ あみん
- ㋒ 尾崎紀世彦（おざききよひこ）
- ㋓ かぐや姫（ひめ）
- ㋔ カーペンターズ
- ㋕ 小坂明子（こさかあきこ）
- ㋖ 子門真人（しもんまさと）
- ㋗ ジュディ・オング
- ㋘ ショッキング・ブルー
- ㋙ ジョン・レノン
- ㋚ ダニエル・ブーン
- ㋛ ちあきなおみ
- ㋜ ビージーズ
- ㋝ ビリー・ジョエル
- ㋞ ピンク・レディー
- ㋟ マイケル・ジャクソン
- ㋠ マドンナ
- ㋡ 皆川おさむ（みながわ）

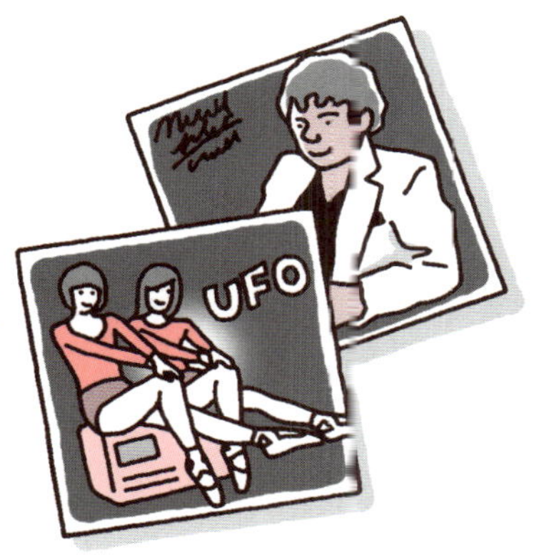

【答え】 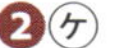 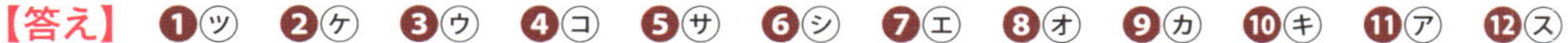
❶㋡ ❷㋘ ❸㋒ ❹㋙ ❺㋚ ❻㋛ ❼㋓ ❽㋔ ❾㋕ ❿㋖ ⓫㋐ ⓬㋜
⓭㋞ ⓮㋝ ⓯㋗ ⓰㋑ ⓱㋟ ⓲㋠

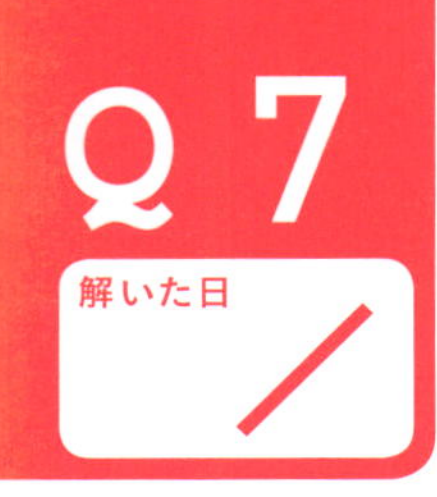

昭和のスポーツニュース

それぞれに当てはまる言葉をリストから選んで書きましょう。

野球

❶ 巨人の第3期黄金時代に達成した前人未到の［　　］。

❷ 広島のリーグ初優勝に貢献した山本浩二は［　　　　　　　］と呼ばれた。

❸ 昭和44年夏の高校野球決勝で引き分け再試合の名勝負となった対戦は松山商と［　　　　］。

❹ 通算868本塁打を誇る王貞治の独特な打撃フォームは［　　　　　］。

❺ 南海の野村克也は戦後初の［　　　］に輝いた。

❻ 昭和34年巨人対阪神の［　　　　］は、今も語り継がれる名勝負。

❼ 甲子園で優れた記録を残したPL学園の桑田真澄と清原和博は［　　　　　］と呼ばれた。

❽ 阪急の名投手山田久志は、史上最高の［　　　　　］投手と呼ばれた。

❾ 日本初のドーム球場「東京ドーム」についた愛称は［　　　　　　］。

❿ 現・西武ライオンズの昭和52年当時の名称は［　　　　　　　　］ライオンズ。

リスト

- ㋐ 一本足打法（いっぽんあしだほう）
- ㋑ クラウンライター
- ㋒ KKコンビ
- ㋓ サブマリン
- ㋔ 三冠王（さんかんおう）
- ㋕ 天覧試合（てんらんじあい）
- ㋖ ビッグエッグ
- ㋗ V9
- ㋘ 三沢高校（みさわこうこう）
- ㋙ ミスター赤（あか）ヘル

【答え】 ❶㋗ ❷㋙ ❸㋘ ❹㋐ ❺㋔ ❻㋕ ❼㋒ ❽㋓ ❾㋖ ❿㋑

スポーツ全般

❶ 昭和30年代後半、相撲の黄金時代。ライバル横綱の名前から□□□□と呼ばれた。

❷ 東京五輪バレーボールで優勝した日本女子チームの□□□□□□は柔道の受け身を応用。

❸ 東京五輪マラソンで銅メダルに輝いた円谷幸吉は□□□に所属していた。

❹ 足□□□□□は力道山、ジャイアント馬場の宿敵ザ・デストロイヤーの必殺技。

❺ 釜本邦茂の大活躍でアジア勢初の銅メダルを獲得したのは□□□□□□。

❻ 陸上競技・走り高跳びの常識を大きく変えたフォスベリー選手の□□□□。

❼「キックの鬼」と呼ばれたキックボクサー沢村忠の必殺技は□□□□□□□。

❽ 札幌五輪ジャンプ70m級で日本選手が金銀銅を独占。□□□□□□の異名をとった。

❾ 札幌冬季五輪、女子フィギュアスケートのジャネット・リンは□□□□□と呼ばれ、多くのファンを獲得。

❿ 戦後、大相撲の熱戦が繰り広げられる舞台となったのは□□□□□。

⓫ ミュンヘン五輪の男子体操で塚原光男が披露した□□□□□は画期的なウルトラC。

⓬ 世界王座防衛連続13回の記録を持つボクサー具志堅用高の異名は□□□□□□。

リスト

- ㋐ 回転レシーブ
- ㋑ カンムリワシ
- ㋒ 銀盤の妖精
- ㋓ 蔵前国技館
- ㋔ 月面宙返り
- ㋕ 自衛隊
- ㋖ 真空飛び膝蹴り
- ㋗ 背面跳び
- ㋘ 柏鵬時代
- ㋙ 日の丸飛行隊
- ㋚ メキシコ五輪
- ㋛ 4の字固め

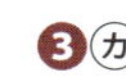

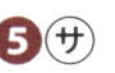
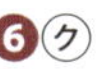
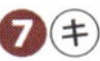

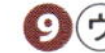
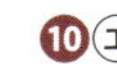
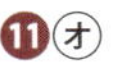

【答え】❶㋘ ❷㋐ ❸㋕ ❹㋛ ❺㋚ ❻㋗ ❼㋖ ❽㋙ ❾㋒ ❿㋓ ⓫㋔ ⓬㋑

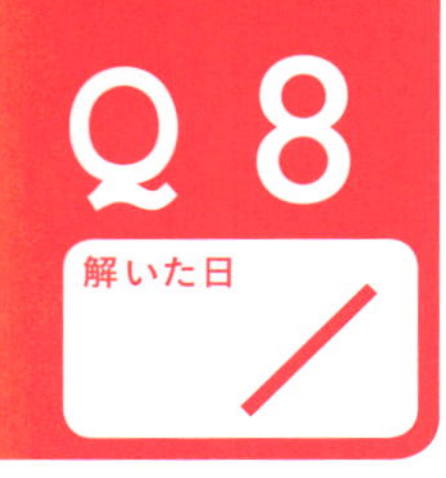

ブームとヒット商品

当てはまる言葉をリストから選んで書きましょう。

ブーム

リスト

- ㋐ アンノン族
- ㋑ ウーマンリブ
- ㋒ 紅茶キノコ
- ㋓ スプーン曲げ
- ㋔ 竹の子族
- ㋕ ディスカバージャパン
- ㋖ パンタロン
- ㋗ ボウリング
- ㋘ みゆき族
- ㋙ ロカビリー

1. 昭和33年、日劇ウエスタンカーニバルの大人気で□□□□□が流行した。
2. 昭和30年代後半、東京・銀座に集う流行に敏感な若者たちを□□□□と呼んだ。
3. 昭和40年代半ば、中山律子らスタープレイヤーの出現で□□□□□が大ブームに。
4. 欧米を中心に広がった女性解放運動。日本では□□□□□□と呼ばれた。
5. ファッション雑誌紹介の観光地を旅する女性たちを、□□□□□と称した。
6. 大きく裾が広がった□□□□□は昭和40年代のオシャレアイテム。
7. 原宿の歩行者天国で奇抜な衣装で踊る若者たちは□□□□と呼ばれた。
8. □□□□□□□□□□は、国鉄が始めたキャンペーン。副題は「美しい日本と私」。
9. 昭和50年、健康食品としてブームになった□□□□□は株分けで広まった。
10. ユリ・ゲラーがテレビで□□□□□□を実演。日本中に超能力ブームが起こった。

【答え】 1㋙ 2㋘ 3㋗ 4㋑ 5㋐ 6㋖ 7㋔ 8㋕ 9㋒ 10㋓

ヒット商品

リスト

- ㋐ ウォークマン
- ㋑ 写(うつ)ルンです
- ㋒ オセロ
- ㋓ ゲーム&ウオッチ
- ㋔ スライム
- ㋕ ダッコちゃん
- ㋖ 地球(ちきゅう)ゴマ
- ㋗ チルチルミチル
- ㋘ トリス
- ㋙ フラフープ
- ㋚ プリントゴッコ
- ㋛ ルービックキューブ

❶ 戦後の低価格国産ウイスキーの代表といえば □□□ 。キャンペーンCMも大ヒット。

❷ 昭和33年、プラスチック製の輪を腰で回して遊ぶ □□□□□ が大流行。

❸ 黒いビニール人形 □□□□□□ 。腕に絡めて歩くファッションアイテムとして人気に。

❹ 科学玩具 □□□□ 。縁日などで実演を見た男の子の間で爆発的にヒットした。

❺ 昭和48年に発売されたボードゲーム □□□ は、大人もターゲットにして大流行。

❻ 家庭用小型印刷機 □□□□□□□ は年賀状印刷で大活躍！

❼ 昭和50年、使い捨てライターの存在を知らしめた商品は □□□□□□□ 。

❽ 緑色の半固形玩具 □□□□ 。粘り気や湿り気のある不思議な触り心地で人気に。

❾ 昭和54年、 □□□□□□ が音楽を携帯する新しい文化を作り、若者の支持を集めた。

❿ 昭和55年に大ブームになった6面体のパズルは □□□□□□□□□ 。

⓫ □□□□□□□□ はファミコンに先立つ、携帯ゲーム機。

⓬ レンズ付きフィルム □□□□□ は、画期的な使い捨てカメラとして大ヒット。

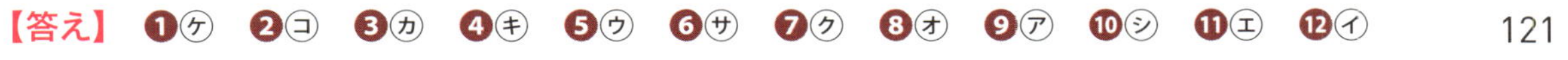
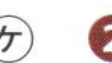
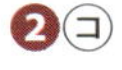
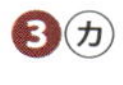
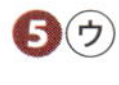
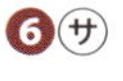
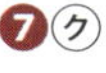
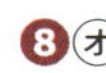

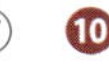

【答え】 ❶㋘ ❷㋙ ❸㋕ ❹㋖ ❺㋒ ❻㋚ ❼㋗ ❽㋔ ❾㋐ ❿㋛ ⓫㋓ ⓬㋑

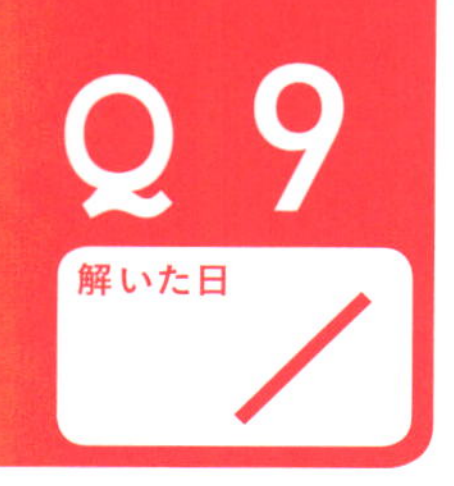

文学とベストセラー

昭和の文学作品とベストセラーです。それぞれの作家をリストから選んで書きましょう。

芥川賞・直木賞

❶白い人 □□□□
❷太陽の季節 □□□□□
❸飼育 □□□□□
❹赤頭巾ちゃん気をつけて □□□
❺限りなく透明に近いブルー □□□
❻エーゲ海に捧ぐ □□□□□
❼お吟さま □□□
❽梟の城 □□□□□
❾錯乱 □□□□□
❿雁の寺 □□□
⓫蒼ざめた馬を見よ □□□□
⓬火垂るの墓 □□□□
⓭戦いすんで日が暮れて □□□□
⓮復讐するは我にあり □□□□
⓯一絃の琴 □□□□□
⓰ソウル・ミュージック・ラバーズ・オンリー □□□□

リスト

- ㋐ 池田満寿夫（いけだますお）
- ㋑ 池波正太郎（いけなみしょうたろう）
- ㋒ 石原慎太郎（いしはらしんたろう）
- ㋓ 五木寛之（いつきひろゆき）
- ㋔ 遠藤周作（えんどうしゅうさく）
- ㋕ 大江健三郎（おおえけんざぶろう）
- ㋖ 今東光（こんとうこう）
- ㋗ 佐木隆三（さきりゅうぞう）
- ㋘ 佐藤愛子（さとうあいこ）
- ㋙ 司馬遼太郎（しばりょうたろう）
- ㋚ 庄司薫（しょうじかおる）
- ㋛ 野坂昭如（のさかあきゆき）
- ㋜ 水上勉（みずかみつとむ）
- ㋝ 宮尾登美子（みやおとみこ）
- ㋞ 村上龍（むらかみりゅう）
- ㋟ 山田詠美（やまだえいみ）

【答え】 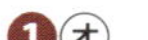 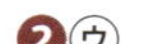 ❶㋔ ❷㋒ ❸㋕ ❹㋚ ❺㋞ ❻㋐ ❼㋖ ❽㋙ ❾㋑ 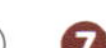 ❿㋜ ⓫㋓ ⓬㋛ ⓭㋘ ⓮㋗ ⓯㋝ ⓰㋟

ベストセラー

❶窓ぎわのトットちゃん

❷気くばりのすすめ

❸積木くずし

❹誰のために愛するか

❺サラダ記念日

❻ノルウェイの森

❼ノストラダムスの大予言

❽日本沈没

❾蒼い時

❿悪魔の飽食

⓫砂の器

⓬氷点

⓭天と地と

⓮恍惚の人

⓯なんとなく、クリスタル

⓰三毛猫ホームズの推理

⓱化身

⓲塀の中の懲りない面々

リスト

- ㋐ 赤川次郎（あかがわじろう）
- ㋑ 安部譲二（あべじょうじ）
- ㋒ 有吉佐和子（ありよしさわこ）
- ㋓ 海音寺潮五郎（かいおんじちょうごろう）
- ㋔ 黒柳徹子（くろやなぎてつこ）
- ㋕ 五島勉（ごとうべん）
- ㋖ 小松左京（こまつさきょう）
- ㋗ 鈴木健二（すずきけんじ）
- ㋘ 曽野綾子（そのあやこ）
- ㋙ 田中康夫（たなかやすお）
- ㋚ 俵万智（たわらまち）
- ㋛ 穂積隆信（ほづみたかのぶ）
- ㋜ 松本清張（まつもとせいちょう）
- ㋝ 三浦綾子（みうらあやこ）
- ㋞ 村上春樹（むらかみはるき）
- ㋟ 森村誠一（もりむらせいいち）
- ㋠ 山口百恵（やまぐちももえ）
- ㋡ 渡辺淳一（わたなべじゅんいち）

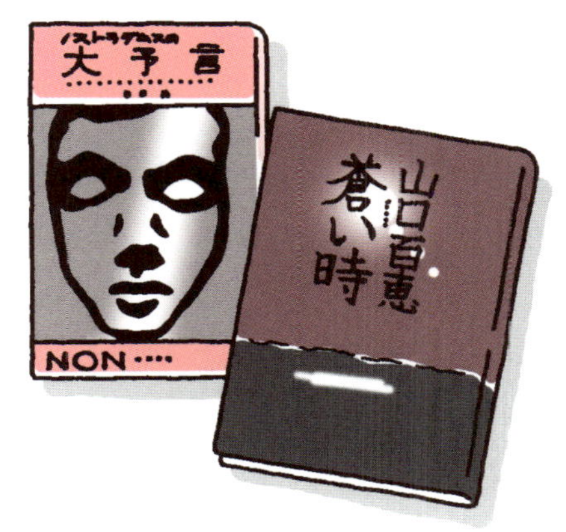

【答え】 ❶㋔ ❷㋗ ❸㋛ ❹㋘ ❺㋚ ❻㋞ ❼㋕ ❽㋖ ❾㋠ ❿㋟ ⓫㋜ ⓬㋝
⓭㋓ ⓮㋒ ⓯㋙ ⓰㋐ ⓱㋡ ⓲㋑

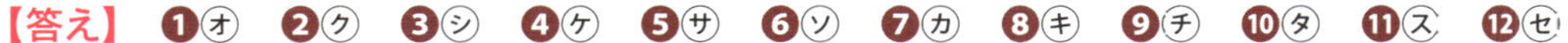
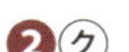
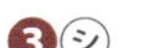
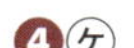
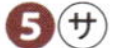
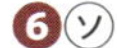
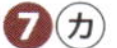

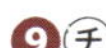
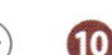

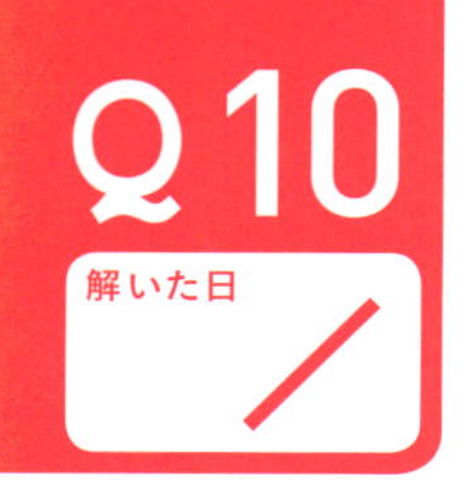

昭和の漫画

それぞれの漫画の作者名をリストから選んで書きましょう。

少年漫画

1. サイボーグ009
2. ゲゲゲの鬼太郎
3. 怪物くん
4. 巨人の星
5. 天才バカボン
6. ルパン三世
7. ゴルゴ13
8. あしたのジョー
9. ドラえもん
10. ドカベン
11. デビルマン
12. 漂流教室
13. ブラック・ジャック
14. キン肉マン
15. Dr.スランプ
16. キャプテン翼

リスト

- ㋐ 赤塚不二夫（あかつかふじお）
- ㋑ 石ノ森章太郎（いしのもりしょうたろう）
- ㋒ 楳図かずお（うめず）
- ㋓ 川崎のぼる（かわさき）
- ㋔ さいとう・たかを
- ㋕ 高橋陽一（たかはしよういち）
- ㋖ ちばてつや
- ㋗ 手塚治虫（てづかおさむ）
- ㋘ 鳥山明（とりやまあきら）
- ㋙ 永井豪（ながいごう）
- ㋚ 藤子・F・不二雄（ふじこ ふじお）
- ㋛ 藤子不二雄Ⓐ（ふじこふじお）
- ㋜ 水木しげる（みずき）
- ㋝ 水島新司（みずしましんじ）
- ㋞ モンキー・パンチ
- ㋟ ゆでたまご

【答え】①㋑ ②㋜ ③㋛ ④㋓ ⑤㋐ ⑥㋞ 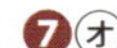⑦㋔ 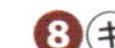⑧㋖ ⑨㋚ ⑩㋝ ⑪㋙ ⑫㋒ ⑬㋗ ⑭㋟ ⑮㋘ ⑯㋕

少女漫画

❶リボンの騎士

❷ひみつのアッコちゃん

❸魔法使いサリー

❹アタックNo.1

❺ベルサイユのばら

❻ポーの一族

❼エースをねらえ！

❽アリエスの乙女たち

❾はいからさんが通る

❿ガラスの仮面

⓫風と木の詩

⓬生徒諸君！

⓭パタリロ！

⓮綿の国星

⓯有閑倶楽部

⓰ときめきトゥナイト

⓱花のあすか組!

⓲ちびまる子ちゃん

リスト

- ㋐ 赤塚不二夫（あかつかふじお）
- ㋑ 池田理代子（いけだりよこ）
- ㋒ 池野恋（いけのこい）
- ㋓ 一条ゆかり（いちじょう）
- ㋔ 浦野千賀子（うらのちかこ）
- ㋕ 大島弓子（おおしまゆみこ）
- ㋖ さくらももこ
- ㋗ 里中満智子（さとなかまちこ）
- ㋘ 庄司陽子（しょうじようこ）
- ㋙ 高口里純（たかぐちさとすみ）
- ㋚ 竹宮惠子（たけみやけいこ）
- ㋛ 手塚治虫（てづかおさむ）
- ㋜ 萩尾望都（はぎおもと）
- ㋝ 魔夜峰央（まやみねお）
- ㋞ 美内すずえ（みうち）
- ㋟ 大和和紀（やまとわき）
- ㋠ 山本鈴美香（やまもとすみか）
- ㋡ 横山光輝（よこやまみつてる）

【答え】 ❶㋛ ❷㋐ ❸㋡ ❹㋔ ❺㋑ ❻㋜ ❼㋠ ❽㋗ ❾㋟ ❿㋞ ⓫㋚ ⓬㋘ ⓭㋝ ⓮㋕ ⓯㋓ ⓰㋒ ⓱㋙ ⓲㋖

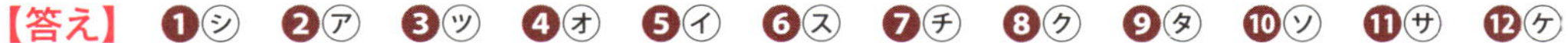

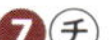

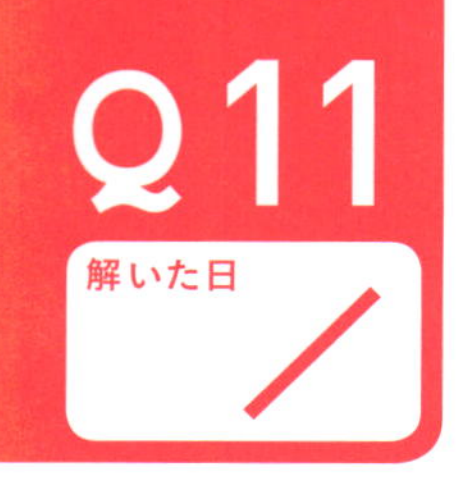

昭和の事件簿

それぞれに当てはまる言葉をリストから選んで書きましょう。

事件

❶ 水爆実験で日本の漁船が被爆した □□□□□ 事件は原水爆禁止運動の発端となった。

❷ 昭和43年に起こった □□□ 事件は今も未解決のミステリーとされる現金強奪事件。

❸ 静岡・寸又峡温泉の旅館に人質を監禁籠城した事件は □□□ 事件とも呼ばれた。

❹ 昭和45年、赤軍派メンバーにハイジャックされた日航機の名は □□□ 。

❺ 昭和45年、自衛隊市ヶ谷駐屯地で作家 □□□□□ が割腹自殺し、社会に強い衝撃を与えた。

❻ □□□□□□□□□ 事件では、体罰を肯定する指導方針が問題になった。

❼ 昭和55年、失踪した女性達が教祖の元で共同生活をしていた □□□□□□ 事件発生。

❽ 昭和59年に起きたグリコ・森永事件で、犯人は □□□□□□ と名乗った。

❾ ペーパー商法で高齢者の被害が社会問題になる中、マスコミの前で □□□□ 会長が殺害された。

❿ 昭和61年、ビートたけしが仲間らと襲撃したのは写真週刊誌 □□□□□ 編集部。

リスト

- ㋐ イエスの方舟（はこぶね）
- ㋑ かい人21面相（めんそう）
- ㋒ 金嬉老（きんきろう）
- ㋓ 三億円（さんおくえん）
- ㋔ 第五福竜丸（だいごふくりゅうまる）
- ㋕ 戸塚（とつか）ヨットスクール
- ㋖ 豊田商事（とよたしょうじ）
- ㋗ フライデー
- ㋘ 三島由紀夫（みしまゆきお）
- ㋙ よど号（ごう）

 【答え】 ❶㋔ ❷㋓ ❸㋒ ❹㋙ ❺㋘ ❻㋕ ❼㋐ ❽㋑ ❾㋖ ❿㋗

ニュース

❶ 昭和40年11月から4年9カ月続いた、当時戦後最長の好景気を□□□□景気と呼んだ。

❷「伊豆の踊子」「雪国」の作家□□□□が、昭和43年ノーベル文学賞を受賞。

❸ 昭和45年、銀座・新宿・池袋・浅草で初めての□□□□□を実施。

❹ 昭和45年、□□□□が世界初の五大陸最高峰登頂を成し遂げた。

❺ 28年間グアム島の密林で生存していた□□□□は、昭和47年に発見され帰還した。

❻ 昭和48年、□□□□□博士が半導体の研究でノーベル物理学賞を受賞。

❼ 陸軍少尉□□□□□は戦後もルバング島に潜伏していたが、昭和49年に帰国。

❽ 昭和51年、鹿児島県で日本初の□□□が誕生した。

❾ 昭和53年、池袋に超高層ビル□□□□□□□を中心にした複合商業施設が開業。

❿ 昭和57年、永田町の□□□□□□□□□□火災は防火体制の不備で大惨事になった。

⓫ 昭和60年、多数の死者を出した日本航空123便が墜落したのは□□□□□□。

⓬ 日本初の全天候型ドーム球場として、昭和63年に□□□□□が完成。

リスト

- ㋐ いざなぎ
- ㋑ 5つ子(ご)
- ㋒ 植村直己(うえむらなおみ)
- ㋓ 江崎玲於奈(えざきれおな)
- ㋔ 御巣鷹の尾根(おすたかのおね)
- ㋕ 小野田寛郎(おのだひろお)
- ㋖ 川端康成(かわばたやすなり)
- ㋗ サンシャイン60
- ㋘ 東京(とうきょう)ドーム
- ㋙ 歩行者天国(ほこうしゃてんごく)
- ㋚ ホテルニュージャパン
- ㋛ 横井庄一(よこいしょういち)

【答え】 ❶㋐ ❷㋖ ❸㋙ ❹㋒ ❺㋛ ❻㋓ ❼㋕ ❽㋑ ❾㋗ ❿㋚ ⓫㋔ ⓬㋘

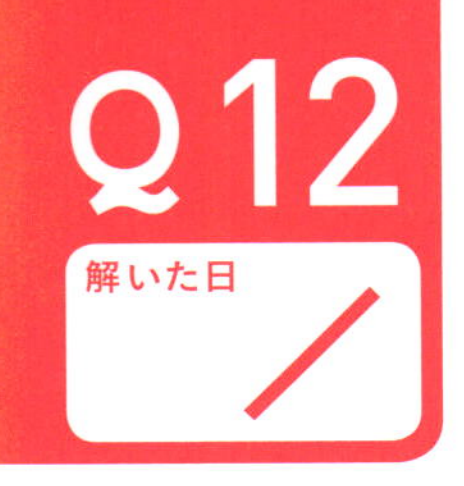

世界のニュース

当てはまる言葉をリストから選んで書きましょう。

❶ □□□□戦争は、独立と統一をめぐり、第二次世界大戦後、最大規模で争われた戦争。

❷ 盗聴未遂に端を発した□□□□□□□□事件は、米国史上最大の政治スキャンダル。

❸ 鉄の女の異名で知られるマーガレット・□□□□□は、昭和54年英国初の女性首相に。

❹ 貧困救済の活動を生涯続けたマザー・□□□。昭和54年にノーベル平和賞を受賞した。

❺ 領土問題をめぐり武力衝突した□□□・□□□戦争は後の湾岸戦争の引き金になった。

❻ 昭和55年、ニューヨークで□□□・□□□が射殺され、世界中が悲しみに包まれた。

❼ 英国チャールズ皇太子が□□□□・スペンサーと結婚。世界的に祝賀ムードに包まれた。

❽ ゴルバチョフがソ連の書記長に就任して始めた改革運動を□□□□□□□という。

❾ 昭和62年の大韓航空機爆破事件。犯人として北朝鮮のキム・□□□□が逮捕された。

❿ 昭和62年に起きたニューヨーク株式市場の大暴落は□□□□□□□□と呼ばれた。

リスト

- ㋐ イラン・イラク
- ㋑ ウォーターゲート
- ㋒ サッチャー
- ㋓ ジョン・レノン
- ㋔ ダイアナ
- ㋕ テレサ
- ㋖ ヒョンヒ
- ㋗ ブラックマンデー
- ㋘ ベトナム
- ㋙ ペレストロイカ

【答え】 ❶㋘ ❷㋑ ❸㋒ ❹㋕ ❺㋐ ❻㋓ ❼㋔ ❽㋙ ❾㋖ ❿㋗

第5章

社会・歴史

地理、政治、経済、歴史の思い出しクイズです。
地名から歴史の流れ、各時代のおもな出来事などを、
問題を解きながら思い出しましょう。

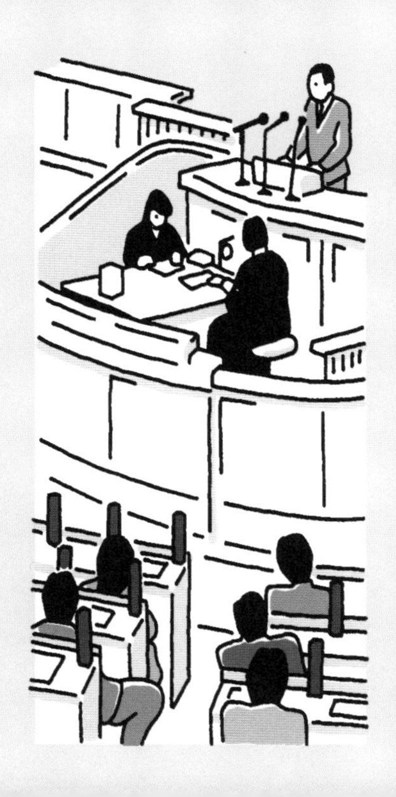

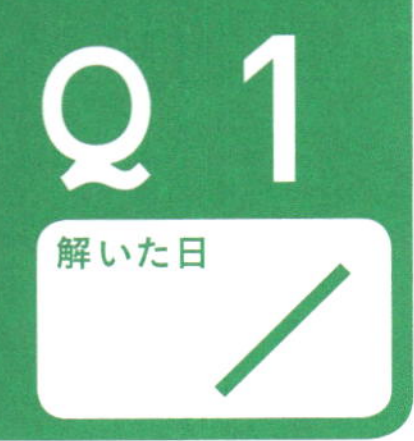

日本の都市

地図の場所にある都市名を、リストから選んで書きましょう。

1. 八重山列島の中心地。
2. 沖縄県の県庁所在地。
3. 奄美諸島の中心地。
4. 砂蒸し温泉が名物。
5. 宮崎県第二の都市。
6. バーガーが有名。
7. 陶磁器の産地。
8. 福岡県第三の都市。
9. 鯛の養殖が盛ん。
10. うどんの街。
11. 名産は河豚。
12. 毛利氏の城下町。
13. 広島県の第二の都市。
14. 島根県の県庁所在地。
15. 鳥取県第二の都市。
16. 岡山県第三の都市。
17. 城で知られる。
18. 滋賀県の県庁所在地。
19. 名産は昆布加工品。
20. 三重県の県庁所在地。
21. 愛知県の県庁所在地。
22. 徳川家康ゆかりの地。
23. 漆器と朝市が有名。
24. 花火大会が有名。
25. 国宝の城を有する。
26. 武田信玄のお膝元。
27. シュウマイが名物。
28. 群馬県の県庁所在地。

【答え】 ①ウ ②ネ ③イ ④エ ⑤ヤ ⑥セ ⑦コ ⑧シ ⑨キ ⑩チ ⑪ソ ⑫ハ ⑬マ ⑭ム ⑮ヨ ⑯テ ⑰ヘ ⑱ク ⑲ト ⑳ツ

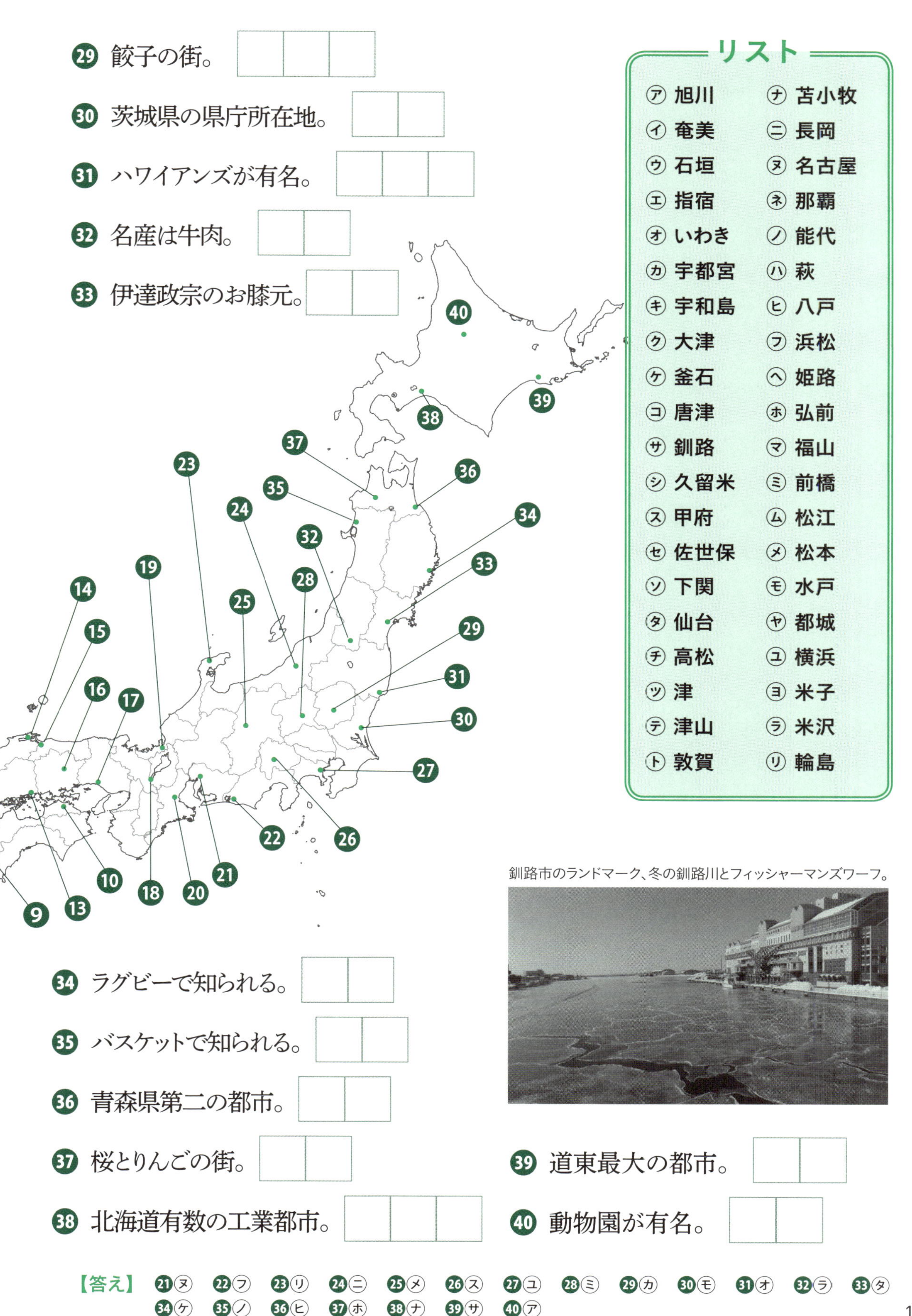

29 餃子の街。□□□

30 茨城県の県庁所在地。□□

31 ハワイアンズが有名。□□□

32 名産は牛肉。□□

33 伊達政宗のお膝元。□□

リスト

㋐ 旭川	㋤ 苫小牧
㋑ 奄美	㋥ 長岡
㋒ 石垣	㋦ 名古屋
㋓ 指宿	㋧ 那覇
㋔ いわき	㋨ 能代
㋕ 宇都宮	㋩ 萩
㋖ 宇和島	㋪ 八戸
㋗ 大津	㋫ 浜松
㋘ 釜石	㋬ 姫路
㋙ 唐津	㋭ 弘前
㋚ 釧路	㋮ 福山
㋛ 久留米	㋯ 前橋
㋜ 甲府	㋰ 松江
㋝ 佐世保	㋱ 松本
㋞ 下関	㋲ 水戸
㋟ 仙台	㋳ 都城
㋠ 高松	㋴ 横浜
㋡ 津	㋵ 米子
㋢ 津山	㋶ 米沢
㋣ 敦賀	㋷ 輪島

釧路市のランドマーク、冬の釧路川とフィッシャーマンズワーフ。

34 ラグビーで知られる。□□

35 バスケットで知られる。□□

36 青森県第二の都市。□□

37 桜とりんごの街。□□

38 北海道有数の工業都市。□□□

39 道東最大の都市。□□

40 動物園が有名。□□

【答え】 21㋦ 22㋫ 23㋷ 24㋥ 25㋱ 26㋜ 27㋴ 28㋯ 29㋕ 30㋲ 31㋔ 32㋶ 33㋟ 34㋘ 35㋨ 36㋪ 37㋭ 38㋤ 39㋚ 40㋐

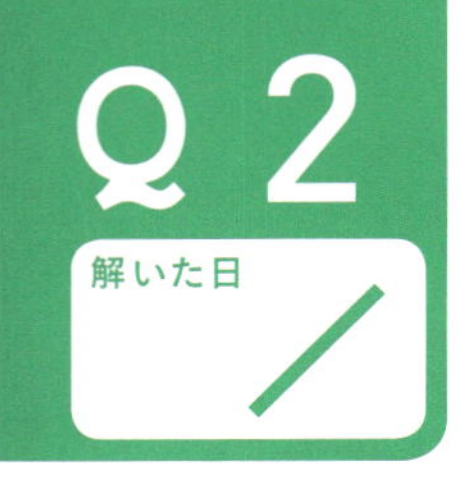

地理用語

当てはまる言葉をリストから選んで書きましょう。地図記号は、表すものをリストから選んで書きましょう。

地形の言葉

リスト

- ㋐ カルスト
- ㋑ カルデラ
- ㋒ 汽水湖（きすいこ）
- ㋓ 三角州（さんかくす）
- ㋔ 潟湖（せきこ）
- ㋕ 扇状地（せんじょうち）
- ㋖ 天井川（てんじょうがわ）
- ㋗ トラフ
- ㋘ フォッサマグナ
- ㋙ リアス式（しき）

❶ 石灰岩の土地が、雨水などに溶食されてできた □□□□ 地形。山口県の秋吉台がこれ。

❷ □□□ の川底は、周囲の平面より高いところにある。近江盆地の旧草津川、六甲山麓の住吉川などがこれ。

❸ 川が山地から平野や盆地へ出るところに、土砂が積もってできた □□□ 。水はけのよい傾斜地は果樹栽培に向き、代表的なのが甲府盆地。

❹ 川が海や湖にそそぐ場所に土砂が積もってできるのは □□□ 。

❺ 突き出た岬と、入り組んだ入り江が連続する □□□□ 海岸。三陸海岸や若狭湾が有名。

❻ 砂嘴や砂州などによって、海から切り離された湖が □□ 。北海道のサロマ湖、秋田県の八郎潟など。

❼ 淡水と海水が混じった □□□ は、シジミ、うなぎなどの漁場となる。❻の多くはこれ。島根県の宍道湖、静岡県の浜名湖が有名。

❽ 火山活動でくぼんだところに水が溜まったものが □□□□ 湖。北海道の洞爺湖、東北の十和田湖などがそれ。

❾ ラテン語で大きな溝という意の □□□□□□□ は、日本の本州中央部を横断する大きな溝。糸魚川＝静岡構造線が西の端とされる。

❿ 最大水深が6000m超えない海底の溝。日本近海では南海 □□□ が知られる。

【答え】 ❶㋐ ❷㋖ ❸㋕ ❹㋓ ❺㋙ ❻㋔ ❼㋒ ❽㋑ ❾㋘ ❿㋗

地図記号

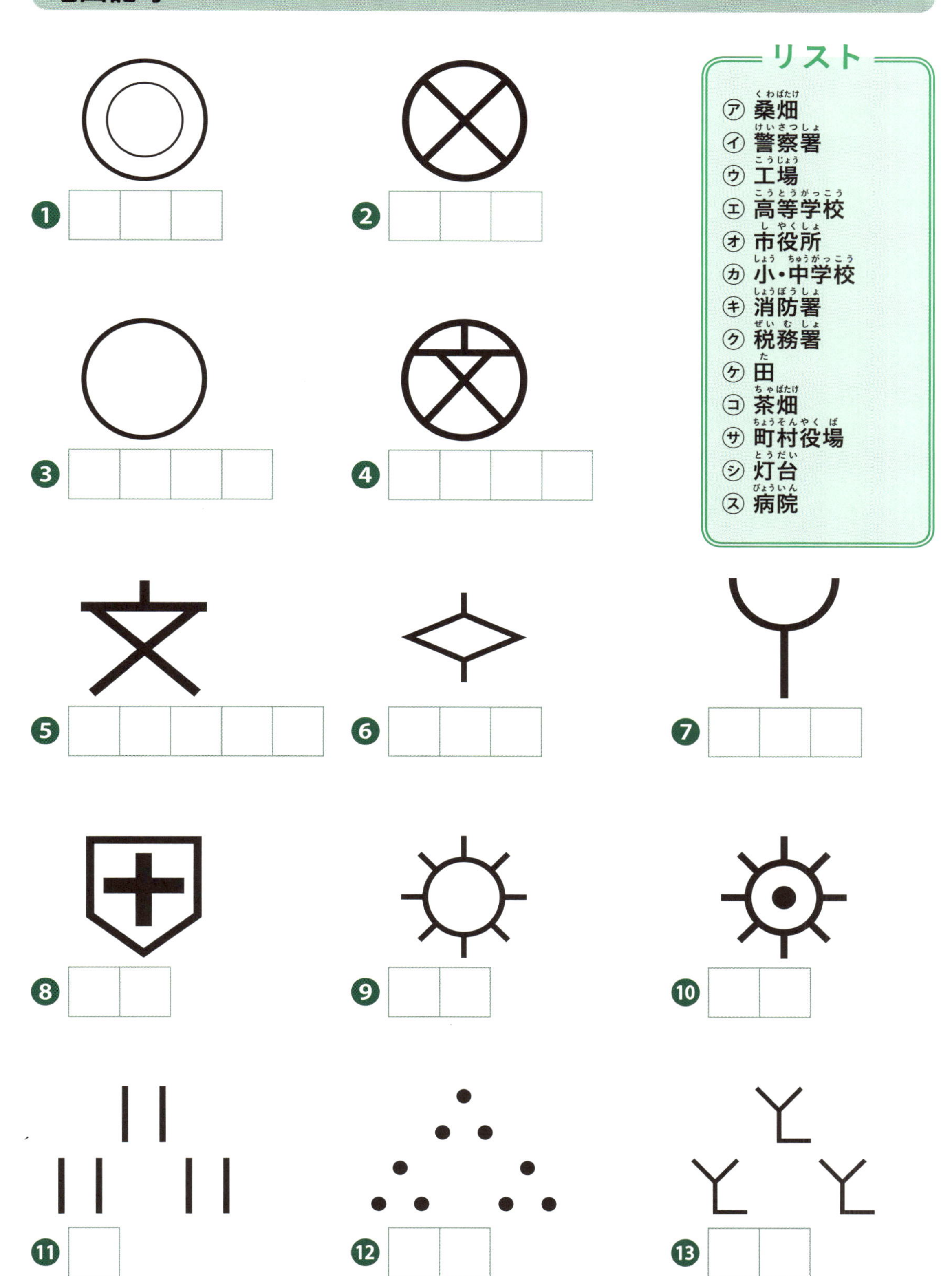

【答え】 ①オ ②イ ③サ ④エ ⑤カ ⑥ク ⑦キ ⑧ス ⑨ウ ⑩シ ⑪ケ ⑫コ ⑬ア

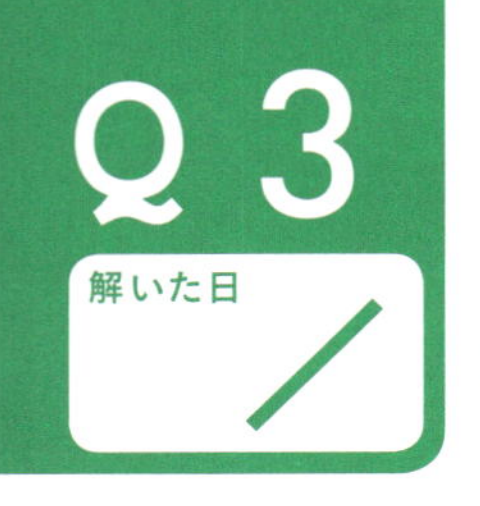

日本の地形・自然

地図にある山、川、湖などの名称を、リストから選んで書きましょう。

❶ 日本一の干潟のある湾。ノリの養殖が盛ん。

❷ 世界最大級のカルデラをもつ活火山。

❸ 四国一長い川。最後の清流と呼ばれる。196km。

❹ 宍道湖につながる汽水湖で日本で5番目に広い湖。

❺ 主峰は弥山で中国地方一高い。標高1709m。

❻ 日本で2番目に大きい砂丘。観光できる砂丘としては最大。

❼ 日本一広い湖。約669.3㎢。

❽ 日本一深い湾。サクラエビが水揚げされるのは日本ではここのみ。最大水深約2500m。

❾ 日本で2番目に高い山。標高3193m。

❿ 日本一高い山。標高3776m。

⓫ 日本一長い川。全長367km。

⓬ 関東の3県が囲む湾。高速道が横切る。

⓭ 日本で2番目に長い川。全長322km。

⓮ 日本で2番目に広い湖。168.1㎢。

⓯ 日本三大急流の1つ。芭蕉の句でも有名な川。

⓰ 日本一長い山脈。全長約500km。

❶ ❷

【答え】 ❶㋑ ❷㋐ ❸㋙ ❹㋠ ❺㋜ ❻㋞ ❼㋥ ❽㋛ ❾㋕ ❿㋡ ⓫㋘ ⓬㋝ ⓭㋟

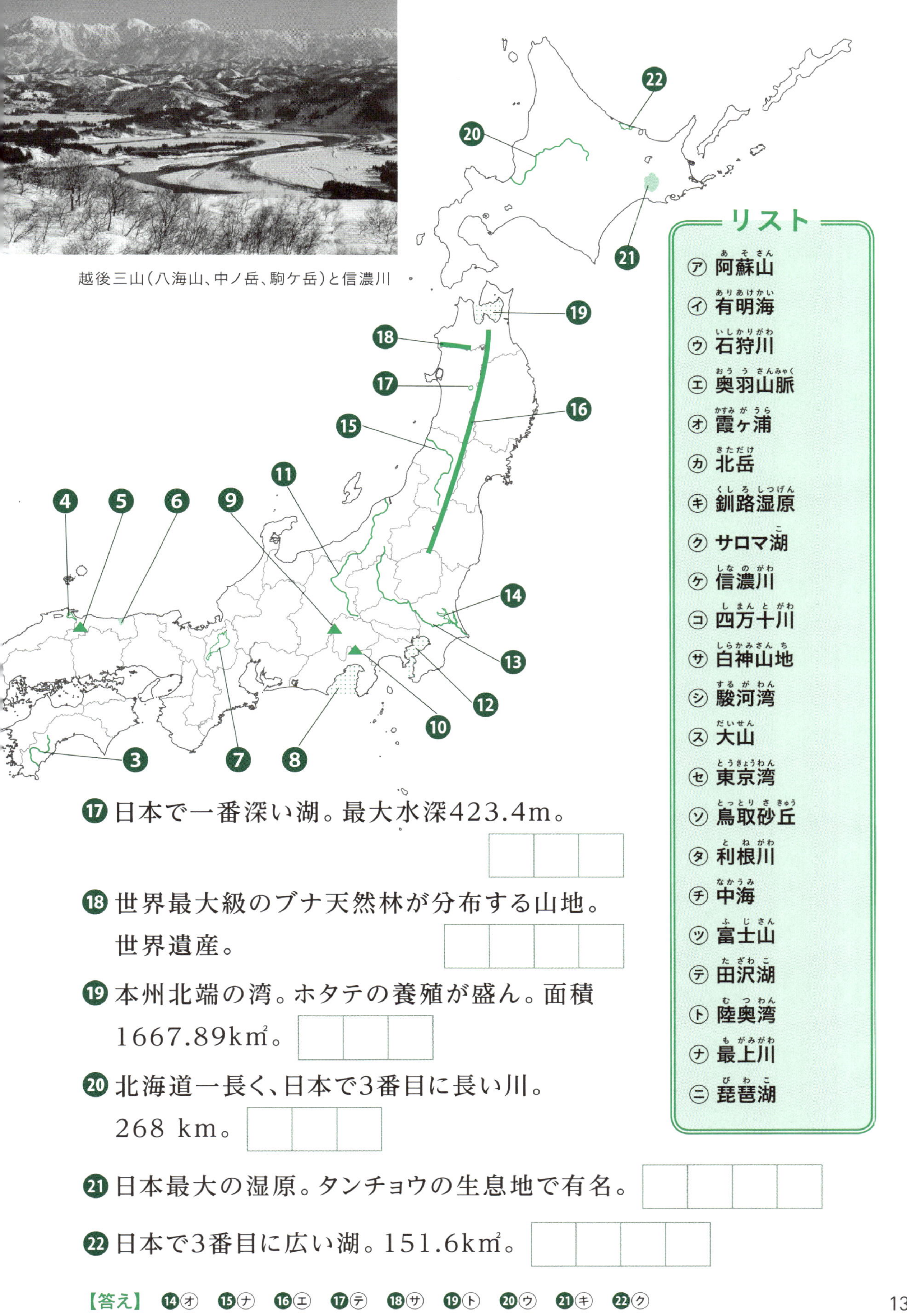

越後三山（八海山、中ノ岳、駒ケ岳）と信濃川

リスト

- ㋐ 阿蘇山（あそさん）
- ㋑ 有明海（ありあけかい）
- ㋒ 石狩川（いしかりがわ）
- ㋓ 奥羽山脈（おううさんみゃく）
- ㋔ 霞ヶ浦（かすみがうら）
- ㋕ 北岳（きただけ）
- ㋖ 釧路湿原（くしろしつげん）
- ㋗ サロマ湖（こ）
- ㋘ 信濃川（しなのがわ）
- ㋙ 四万十川（しまんとがわ）
- ㋚ 白神山地（しらかみさんち）
- ㋛ 駿河湾（するがわん）
- ㋜ 大山（だいせん）
- ㋝ 東京湾（とうきょうわん）
- ㋞ 鳥取砂丘（とっとりさきゅう）
- ㋟ 利根川（とねがわ）
- ㋠ 中海（なかうみ）
- ㋡ 富士山（ふじさん）
- ㋢ 田沢湖（たざわこ）
- ㋣ 陸奥湾（むつわん）
- ㋤ 最上川（もがみがわ）
- ㋥ 琵琶湖（びわこ）

⑰ 日本で一番深い湖。最大水深423.4m。 □□□

⑱ 世界最大級のブナ天然林が分布する山地。世界遺産。 □□□□

⑲ 本州北端の湾。ホタテの養殖が盛ん。面積1667.89km²。 □□□

⑳ 北海道一長く、日本で3番目に長い川。268 km。 □□□

㉑ 日本最大の湿原。タンチョウの生息地で有名。 □□□□

㉒ 日本で3番目に広い湖。151.6km²。 □□□□

【答え】 ⑭㋔ ⑮㋤ ⑯㋓ ⑰㋢ ⑱㋚ ⑲㋣ ⑳㋒ ㉑㋖ ㉒㋗

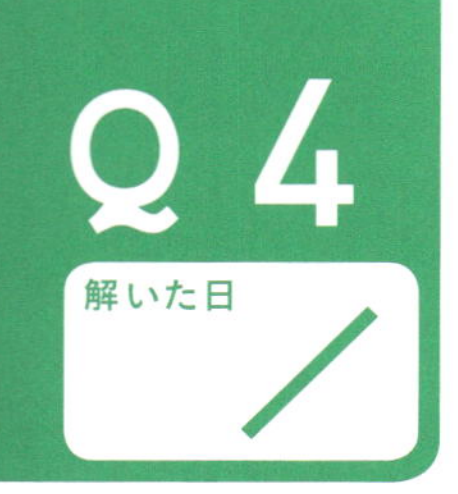

日本の産業

下はある農作物の収穫量の多い県です。当てはまる農作物をリストから選んで書きましょう。日本の産業では、当てはまる言葉をリストから選んで書きましょう。

農作物の収穫量上位三県（2018・2017年度、農林水産省統計調査）

❶ 新潟、北海道、秋田

❷ 北海道、長野、茨城

❸ 北海道、鹿児島、長崎

❹ 鹿児島、茨城、千葉

❺ 北海道、佐賀、兵庫

❻ 長野、茨城、群馬

❼ 熊本、千葉、山形

❽ 青森、長野、岩手

❾ 和歌山、静岡、愛媛

❿ 山梨、長野、山形

⓫ 静岡、鹿児島、三重

リスト

- ㋐ 米
- ㋑ さつまいも
- ㋒ じゃがいも
- ㋓ すいか
- ㋔ そば
- ㋕ たまねぎ
- ㋖ 茶
- ㋗ ぶどう
- ㋘ みかん
- ㋙ りんご
- ㋚ レタス

富士山を望む茶畑（上）、
開聞岳を望む茶畑（下）。

【答え】 ❶㋐ ❷㋔ ❸㋒ ❹㋑ ❺㋕ ❻㋚ ❼㋓ ❽㋙ ❾㋘ ❿㋗ ⓫㋖

日本の産業

❶ 近年の日本の漁業は、養殖漁業や、卵をふ化させて放流する□□□□に力が入れられている。

❷ 輸入材に押される林業だが、青森ひば、秋田杉、木曽ひのきは天然の□□□□□□と呼ばれ、大切にされている。

❸ 日本の工業は、繊維などの□□□から発達した。

❹ 第二次世界大戦後、金属・機械などの□□□□□が発展。

❺ 京浜・中京・阪神・北九州を中心に、工業地帯が連なる地域を□□□□□□と呼ぶ。

❻ 昭和の高度経済成長期には、プラスチックや合成繊維などをつくる□□□□□□が急成長した。

❼ 近年は機械工業が最も盛んで、自動車や□□□□（IC）が多く出荷されている。

❽ 地球温暖化や原発問題などを背景に、□□□□□□□□□が注目されている。

❾ 木工や陶芸、織物など、古くから受け継がれてきた技術でつくられる□□□□も各地に多くある。

❿ 1950年ころから、小売業や医療・福祉、□□□□□などの第三次産業に携わる人口が増え続けている。

⓫ 第三次産業人口の割合が多いのは、大都市圏や、□□□が盛んな沖縄県や北海道。

リスト

- ㋐ 観光業
- ㋑ 軽工業
- ㋒ サービス業
- ㋓ 再生可能エネルギー
- ㋔ 栽培漁業
- ㋕ 集積回路
- ㋖ 重化学工業
- ㋗ 石油化学工業
- ㋘ 太平洋ベルト
- ㋙ 伝統産業
- ㋚ 日本三大美林

【答え】 ❶㋔ ❷㋚ ❸㋑ ❹㋖ ❺㋘ ❻㋗ ❼㋕ ❽㋓ ❾㋙ ❿㋒ ⓫㋐

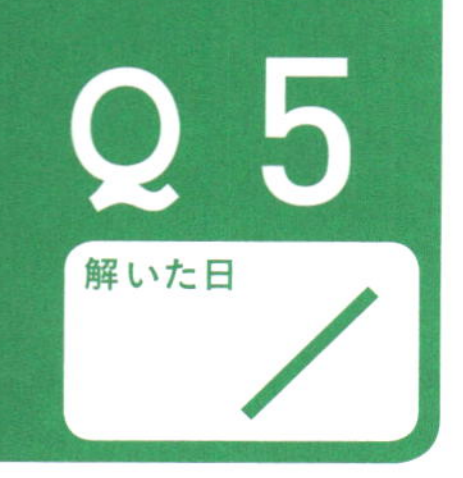

世界の都市

次の言葉に関係ある都市名と、各国の首都名を、それぞれリストから選んで書きましょう。

都市

❶ クレムリン、赤の広場、聖ワシリイ大聖堂

□□□□

❷ 壁、ブランデンブルク門、アウトバーン、ペルガモン博物館

□□□□

❸ ルネサンス、大聖堂（ドゥオーモ）、ミケランジェロ広場

□□□□□□

❹ グレース・ケリー、カジノ、F1グランプリ

□□□□□□

❺ ハリウッド、ビバリーヒルズ、ディズニーランド

□□□□□□

❻ カナディアンロッキー、世界一住みやすい、2010年冬季オリンピック

□□□□□□

❼ 紫禁城、天安門広場、万里の長城、周口店

□□

❽ リニアモーターカー、魯迅公園、世界最大の人口

□□

❾ タイ、水上マーケット、仏教寺院、王宮

□□□□

❿ サイゴン、東洋のパリ、バイクの街

□□□□□

リスト

- ㋐ 上海（シャンハイ）
- ㋑ バンクーバー
- ㋒ バンコク
- ㋓ フィレンツェ
- ㋔ 北京（ペキン）
- ㋕ ベルリン
- ㋖ ホーチミン
- ㋗ モスクワ
- ㋘ モンテカルロ
- ㋙ ロサンゼルス

ブランデンブルク門

万里の長城

【答え】 ❶㋗ ❷㋕ ❸㋓ ❹㋘ ❺㋙ ❻㋑ ❼㋔ ❽㋐ ❾㋒ ❿㋖

各国の首都

❶ ノルウェー

❷ スウェーデン

❸ チェコ

❹ オーストリア

❺ スイス

❻ スペイン

❼ トルコ

❽ ポルトガル

❾ エジプト

❿ ケニア

⓫ アルゼンチン

⓬ ブラジル

⓭ キューバ

⓮ アメリカ

⓯ カナダ

⓰ オーストラリア

⓱ ベトナム

⓲ マレーシア

⓳ インド

リスト

- ㋐ アンカラ
- ㋑ ウィーン
- ㋒ オスロ
- ㋓ オタワ
- ㋔ カイロ
- ㋕ キャンベラ
- ㋖ クアラルンプール
- ㋗ ストックホルム
- ㋘ ナイロビ
- ㋙ ニューデリー
- ㋚ ハノイ
- ㋛ ハバナ
- ㋜ ブエノスアイレス
- ㋝ ブラジリア
- ㋞ プラハ
- ㋟ ベルン
- ㋠ マドリード
- ㋡ リスボン
- ㋢ ワシントンD.C.

クアラルンプール

【答え】 ❶㋒ ❷㋗ ❸㋞ ❹㋑ ❺㋟ ❻㋠ ❼㋐ ❽㋡ ❾㋔ ❿㋘ ⓫㋜ ⓬㋝ ⓭㋛ ⓮㋢ ⓯㋓ ⓰㋕ ⓱㋚ ⓲㋖ ⓳㋙

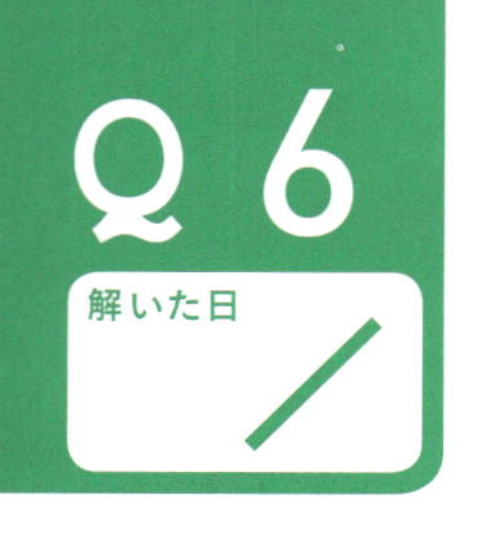

政治・経済用語

それぞれ当てはまる言葉をリストから選んで書きましょう。

政治

❶ 国の根本的なあり方を定めた、根本法規。 □□

❷ 日本国憲法の3つの柱は、基本的人権の尊重と平和主義と何? □□□□

❸ 日本国憲法第9条でうたっていることがら。 □□□□

❹ 日本国民の3大義務は、教育、勤労と何? □□

❺ 国民が、直接または代表者を通じて間接的に国政に参加できる権利。 □□□

❻ 日本の政治は、国家権力を三権に分けている。三権とは立法、行政と何? □□

❼ 三権のうち、立法を運用する機関。 □□

❽ 三権のうち、行政を運用する機関。 □□

❾ 議会の信任を内閣が存立する必須条件とする制度。 □□□□□

❿ 3回まで裁判を受けられる制度。 □□□

⓫ 裁判官をやめさせるべきかどうか、国会議員からの選出者が決定する裁判。 □□□□

リスト

- ㋐ 議院内閣制（ぎいんないかくせい）
- ㋑ 憲法（けんぽう）
- ㋒ 国民主権（こくみんしゅけん）
- ㋓ 国会（こっかい）
- ㋔ 三審制（さんしんせい）
- ㋕ 参政権（さんせいけん）
- ㋖ 司法（しほう）
- ㋗ 戦争放棄（せんそうほうき）
- ㋘ 弾劾裁判（だんがいさいばん）
- ㋙ 内閣（ないかく）
- ㋚ 納税（のうぜい）

【答え】 ❶㋑ ❷㋒ ❸㋗ ❹㋚ ❺㋕ ❻㋖ ❼㋓ ❽㋙ ❾㋐ ❿㋔ ⓫㋘

経済

❶家計の消費支出総額に占める食料費の割合。

❷日本銀行が、経済の状況を見て貨幣の発行量を調節する制度。

❸物価が継続的に上がり、貨幣の値打ちが下がる現象。

❹物価が継続的に下がり、貨幣の値打ちが上がる現象。

❺公正で自由な企業間競争と、経済の健全な発展を図る法律。

❻主な国税は、法人税、消費税と何?

❼主な地方税は、都府県税と市町村税と何?

❽国がその年の財政収入の不足を補うために発行するもの。

❾労働三権とは、団体交渉権、団体行動権(争議権)と何?

❿労働三法とは、労働組合法、労働関係調整法と何?

⓫投資家から集めたお金を運用の専門家が運用する仕組み。

⓬日本を代表する225銘柄の上場株式の平均株価のこと。

⓭銀行や信用組合などが破綻したときに、預金者などを保護する制度。

リスト

- ㋐ 赤字国債(あかじこくさい)
- ㋑ インフレーション
- ㋒ エンゲル係数(けいすう)
- ㋓ 管理通貨制度(かんりつうかせいど)
- ㋔ 固定資産税(こていしさんぜい)
- ㋕ 所得税(しょとくぜい)
- ㋖ 団結権(だんけつけん)
- ㋗ デフレーション
- ㋘ 投資信託(とうししんたく)
- ㋙ 独占禁止法(どくせんきんしほう)
- ㋚ 日経平均(にっけいへいきん)
- ㋛ 預金保険制度(よきんほけんせいど)
- ㋜ 労働基準法(ろうどうきじゅんほう)

【答え】❶㋒ ❷㋓ ❸㋑ ❹㋗ ❺㋙ ❻㋕ ❼㋔ ❽㋐ ❾㋖ ❿㋜ ⓫㋘ ⓬㋚ ⓭㋛

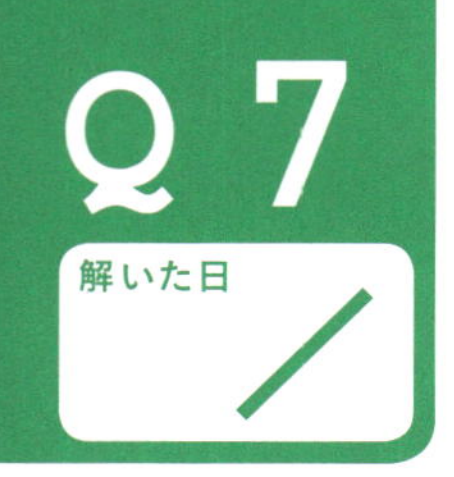

日本の歴史の基本①

時代区分は、当てはまる時代名をリストから選んで書きましょう。弥生時代〜平安時代は、おもな出来事を順に並べています。当てはまる言葉をリストから選んで書きましょう。

時代区分 ＊年代は一般的なもの。諸説あるものも多い。

❶貝塚や環状集落が造られた。

❷稲作が本格的に始まった。

❸推古朝から始まり、大陸の文化が花開いた。592〜710年の約118年間。

❹平城京に都が置かれていた。710〜794年の約85年間。

❺雅な貴族社会が栄えた。794〜1185年の約390年間。

❻武士の時代の到来。1185〜1333年の約150年間。

❼南北朝時代を含む。1336〜1573年の約237年間。

❽織豊時代ともいう。1573〜1603年の約30年間。

❾徳川家の時代。1603〜1868年の約265年間。

❿文明開化が行われた。1868〜1912年の約44年間。

⓫第一次世界大戦が勃発。1912〜1926年の約14年間。

リスト

- ㋐ 飛鳥時代（あすかじだい）
- ㋑ 安土桃山時代（あづちももやまじだい）
- ㋒ 江戸時代（えどじだい）
- ㋓ 鎌倉時代（かまくらじだい）
- ㋔ 縄文時代（じょうもんじだい）
- ㋕ 大正時代（たいしょうじだい）
- ㋖ 奈良時代（ならじだい）
- ㋗ 平安時代（へいあんじだい）
- ㋘ 室町時代（むろまちじだい）
- ㋙ 明治時代（めいじじだい）
- ㋚ 弥生時代（やよいじだい）

【答え】❶㋔ ❷㋚ ❸㋐ ❹㋖ ❺㋗ ❻㋓ ❼㋘ ❽㋑ ❾㋒ ❿㋙ ⓫㋕

弥生時代～平安時代

❶ 239年、邪馬台国の□□□が魏（中国）に使いを送る。

❷ 6世紀ころ、日本に□□が伝わる。

❸ 593年、蘇我氏に登用された□□□□が推古天皇の摂政となる。

❹ 603年、才能のある人材を登用し、冠の色で位を区別する□□□□□の制定。

❺ 604年、□□□□□□が定められる。

❻ 607年、□□□□が遣隋使として隋に渡る。

❼ 645年、中大兄皇子と中臣鎌足が蘇我氏を滅ぼす□□□□□が始まる。

❽ 710年、平城京に遷都。仏教での安寧を求める□□□□の命で、752年、東大寺の大仏が完成。

❾ 794年、□□□□が平安京へ遷都する。

❿ 1016年、□□□□が摂政となる。このころ清少納言が『枕草子』を、紫式部が『源氏物語』を著す。

⓫ 1167年、□□□が太政大臣となり、平氏が栄える。

⓬ 1180年、平氏を倒すため、□□□が挙兵。

リスト

- ㋐ 小野妹子
- ㋑ 冠位十二階
- ㋒ 桓武天皇
- ㋓ 十七条の憲法
- ㋔ 聖徳太子
- ㋕ 聖武天皇
- ㋖ 大化の改新
- ㋗ 平清盛
- ㋘ 卑弥呼
- ㋙ 藤原道長
- ㋚ 仏教
- ㋛ 源 頼朝

【答え】 ❶㋘ ❷㋚ ❸㋔ ❹㋑ ❺㋓ ❻㋐ ❼㋖ ❽㋕ ❾㋒ ❿㋙ ⓫㋗ ⓬㋛

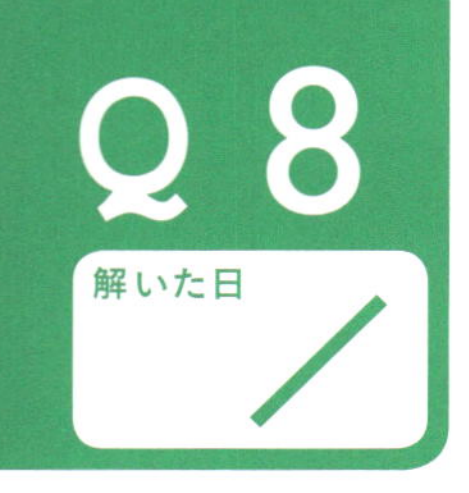

日本の歴史の基本②

日本のおもな出来事を順に並べています。当てはまる言葉をリストから選んで書きましょう。

鎌倉時代〜安土桃山時代

❶ 1185年、壇ノ浦の戦いで［　　　］が平氏を滅ぼす。

❷ 1192年、源頼朝［　　　　　］に任命される。

❸ 1338年、足利氏が［　　　　］を開く。

❹ 1467年、応仁の乱が起こり、室町幕府の権威は地に落ちる。［　　　］という現象が起き、戦国大名らが誕生。

❺ 1543年、種子島に［　　］が伝わる。

❻ 1549年、ザビエルが日本に［　　　　　］を伝える。

❼ 1560年、桶狭間の戦いで［　　　　］が今川義元を破るが、1582年、天下統一を目前に本能寺で明智光秀に襲われて自害。

❽ 1590年、豊臣秀吉が［　　　　］。

❾ 租税賦課のため、豊臣秀吉は［　　　　］という全国的な調査を行った。

❿ 豊臣秀吉の二度にわたる［　　　　］は失敗に終わる。

リスト

- ㋐ 織田信長（おだのぶなが）
- ㋑ キリスト教（きょう）
- ㋒ 下剋上（げこくじょう）
- ㋓ 征夷大将軍（せいいたいしょうぐん）
- ㋔ 鉄砲（てっぽう）
- ㋕ 全国統一（ぜんこくとういつ）
- ㋖ 太閤検地（たいこうけんち）
- ㋗ 朝鮮出兵（ちょうせんしゅっぺい）
- ㋘ 源 義経（みなもとのよしつね）
- ㋙ 室町幕府（むろまちばくふ）

 【答え】❶㋘ ❷㋓ ❸㋙ ❹㋒ ❺㋔ ❻㋑ ❼㋐ ❽㋕ ❾㋖ ❿㋗

江戸時代～昭和時代

❶ 1603年、徳川家康が □□□□□ に任じられ、江戸幕府が開かれる。

❷ 1685年、徳川綱吉が □□□□□□ を発布。

❸ 1716年、幕政立て直しのため、徳川吉宗が □□□□□ を始める。

❹ 1742年、❸の一環で、江戸幕府の法典 □□□□□□ が完成。

❺ 1837年、□□□□□ で苦しむ民衆の救済のため、大塩平八郎が反乱を起こす。

❻ 1858年、井伊直弼ら、□□□□□ 始める。

❼ 1867年、□□□□ が京都・二条城にて大政奉還し、徳川幕府は終焉を迎える。

❽ 1885年、伊藤博文らが内閣制度をつくり、1889年、□□□□□□□ を発布。

❾ 1894年、□□□□ が始まる。

❿ 1925年、□□□□□□ が実現。民主主義活動が盛んになり □□□□□□□□ の時代といわれた。

⓫ 1941年、□□□□□ が始まる。

⓬ 1945年、広島・長崎に原子爆弾が落とされる。日本は □□□□□ 、戦争が終わる。

⓭ 1946年、□□□□□ が公布される。

リスト

- ㋐ 安政の大獄（あんせいのたいごく）
- ㋑ 享保の改革（きょうほうのかいかく）
- ㋒ 公事方御定書（くじかたおさだめがき）
- ㋓ 生類憐みの令（しょうるいあわれみのれい）
- ㋔ 征夷大将軍（せいいたいしょうぐん）
- ㋕ 大正デモクラシー（たいしょう）
- ㋖ 大日本帝国憲法（だいにっぽんていこくけんぽう）
- ㋗ 太平洋戦争（たいへいようせんそう）
- ㋘ 男子普通選挙（だんしふつうせんきょ）
- ㋙ 徳川慶喜（とくがわよしのぶ）
- ㋚ 日清戦争（にっしんせんそう）
- ㋛ 日本国憲法（にほんこくけんぽう）
- ㋜ 天保の飢饉（てんぽうのききん）
- ㋝ 無条件降伏（むじょうけんこうふく）

【答え】 ❶㋔ ❷㋓ ❸㋑ ❹㋒ ❺㋜ ❻㋐ ❼㋙ ❽㋖ ❾㋚ ❿㋘㋕ ⓫㋗ ⓬㋝ ⓭㋛

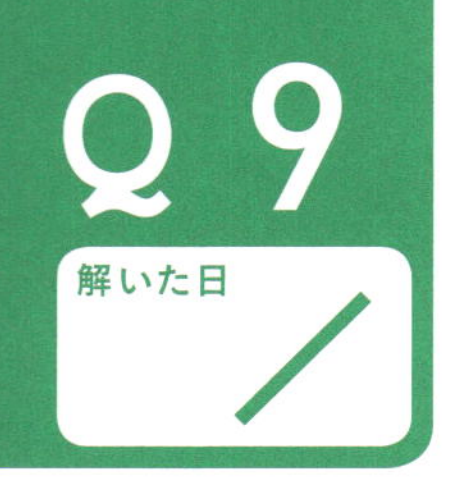

征夷大将軍と戦国大名

以下の歴史上の人物は誰でしょうか。当てはまる人名をリストから選んで書きましょう。

征夷大将軍

❶ 平安時代の将軍。蝦夷征伐に参加した。

□□□□□□

❷ 鎌倉幕府を開いた。妻は北条政子。

□□□

❸ 鎌倉幕府を滅ぼし、室町幕府を開く。

□□□□

❹ 室町幕府三代目将軍。金閣寺を建てる。

□□□□

❺ 銀閣寺を造る。正室は日野富子。

□□□□

❻ 関ヶ原の戦いで勝利し、江戸幕府を開く。

□□□□

❼ 参勤交代を制度化する。乳母は春日局。

□□□□

❽ 生類憐みの令を出し、「犬公方」と呼ばれる。

□□□□

❾ 紀州藩主から将軍になり、享保の改革を行う。

□□□□

❿ 徳川13代将軍。篤姫は3番目の妻。

□□□□

リスト

- ㋐ 足利尊氏（あしかがたかうじ）
- ㋑ 足利義政（あしかがよしまさ）
- ㋒ 足利義満（あしかがよしみつ）
- ㋓ 坂上田村麻呂（さかのうえのたむらまろ）
- ㋔ 徳川家定（とくがわいえさだ）
- ㋕ 徳川家光（とくがわいえみつ）
- ㋖ 徳川家康（とくがわいえやす）
- ㋗ 徳川綱吉（とくがわつなよし）
- ㋘ 徳川吉宗（とくがわよしむね）
- ㋙ 源　頼朝（みなもとのよりとも）

足利尊氏像（栃木県足利市）

駿府城公園に建つ徳川家康像（静岡県静岡市）

【答え】 ❶㋓ ❷㋙ ❸㋐ ❹㋒ ❺㋑ ❻㋖ ❼㋕ ❽㋗ ❾㋘ ❿㋔

戦国武将

❶山形城を居城にし、伊達政宗などと戦った。

❷生涯負けなし。武田信玄のライバル。

❸桶狭間の戦いで織田信長に敗れた。

❹天下布武の印を使い、安土城を築いた。

❺風林火山の旗のもと、快進撃を続けた。

❻美濃のマムシと呼ばれた織田信長の岳父。

❼黒田官兵衛とともに「両兵衛」と呼ばれた。

❽本能寺で織田信長を討つも、三日天下に終わる。

❾秀吉に姫路城を差し出した軍師。

❿土佐を手始めに四国を統一しようとした。

⓫関ヶ原の戦いに出陣したが戦わなかった。

⓬宇和島城、今治城などを手掛けた築城名人。

リスト

- ㋐ 明智光秀（あけちみつひで）
- ㋑ 今川義元（いまがわよしもと）
- ㋒ 上杉謙信（うえすぎけんしん）
- ㋓ 織田信長（おだのぶなが）
- ㋔ 黒田官兵衛（くろだかんべえ）
- ㋕ 斎藤道三（さいとうどうさん）
- ㋖ 島津義久（しまづよしひさ）
- ㋗ 武田信玄（たけだしんげん）
- ㋘ 竹中半兵衛（たけなかはんべえ）
- ㋙ 長宗我部元親（ちょうそかべもとちか）
- ㋚ 藤堂高虎（とうどうたかとら）
- ㋛ 最上義光（もがみよしあき）

甲府駅前に威風堂々と建つ、武田信玄像（山梨県甲府市）

清州城に建つ織田信長像（愛知県清須市）

【答え】 ❶㋛ ❷㋒ ❸㋑ ❹㋓ ❺㋗ ❻㋕ ❼㋘ ❽㋐ ❾㋔ ❿㋙ ⓫㋖ ⓬㋚

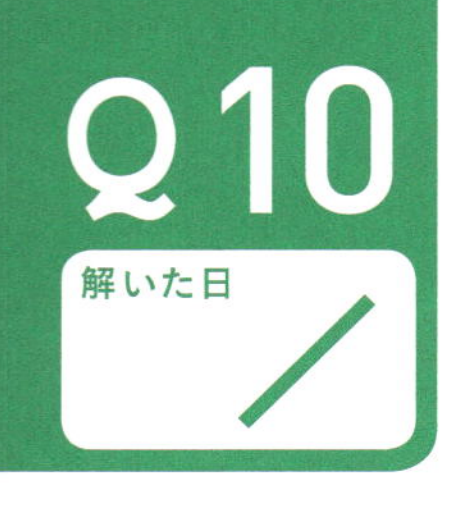

日本の合戦

合戦名や当てはまる言葉をリストから選んで書きましょう。

戦国時代より前

リスト

- ㋐ 赤坂城の戦い
- ㋑ 一ノ谷の戦い
- ㋒ 一揆
- ㋓ 応仁の乱
- ㋔ 鎌倉幕府
- ㋕ 元寇
- ㋖ 衣川の戦い
- ㋗ 壬申の乱
- ㋘ 前九年の役
- ㋙ 平将門の乱
- ㋚ 壇ノ浦の戦い
- ㋛ 白村江の戦い

❶ 天智天皇の子大友皇子と大海人皇子(後の天武天皇)が天皇の座をかけて争った□□□□。

❷ 朝鮮半島にあった百済からの応援要請に出兵した□□□□□□。

❸ 平安時代後期に陸奥国(東北地方)で起こった□□□□□と後三年の役。

❹ 源義経が崖を駆け下りて名を挙げた□□□□□□。

❺ 安徳天皇が入水し、平家が滅亡した□□□□□□。

❻ 源頼朝が弟の義経と彼をかくまった奥州藤原氏を攻めた□□□□□。

❼ 後鳥羽上皇が□□□□執権の北条義時に対して反旗を翻した承久の乱。

❽ 海を渡ってきたモンゴル軍と戦った文永の役と弘安の役(□□)。

❾ 新皇と称した関東の平将門が起こした□□□□□。

❿ 楠木正成が赤坂城に籠って鎌倉幕府勢と戦った□□□□□□。

⓫ 日本で初めて農民が起こした□□とされている正長の土一揆。

⓬ この戦いから戦国時代が始まったとされる、次代将軍の座をめぐって争った□□□□。

【答え】 ❶㋗ ❷㋛ ❸㋘ ❹㋑ ❺㋚ ❻㋖ ❼㋔ ❽㋕ ❾㋙ ❿㋐ ⓫㋒ ⓬㋓

戦国時代以後

❶ 武田信玄と上杉謙信との間で数回にわたり行われた□□□□□□。

❷ 織田信長が今川義元を倒した□□□□□□。

❸ 織田信長が斎藤氏の居城□□□□を攻めとった稲葉山城の戦い。

❹ 織田信長が武田氏を滅ぼした□□□□□。

❺ 明智光秀が京都の寺にいた織田信長を襲い、自刃させた□□□□□。

❻ 豊臣秀吉が明智光秀を攻め、主君の敵をとった□□□□□。

❼ 織田信長の跡目をめぐり豊臣秀吉と柴田勝家の争った□□□□□□。

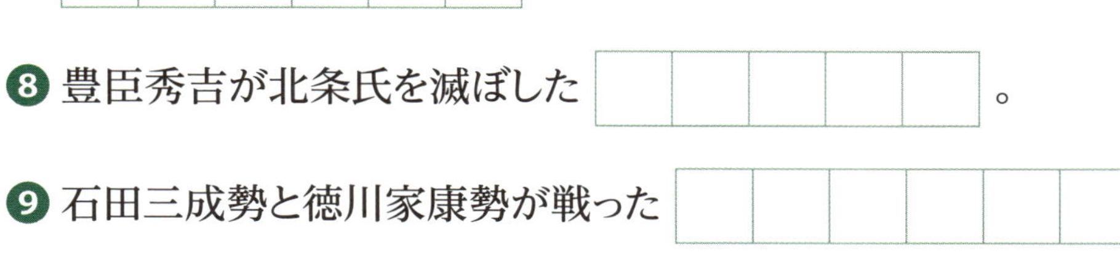

❽ 豊臣秀吉が北条氏を滅ぼした□□□□□。

❾ 石田三成勢と徳川家康勢が戦った□□□□□□。

❿ 徳川家が2度にわたって攻め、豊臣家を滅ぼした□□□□。

⓫ 外国船を追い払うため関門海峡で長州藩が砲撃。のちにイギリスなどから攻撃された□□□□。

⓬ 朝廷に歯向かったとして幕府が長州を2度にわたって攻撃した□□□□。

リスト

- ㋐ 稲葉山城（いなばやまじょう）
- ㋑ 大坂の陣（おおさかのじん）
- ㋒ 桶狭間の戦い（おけはざまのたたかい）
- ㋓ 小田原攻め（おだわらぜめ）
- ㋔ 川中島の戦い（かわなかじまのたたかい）
- ㋕ 賤ヶ岳の戦い（しずがたけのたたかい）
- ㋖ 関ヶ原の戦い（せきがはらのたたかい）
- ㋗ 長州征討（ちょうしゅうせいとう）
- ㋘ 長篠の戦い（ながしののたたかい）
- ㋙ 馬関戦争（ばかんせんそう）
- ㋚ 本能寺の変（ほんのうじのへん）
- ㋛ 山崎の戦い（やまざきのたたかい）

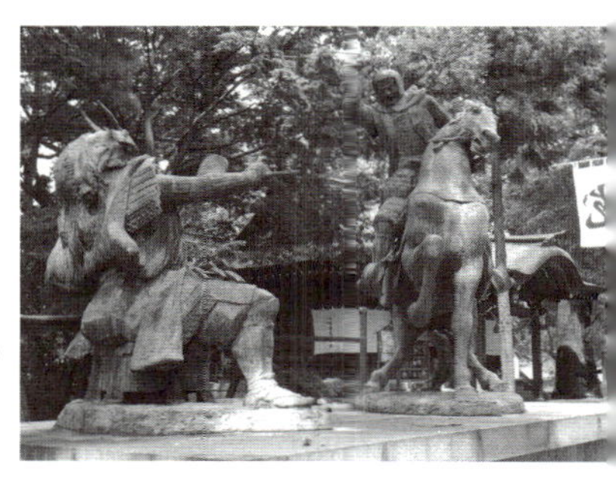

川中島古戦場に隣接する八幡社の、武田信玄と上杉謙信の一騎打ちの像。

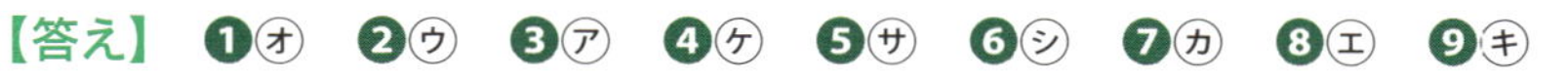
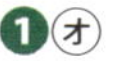
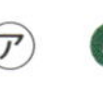
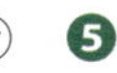

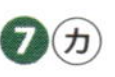
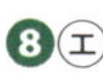
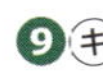
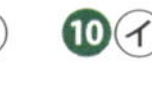
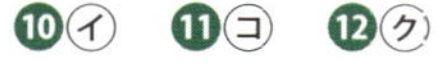

【答え】 ❶㋔ ❷㋒ ❸㋐ ❹㋘ ❺㋚ ❻㋛ ❼㋕ ❽㋓ ❾㋖ ❿㋑ ⓫㋙ ⓬㋗

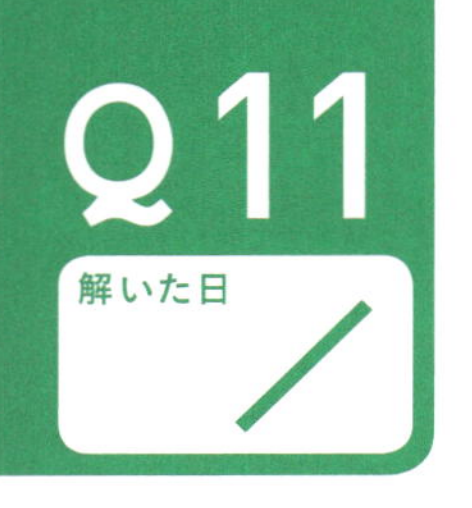

Q11 江戸時代の出来事

解いた日　／

それぞれ当てはまる言葉を、リストから選んで書きましょう。

災害・天災・事件

❶ 明暦3年（1657）、□□□□□で江戸中が焼け野原となった。

❷ 富士山が噴火。□□□□□では江戸にも灰が降った。

❸ □□□の噴火が原因？天明の飢饉では多くの人が亡くなった。

❹ □□□□□□では、江戸で多くの家が倒壊したという。

❺ 行人坂の大火の放火犯を捕まえたのは、ご存じ□□□□□の父親だった。

❻ 好きになった人に会いたくて八百屋お七が火をつけた□□□□。

❼ 文政5年（1822）、□□□が大流行。かかるとすぐに死ぬことからコロリとも呼ばれた。

❽ 寛永14年（1637）、キリシタンや百姓たちが□□□□を起こす。

❾ 慶安4年（1651）、幕府の政治に不満を抱いていた□□□□が乱を起こす。

❿ 元赤穂藩士たちが吉良家に討ち入る□□□□が起こった。

リスト

- ㋐ 赤穂事件（あこうじけん）
- ㋑ 浅間山（あさまやま）
- ㋒ 安政江戸地震（あんせいえどじしん）
- ㋓ お七火事（しちかじ）
- ㋔ コレラ
- ㋕ 島原の乱（しまばらのらん）
- ㋖ 長谷川平蔵（はせがわへいぞう）
- ㋗ 宝永大噴火（ほうえいだいふんか）
- ㋘ 明暦の大火（めいれきのたいか）
- ㋙ 由井正雪（ゆいしょうせつ）

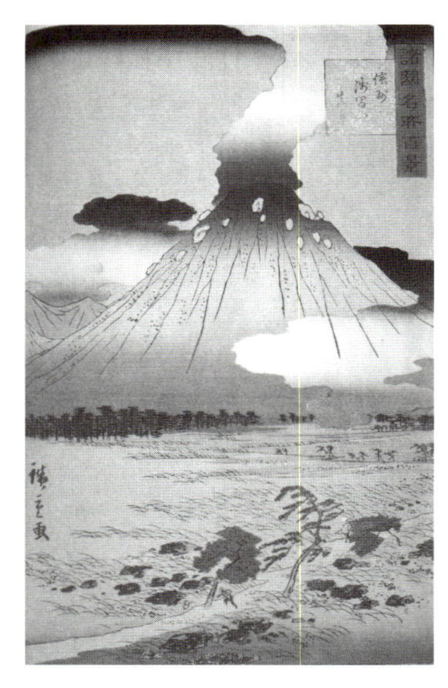

浅間山の天明の噴火（諸国名所百景より・国立国会図書館蔵）

【答え】 ❶㋘ ❷㋗ ❸㋑ ❹㋒ ❺㋖ ❻㋓ ❼㋔ ❽㋕ ❾㋙ ❿㋐

制度

❶ 慶長8年(1603)徳川家康が、
□□で幕府を開く。

❷ 元和元年(1615)、□□□□□を出し、
大名たちを厳しく統制した。

❸ 大名は□□□□によって国元と
江戸との間を行き来する。

❹ キリシタンでないことを証明するために
□□□を行った。

❺ 外国の交流を制限するいわゆる□□という
政策をとった。

❻ オランダ人たちは□□という島に
住むことになった。

❼ 生類憐みの令が出て、人々は生き物、
特に□を大切にするようになった。

❽ 将軍徳川吉宗が、人々の声を聞くため
□□□を設置した。

❾ 将軍徳川吉宗が□□□□□□を
設ける。映画「赤ひげ」の舞台となった。

❿ 幕府直轄の教育機関として湯島(昌平坂)に
□□□を設置した。

リスト

- ㋐ 犬(いぬ)
- ㋑ 江戸(えど)
- ㋒ 学問所(がくもんじょ)
- ㋓ 小石川養生所(こいしかわようじょうしょ)
- ㋔ 鎖国(さこく)
- ㋕ 参勤交代(さんきんこうたい)
- ㋖ 出島(でじま)
- ㋗ 武家諸法度(ぶけしょはっと)
- ㋘ 踏み絵(ふみえ)
- ㋙ 目安箱(めやすばこ)

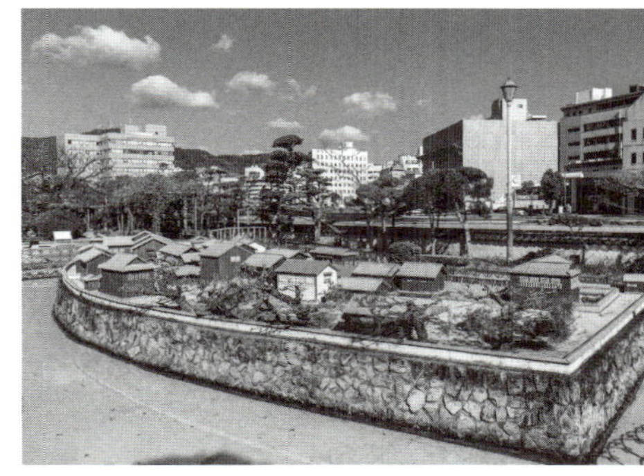

15分の1の模型で再現したミニ出島(長崎市)。

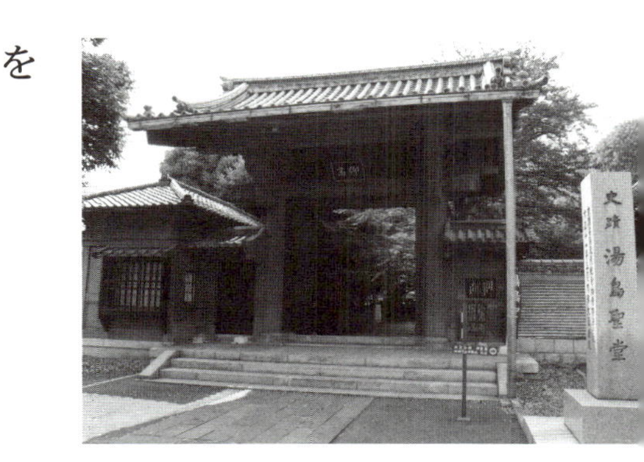

❿湯島聖堂の仰高門(東京都文京区)。

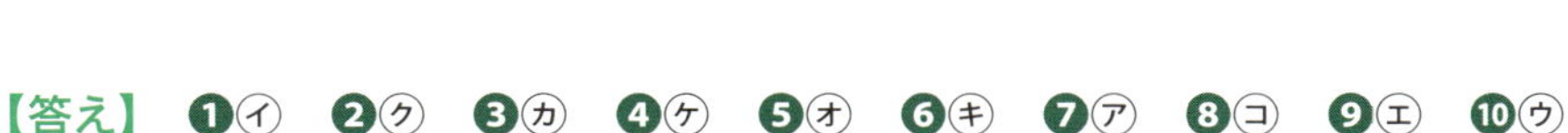
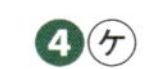
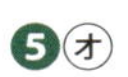
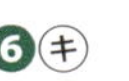
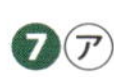

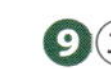

【答え】 ❶㋑ ❷㋗ ❸㋕ ❹㋘ ❺㋔ ❻㋖ ❼㋐ ❽㋙ ❾㋓ ❿㋒

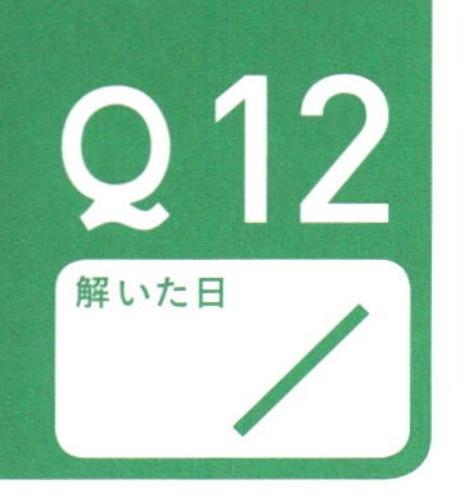

Q12 江戸時代の暮らし

解いた日 ／

それぞれ当てはまる地名や言葉をリストから選んで書きましょう。

江戸のインフラ

❶ 江戸にあった城で、現在の皇居。

❷ 街道の出発点となった橋。

❸ 江戸の庶民は大抵ここに住んでいた。

❹ 大名たちが江戸にいるときの住まい。

❺ 江戸で観音様といえばここだった。

❻ お白洲がある時代劇でもお馴染みの施設。

❼ 江戸幕府公認の遊郭。

❽ 江戸時代は大川と呼ばれていた。

❾ 江戸最大の歓楽地。現在も外国人観光客で賑わっている。

❿ お城を中心に発展した町。

⓫ 子どもが読み書きなどを習った。

⓬ 幕末に異国船からの攻撃に備えて造られた。

リスト

- ㋐ 浅草（あさくさ）
- ㋑ 江戸城（えどじょう）
- ㋒ 城下町（じょうかまち）
- ㋓ 隅田川（すみだがわ）
- ㋔ 浅草寺（せんそうじ）
- ㋕ 台場（だいば）
- ㋖ 大名屋敷（だいみょうやしき）
- ㋗ 寺子屋（てらこや）
- ㋘ 長屋（ながや）
- ㋙ 日本橋（にほんばし）
- ㋚ 町奉行所（まちぶぎょうしょ）
- ㋛ 吉原（よしわら）

皇居外苑の堀にかかる二重橋は、江戸城の名残。現在の橋は、昭和39年に架け替えられたもの。

【答え】 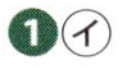 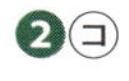 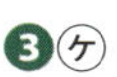 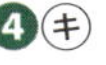 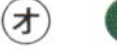 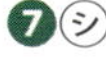  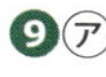  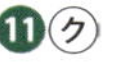 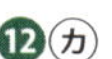
❶㋑ ❷㋙ ❸㋘ ❹㋖ ❺㋔ ❻㋚ ❼㋛ ❽㋓ ❾㋐ ❿㋒ ⓫㋗ ⓬㋕

仕事と生活

❶ 大岡越前、遠山の金さんといえば……。

❷ 江戸時代の郵便屋。東京、京都間を最短3日で駆け抜けた。

❸ 天秤棒を担いで、魚を売りに来る。

❹ 庶民の住まいの長屋を管理している。

❺ 商家で働いている子ども。

❻ 弟子がいる一人前の職人。

❼ 火事のときに出動。め組の喧嘩でも有名。

❽ 江戸時代は両国、今は隅田川の夏の風物詩。

❾ いわば江戸時代のタクシー運転手。二人一組で走った。

❿ 江戸は徹底したリサイクル社会。紙屑も立派な商品。

⓫ 今は宝くじ。江戸時代は……。

⓬ 江戸時代の人々は一生に一度は行きたいと思っていた。

リスト

- ㋐ お伊勢参り（いせまい）
- ㋑ 大家（おおや）
- ㋒ 親方（おやかた）
- ㋓ 駕籠舁（かごかき）
- ㋔ くず屋（や）
- ㋕ 丁稚（でっち）
- ㋖ 富くじ（とみ）
- ㋗ 花火（はなび）
- ㋘ 飛脚（ひきゃく）
- ㋙ 棒手振り（ぼてふ）
- ㋚ 町火消（まちびけし）
- ㋛ 町奉行（まちぶぎょう）

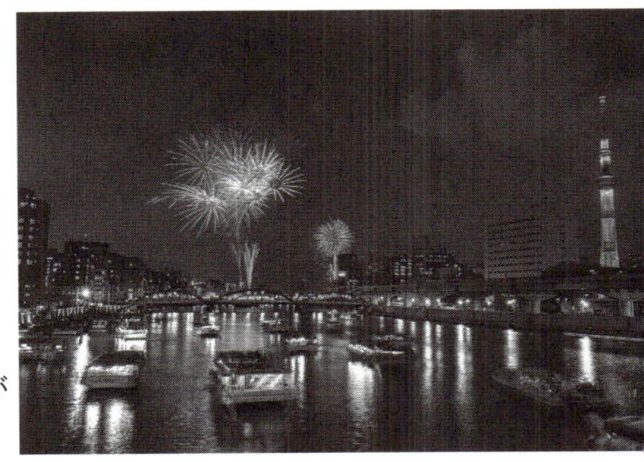

江戸時代を彷彿させる屋形船が行き交う隅田川。

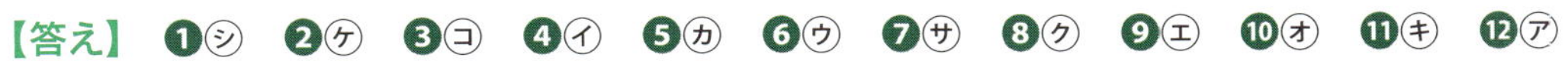

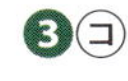
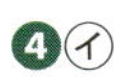
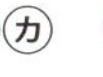
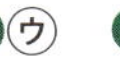
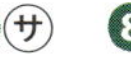

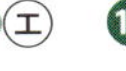
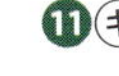

【答え】 ❶㋛ ❷㋘ ❸㋙ ❹㋑ ❺㋕ ❻㋒ ❼㋚ ❽㋗ ❾㋓ ❿㋔ ⓫㋖ ⓬㋐

Q13 藩と都道府県

解いた日 ／

以下の藩は、現在どこの都道府県になるでしょうか。リストから選んで書きましょう。

❶会津藩 □□□

❷宇都宮藩 □□□

❸越前藩 □□□

❹尾張藩 □□□

❺加賀藩 □□□

❻唐津藩 □□□

❼川越藩 □□□

❽紀州藩 □□□□

❾岸和田藩 □□□

❿久保田藩 □□□

⓫桑名藩 □□□

⓬甲府藩 □□□

⓭薩摩藩 □□□□

⓮佐倉藩 □□□

⓯高松藩 □□□

⓰長州藩 □□□

⓱対馬藩 □□□

会津藩の城は、若松城と呼ばれる。現在唯一の赤瓦の天守。

徳川御三家のひとつ、尾張徳川家の居城は金のしゃちほこを頂く。

紀州徳川家の居城。景勝地・和歌の浦に並ぶほど美しいと秀吉が命名。

信玄亡き後、家康が築城を始めた甲府城。豊臣の手に渡り、浅野長政・幸長親子が完成させた。

【答え】 ❶ハ ❷テ ❸ノ ❹ア ❺エ ❻セ ❼ス ❽ミ ❾ク ❿ウ ⓫フ ⓬マ ⓭コ ⓮ツ ⓯ケ ⓰ホ ⓱ト

 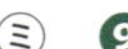  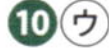 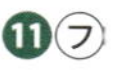 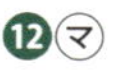 

⑱土佐藩
⑲長岡藩
⑳盛岡藩
㉑浜松藩
㉒彦根藩
㉓姫路藩
㉔弘前藩
㉕福山藩
㉖前橋藩
㉗松江藩
㉘松前藩
㉙松本藩
㉚松山藩
㉛水戸藩
㉜米沢藩

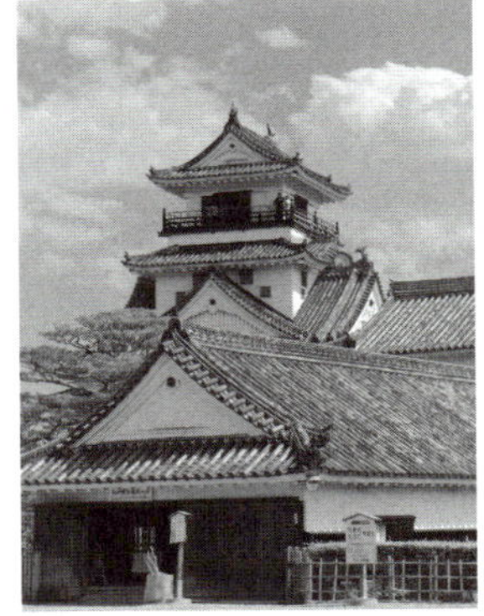
土佐藩の城は、現在も江戸期の建築物が多く残る貴重な遺構。

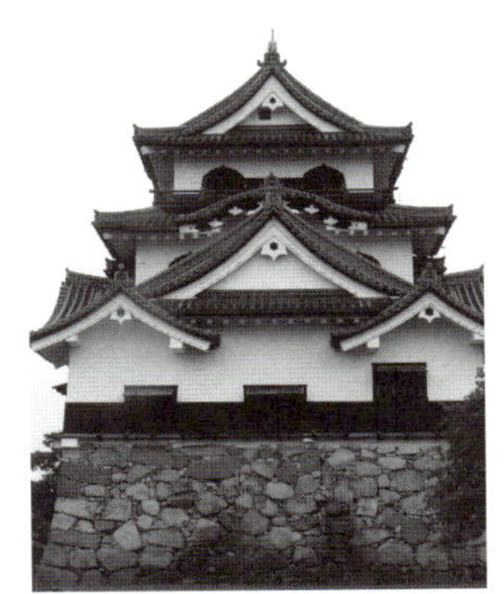
彦根藩主は、関ヶ原の戦いで活躍した井伊家。彦根城は国宝のひとつ。

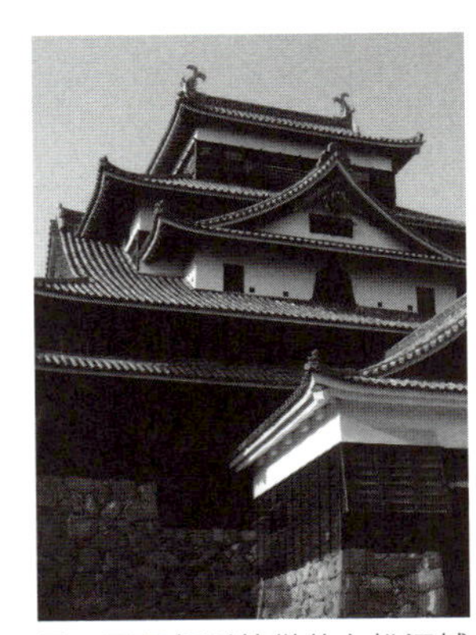
黒の下見板が特徴的な松江城は、2015 年に城としては 5 つ目の国宝に。

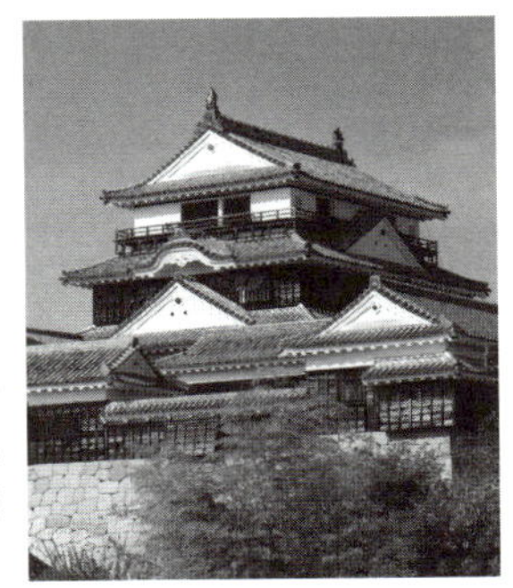
1852 年に建てられた松山城は、現存する江戸期の天守では最も新しい。

リスト

- ㋐ 愛知県
- ㋑ 青森県
- ㋒ 秋田県
- ㋓ 石川県
- ㋔ 茨城県
- ㋕ 岩手県
- ㋖ 愛媛県
- ㋗ 大阪府
- ㋘ 香川県
- ㋙ 鹿児島県
- ㋚ 群馬県
- ㋛ 高知県
- ㋜ 埼玉県
- ㋝ 佐賀県
- ㋞ 滋賀県
- ㋟ 静岡県
- ㋠ 島根県
- ㋡ 千葉県
- ㋢ 栃木県
- ㋣ 長崎県
- ㋤ 長野県
- ㋥ 新潟県
- ㋦ 兵庫県
- ㋧ 広島県
- ㋨ 福井県
- ㋩ 福島県
- ㋪ 北海道
- ㋫ 三重県
- ㋬ 山形県
- ㋭ 山口県
- ㋮ 山梨県
- ㋯ 和歌山県

【答え】 ⑱㋛ ⑲㋥ ⑳㋕ ㉑㋟ ㉒㋞ ㉓㋦ ㉔㋑ ㉕㋧ ㉖㋚ 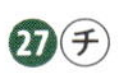㉗㋠ 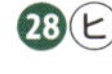㉘㋪ 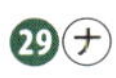㉙㋤ ㉚㋖ ㉛㋔ ㉜㋬

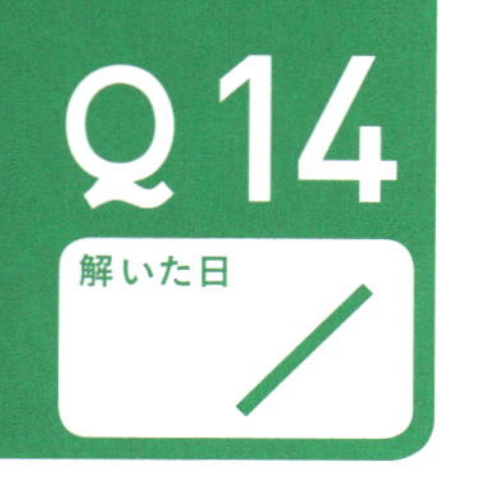

幕末・明治の事件簿

それぞれ当てはまる人名や言葉をリストから選んで書きましょう。

幕末編

❶ 江戸城桜田門の前で大老 □□□□ が襲われた。

❷ 新選組が □□□ で長州藩士など志士たちと切りあった。

❸ 孝明天皇の妹 □□ が14代将軍徳川家茂と結婚する。

❹ アメリカからペリーがやってきて日本に □□ を迫る。

❺ 勝海舟と福沢諭吉は □□□ で太平洋を横断。

❻ 慶応3年、15代将軍徳川慶喜が □□□□ を行う。

❼ 突然お札が舞い、人々が □□□□□□□ と踊りだす怪現象が頻発した。

❽ 薩摩藩がイギリスの艦隊から攻撃される □□□□ が起こった。

❾ 坂本龍馬立ち合いのもと、□□□□ が結ばれた。

❿ 京都郊外で、慶応4年1月3日、□□□□□□□□ が勃発した。

リスト

- ㋐ 井伊直弼（いいなおすけ）
- ㋑ 池田屋（いけだや）
- ㋒ ええじゃないか
- ㋓ 開国（かいこく）
- ㋔ 和宮（かずのみや）
- ㋕ 咸臨丸（かんりんまる）
- ㋖ 薩英戦争（さつえいせんそう）
- ㋗ 薩長同盟（さっちょうどうめい）
- ㋘ 大政奉還（たいせいほうかん）
- ㋙ 鳥羽・伏見の戦い（とば・ふしみのたたかい）

【答え】 ❶㋐ ❷㋑ ❸㋔ ❹㋓ ❺㋕ ❻㋘ ❼㋒ ❽㋖ ❾㋗ ❿㋙

明治編

❶ 新選組の土方歳三は□□□□で命を落とした。

❷ 藩を廃止して県とする□□□□が明治4年に行われた。

❸ 明治10年に起きた□□□□で西郷隆盛は自決した。

❹ 明治2年にそれまでの蝦夷地から□□□に改称。

❺ 白虎隊の悲劇があった□□□□。城の前で藩主が降伏した。

❻ 世界遺産にもなった□□□□□では生糸が作られて輸出された。

❼ 北海道の開発と警備のために□□□という制度が設けられた。

❽ 明治4年、公家出身岩倉具視ら□□□□□一行が西洋視察に出発する。

❾ □□□□によって各地の寺や仏像が破壊された。

❿ それまでの士農工商が廃止され□□□□となった。

リスト

- ㋐ 会津戦争（あいづせんそう）
- ㋑ 岩倉使節団（いわくらしせつだん）
- ㋒ 四民平等（しみんびょうどう）
- ㋓ 西南戦争（せいなんせんそう）
- ㋔ 富岡製糸場（とみおかせいしじょう）
- ㋕ 屯田兵（とんでんへい）
- ㋖ 廃藩置県（はいはんちけん）
- ㋗ 廃仏毀釈（はいぶつきしゃく）
- ㋘ 箱館戦争（はこだてせんそう）
- ㋙ 北海道（ほっかいどう）

戊辰戦争の最後の戦いは五稜郭の戦い（箱館戦争）。五稜郭は江戸時代末に幕府が建てた城郭だった。

【答え】 ❶㋘ ❷㋖ ❸㋓ ❹㋙ ❺㋐ ❻㋔ ❼㋕ ❽㋑ ❾㋗ ❿㋒

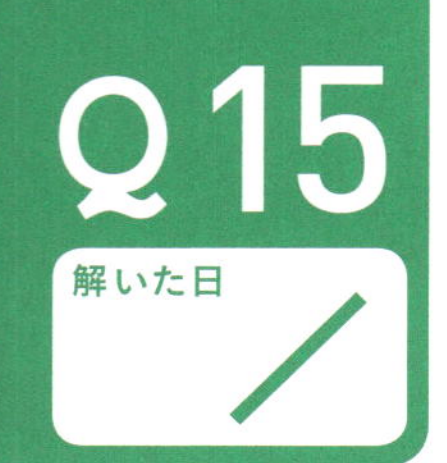

幕末・明治に活躍した人々

写真は、幕末から明治時代に活躍した人々です。当てはまる人名をリストから選んで書きましょう。

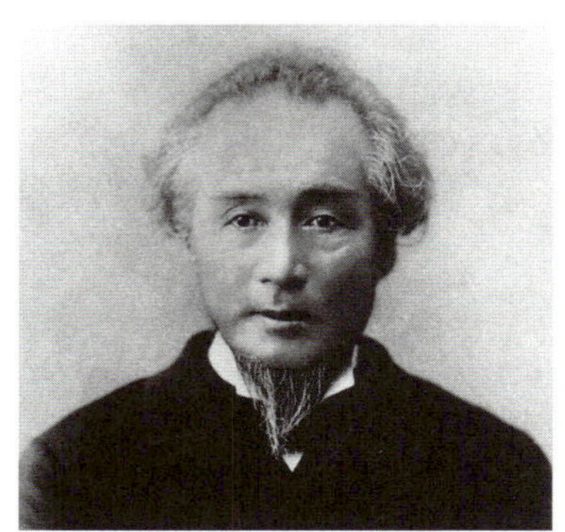

❶ □□□

(1823–1899) 享年77・病死

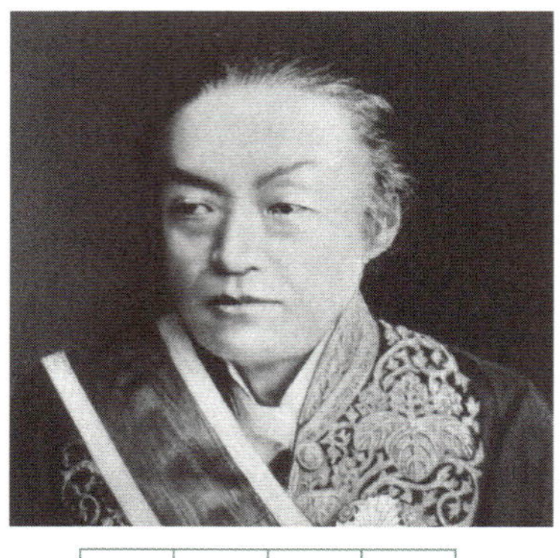

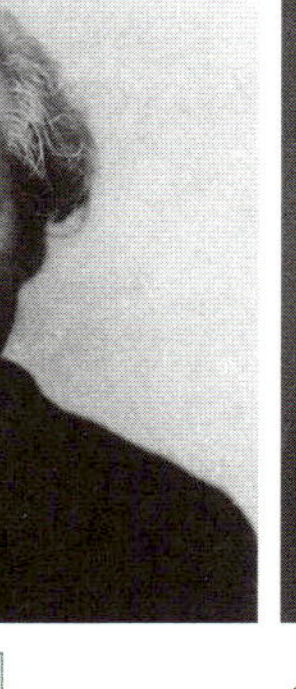

❷ □□□□

(1825–1883) 享年59・病死

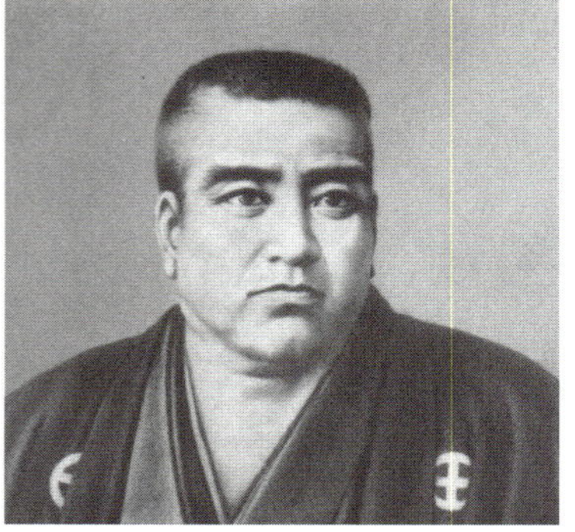

❸ □□□□

(1827–1877) 享年51・自害

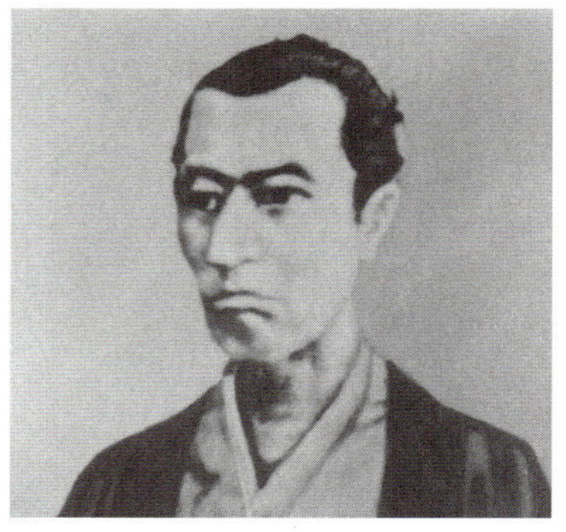

❹ □□□□

(1830–1859) 享年30・刑死

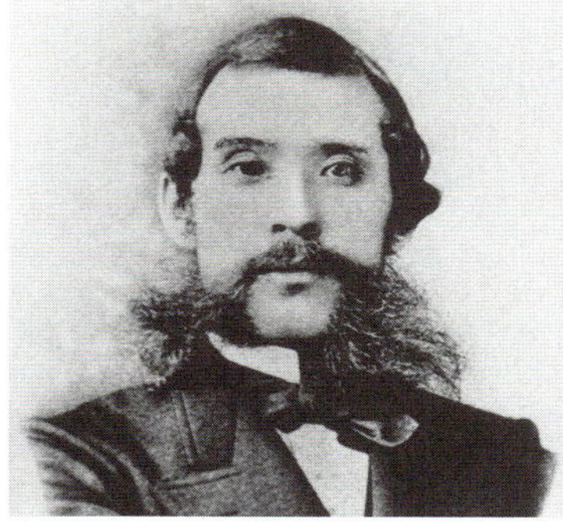

❺ □□□□□

(1830–1878) 享年49・暗殺

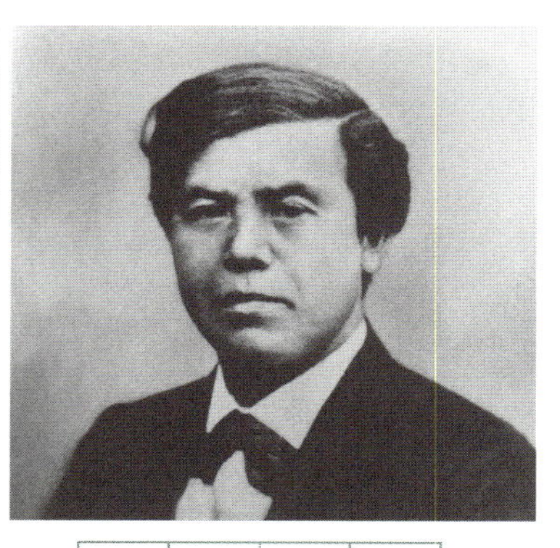

❻ □□□□

(1833–1877) 享年45・病死

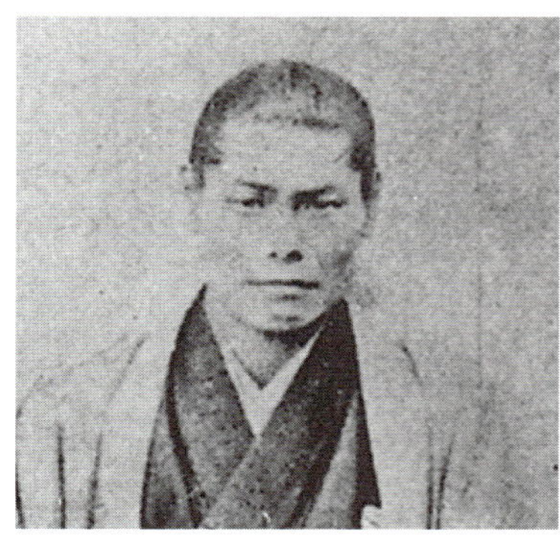

❼ □□□

(1834–1868) 享年35・斬首

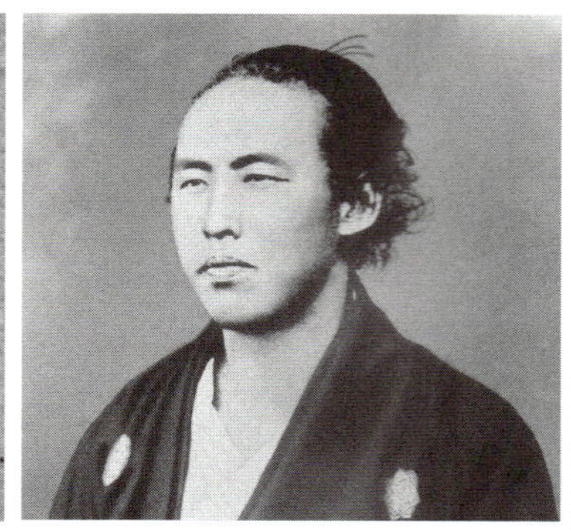

❽ □□□□

(1835–1867) 享年33・暗殺

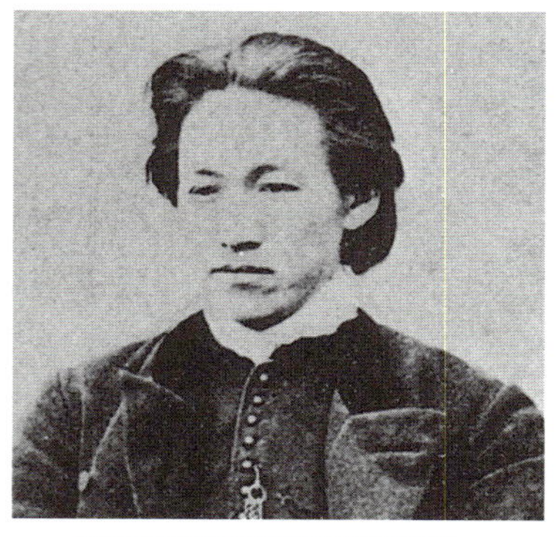

❾ □□□□

(1835–1869) 享年35・戦死

 【答え】 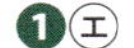 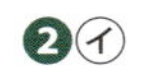 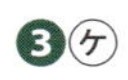 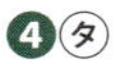 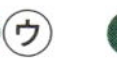 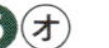  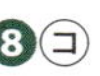
❶㋓ ❷㋑ ❸㋘ ❹㋟ ❺㋒ ❻㋔ ❼㋗ ❽㋙ ❾㋝

リスト

㋐ 板垣退助（いたがきたいすけ）
㋑ 岩倉具視（いわくらともみ）
㋒ 大久保利通（おおくぼとしみち）
㋓ 勝海舟（かつかいしゅう）
㋔ 木戸孝允（きどたかよし）
㋕ 五代友厚（ごだいともあつ）
㋖ 小松帯刀（こまつたてわき）
㋗ 近藤勇（こんどういさみ）
㋘ 西郷隆盛（さいごうたかもり）
㋙ 坂本龍馬（さかもとりょうま）
㋚ 高杉晋作（たかすぎしんさく）
㋛ 徳川慶喜（とくがわよしのぶ）
㋜ 中岡慎太郎（なかおかしんたろう）
㋝ 土方歳三（ひじかたとしぞう）
㋞ 松平容保（まつだいらかたもり）
㋟ 吉田松陰（よしだしょういん）

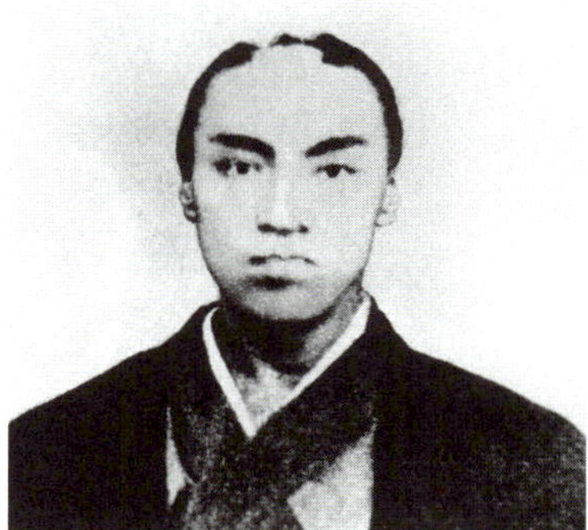

⑩ □□□□
(1835-1870) 享年36・病死

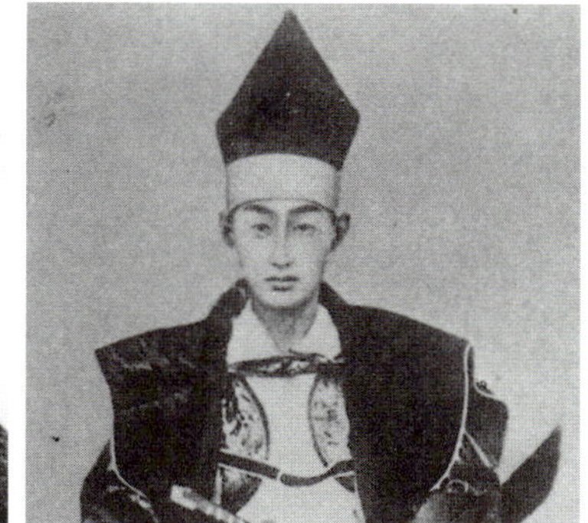

⑪ □□□□
(1835-1893) 享年59・病死

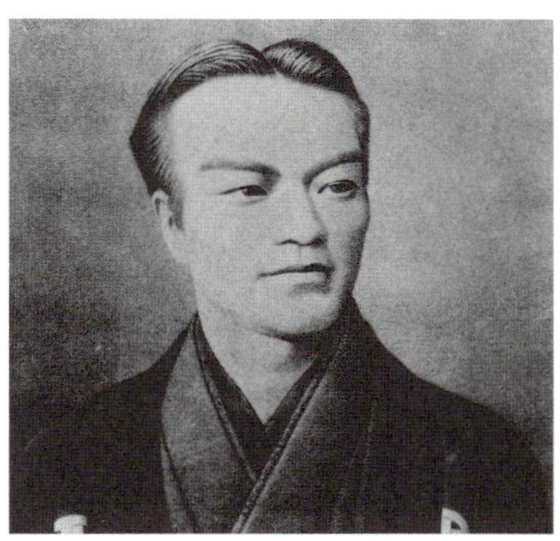

⑫ □□□□
(1835-1885) 享年51・病死

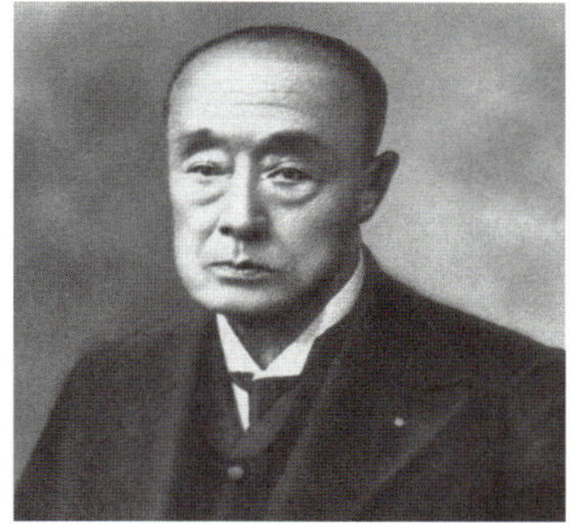

⑬ □□□□
(1837-1913) 享年77・病死

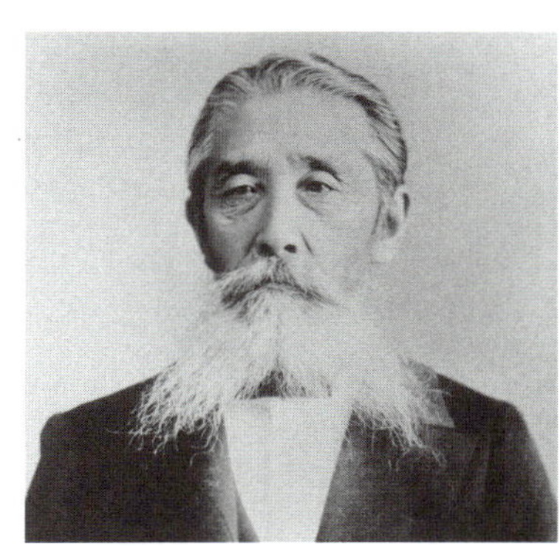

⑭ □□□□
(1837-1919) 享年83・病死

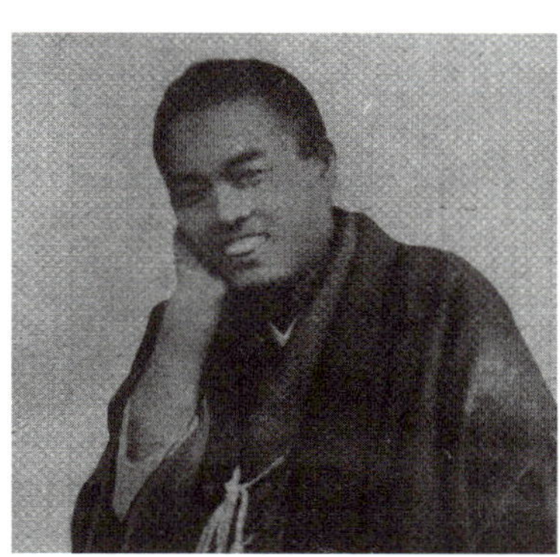

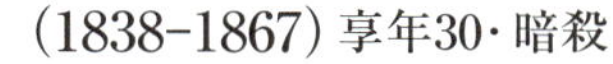

⑮ □□□□□
(1838-1867) 享年30・暗殺

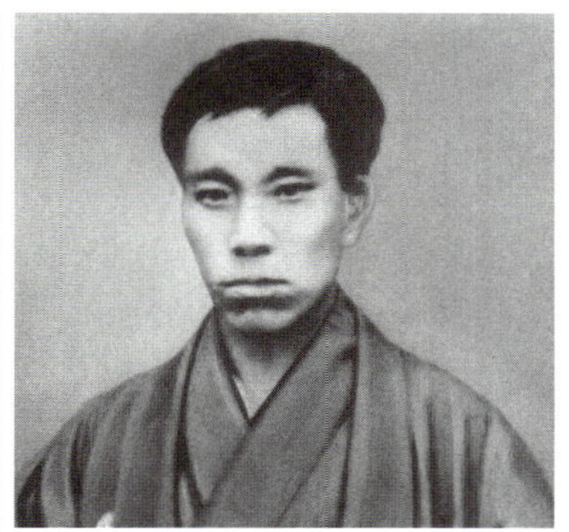

⑯ □□□□
(1839-1867) 享年29・病死

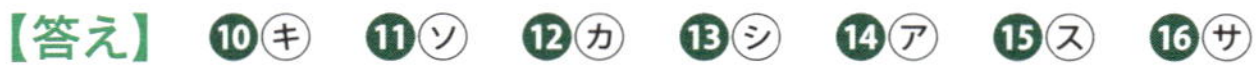
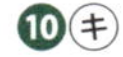
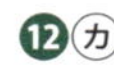
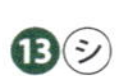

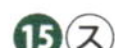
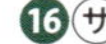

【答え】 ⑩㋖ ⑪㋞ ⑫㋕ ⑬㋛ ⑭㋐ ⑮㋜ ⑯㋚

写真はすべて国立国会図書館蔵

監修 篠原菊紀（しのはらきくのり）

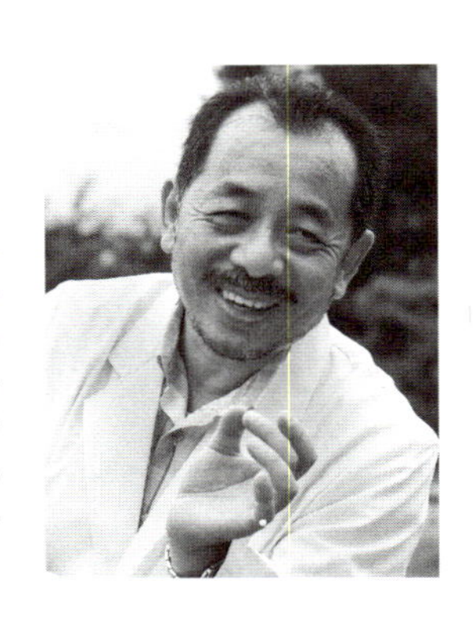

公立諏訪東京理科大学地域連携研究開発機構医療介護・健康工学部門長（応用健康科学、脳科学）。長野県茅野市出身、茅野市縄文ふるさと大使。「学習しているとき」「運動しているとき」「遊んでいるとき」など日常的な場面での脳活動を研究している。テレビ、ラジオ、書籍などの著述、解説、実験を多数務める。監修に『1日5分朝の脳トレ習慣』『脳トレ日本地図クイズ』（ともに小社刊）など多数。

本書に関するお問い合わせは、書名・発行日・該当ページを明記の上、下記のいずれかの方法にてお送りください。電話でのお問い合わせはお受けしておりません。
・ナツメ社 webサイトの問い合わせフォーム
https://www.natsume.co.jp/contact
・FAX（03-3291-1305）
・郵送（下記、ナツメ出版企画株式会社宛て）
なお、回答までに日にちをいただく場合があります。正誤のお問い合わせ以外の書籍内容に関する解説・個別の相談は行っておりません。あらかじめご了承ください。

写真提供・協力
石川県観光連盟、釧路観光協会、富山観光推進機構、
新潟県観光協会、福井県観光連盟、山形県観光物産協会、
アフロ、ピクスタ、大須賀喜樹

問題作成・執筆協力／入澤宣幸、加唐亜紀、藏本泰夫、松重貢一郎
校閲／藏本泰夫
イラスト／小野寺美恵
地図作成／株式会社ジェオ
本文デザイン／井寄友香
DTP／有限会社ゼスト
編集協力／株式会社スリーシーズン（奈田和子）
編集担当／山路和彦（ナツメ出版企画株式会社）

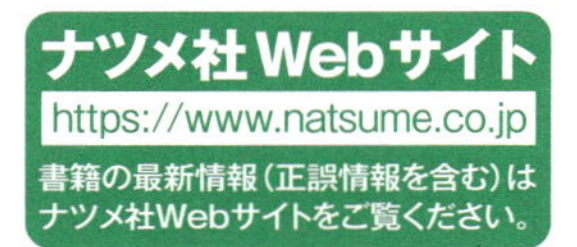

脳（のう）がみるみる若返（わかがえ）る
脳（のう）トレ思（おも）い出（だ）しクイズ

2019年12月 2 日　初版発行
2022年 6 月20日　第 5 刷発行

監修者　篠原菊紀（しのはらきくのり）
発行者　田村正隆

Shinohara Kikunori,2019

発行所　株式会社ナツメ社
東京都千代田区神田神保町1-52　ナツメ社ビル1階（〒101-0051）
電話 03（3291）1257（代表）　FAX 03（3291）5761
振替 00130-1-58661
制作　ナツメ出版企画株式会社
東京都千代田区神田神保町1-52 ナツメ社ビル3階（〒101-0051）
電話　03（3295）3921（代表）
印刷所　図書印刷株式会社
ISBN978-4-8163-6737-3
Printed in japan